U0738215

Pediatric Colorectal Surgery
Tips & Tricks

小儿结直肠手术
要点与技巧

原　著　[美] Marc A. Levitt

合　著　[美] Andrea Badillo　　　　[美] Elise McKenna

　　　　[美] Rebecca Rentea　　　　[美] Teresa Russcll

主　译　傅传刚

副主译　杨　飏　江期鑫

中国科学技术出版社
·北　京·

图书在版编目（CIP）数据

小儿结直肠手术：要点与技巧 /（美）马克·A. 莱维特 (Marc A. Levitt) 原著；傅传刚主译. — 北京：中国科学技术出版社，2025.7

书名原文：Pediatric Colorectal Surgery：Tips & Tricks

ISBN 978-7-5236-0624-7

Ⅰ.①小… Ⅱ.①马… ②傅… Ⅲ.①小儿疾病－直肠病学－外科手术 Ⅳ.① R726.56

中国国家版本馆 CIP 数据核字 (2024) 第 070566 号

著作权合同登记号：01-2023-5938

策划编辑　王久红　孙　超
责任编辑　王久红
文字编辑　魏旭辉
装帧设计　华图文轩
责任印制　徐　飞

出　　版　中国科学技术出版社
发　　行　中国科学技术出版社有限公司
地　　址　北京市海淀区中关村南大街 16 号
邮　　编　100081
发行电话　010-62173865
传　　真　010-62179148
网　　址　http://www.cspbooks.com.cn

开　　本　889mm×1194mm　1/16
字　　数　215 千字
印　　张　10.25
版　　次　2025 年 7 月第 1 版
印　　次　2025 年 7 月第 1 次印刷
印　　刷　北京博海升彩色印刷有限公司
书　　号　ISBN 978-7-5236-0624-7/R·3209
定　　价　128.00 元

（凡购买本社图书，如有缺页、倒页、脱页者，本社销售中心负责调换）

版权声明

Pediatric Colorectal Surgery：Tips & Tricks / ISBN：9780367712488

Copyright © 2023 Marc A. Levitt

CRC Press is an imprint of Taylor & Francis Group, an informa business

Authorized translation from English language edition published by CRC Press, part of Taylor & Francis Group, LLC; All rights reserved. 本书原版由 Taylor & Francis 出版集团旗下，CRC 出版公司出版，并经其授权翻译出版。版权所有，侵权必究。

Chinese Science and Technology Press(CSTP) is authorized to publish and distribute exclusively the Chinese (Simplified Characters) language edition. This edition is authorized for sale throughout Mainland of China. No part of the publication may be reproduced or distributed by any means, or stored in a database or retrieval system, without the prior written permission of the publisher. 本书中文简体翻译版授权由中国科学技术出版社独家出版并仅限在中国大陆地区销售，未经出版者书面许可，不得以任何方式复制或发行本书的任何部分。

Copies of this book sold without a Taylor & Francis sticker on the cover are unauthorized and illegal. 本书封面贴有 Taylor & Francis 公司防伪标签，无标签者不得销售。

译者名单

主　译　傅传刚

副主译　杨　飘　江期鑫

译　者　（以姓氏汉语拼音为序）

邓业巍　傅传刚　高　玮　纪　昉　江期鑫　李　丹

李雪冬　刘孟承　鲁　兵　吕桂芬　尚媛媛　宋书铮

杨　飘　张园园　张振宇　周主青　朱　哲

内容提要

本书引进自 CRC 出版社，由美国外科及儿科教授 Marc A. Levitt 领衔编写。著者参考了大量文献并结合临床实践经验，对各种小儿结直肠手术技术进行了深入探讨和总结。全书共五篇 31 章，系统介绍了小儿结直肠疾病各种手术的适应证、禁忌证、操作步骤、操作要点及术后并发症的防治、术中和术后相关问题的应对措施和处理技巧，尤其对各类经典小儿结直肠手术术式及其规范操作方法进行了详细阐述。本书内容阐述简洁，操作步骤层次分明，并配有大量影像学检查及手术资料图片，可为小儿结直肠手术治疗领域的专科医生提供专业、准确、便捷的临床诊疗帮助与指导。

主译简介

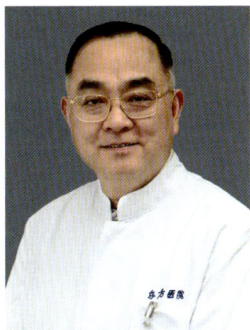

傅传刚 教授，主任医师，博士研究生导师。同济大学附属上海东方医院大外科主任、肛肠外科主任。中国医师协会外科医师分会肛肠外科专家工作组组长，海峡两岸医药卫生交流协会消化道外科专业委员会主任委员，中国医师协会外科医师分会常务委员，美国外科学院荣誉委员，美国结直肠外科医师学会荣誉委员，俄罗斯结直肠外科学会荣誉委员。擅长结直肠癌诊断、直肠癌 3D 腹腔镜极致微创低位保肛手术、结直肠癌综合治疗，以及家族性息肉病、直肠弥漫性腺瘤、直肠弥漫性血管瘤等微创手术治疗。

原著者简介

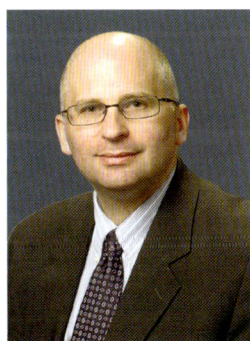

Marc A. Levitt 医学博士。华盛顿特区国家儿童医院结直肠与盆腔重建外科（一支由小儿结直肠外科医生、泌尿科医生、妇科医生、胃肠科医生、高级执业医生和护士组建而成的独特综合团队）主任，乔治·华盛顿大学医学院外科及儿科教授。

于宾夕法尼亚大学获本科学位，于阿尔伯特·爱因斯坦医学院获医学学位。在纽约西奈山医学中心完成普通外科住院医生实习，在施耐德儿童医院获得小儿结直肠外科专科医生资格，并在布法罗儿童医院获得小儿外科专科医生资格。

一直致力于加强对有结直肠和盆腔重建需求患儿的诊治。在世界各地积极建立综合中心，以确保所有儿童都能获得高质量的结直肠诊治。曾诊治过来自全美 50 个州和超过 75 个国家的儿童，进行了超 15 000 次小儿结直肠手术，并通过"海外结直肠团队"（www.ctoverseas.org）积极参与帮助资源有限地区的患者、医生和护士。其工作还包括对医学生、外科医生、其他医学同事和护士进行教学培训。曾撰写了 3 部教科书，发表了 300 多篇学术论文，本书为其第 4 部专著。

译者前言

近年来，结直肠外科治疗领域取得了快速发展，但仍存在若干亟待解决的核心问题，特别是在小儿结直肠外科手术方面。相较于欧美等西方国家，我国在专科化建设、诊疗规范化、临床研究开展等方面尚存不足，与外科手术技术的进步不相匹配。

本书由乔治•华盛顿大学医学院外科及儿科教授 Marc A.Levitt 联合全球逾百位在小儿结直肠 / 盆腔重建领域及其他多个医学领域的世界知名专家共同撰写，希望为致力于小儿结直肠手术治疗领域的专科医生提供专业、准确、便捷的临床诊疗帮助与指导。全书共五篇 31 章，对肛门直肠和泄殖腔畸形、先天性巨结肠、功能性便秘和大便失禁、后矢状入路肛门直肠成形术与巨结肠拖出式手术后的问题、其他结直肠相关问题和技术等内容进行了细致阐述，几乎涵盖了小儿结直肠手术领域所有疾病的诊疗策略与应对措施。各章均由相应领域专家精心编撰，参考了大量文献并结合临床实践经验，对相应领域的内容进行了深入总结，旨在循证视角下为读者开拓思路。

本书重点介绍了小儿结直肠疾病各种手术的适应证、禁忌证、操作步骤、操作要点，以及术中和术后相关问题的应对措施和处理技巧，尤其对各类经典小儿结直肠手术术式及其规范操作方法进行了详细阐述。全书语言通俗易懂，所述操作步骤层次分明、手术技巧更具实用性，且精选了大量影像学检查和手术资料图片，并配有文字说明和重点提示，有利于广大小儿外科专科医生参考学习，提升手术技术水平。

作为本书中文版的译者，我们衷心希望书中介绍的手术技巧能被广大国内同行熟知，以帮助大家对患儿做出准确、明智的诊疗决策并取得最佳的治疗效果。

作为一门艺术，手术有众多不同的路径及方法。虽然本书由小儿结直肠疾病治疗领域经验丰富的专家撰写，但是由于技术的快速发展，加之中外术语规范及语言表述习惯有所不同，中文版可能遗有疏漏之处，恳请各位读者和同行提出宝贵意见。希望读者在阅读本书时认真思考，同时结合自身的临床经验及感悟，取长补短，形成自己的临床思维和手术操作习惯。

最后，感谢为本书翻译出版付出努力的所有机构和个人，希望本书能让更多小儿结直肠疾病治疗领域的医生获益。

同济大学附属上海东方医院

原书前言

儿童结直肠和盆腔重建领域包括肛门直肠畸形、先天性巨结肠、各种原因导致的大便失禁、结肠动力障碍及大量其他病理异常等。这些患者一生中需要来自多个领域的专家共同参与诊治，包括结直肠外科、泌尿外科、妇科、胃肠动力室、骨科、神经外科、麻醉科，以及病理学、放射学、心理学、社会工作、营养学和护理学。

我接触过许多患有结直肠疾病的新生儿父母，没有人希望自己的孩子有排便问题。正常排便是一个很自然的生理规律，所以当得知自己的孩子有肠道功能问题时，他们通常感到很震惊。当与这些父母讨论通过手术来矫正孩子结直肠解剖异常的必要性时，他们中并没有人关注手术技术和肛门重建后的美观，父母最关心的反而是外科医生能否创建出一种解剖结构，使孩子能够顺利排便的同时保持干净。作为外科医生，关注家长的需求是我们需要秉持的道义职责。我们需要充分了解家庭成员对手术结果的期望。尽管我们对自己的手术技术感到自豪，但对我们的患儿和他们的父母来说，最重要的是功能恢复的结果。

作为该领域一名努力提高患者生存质量的外科医生，在我 30 年的从医经历中，我创建并从其他学者那里学到了许多能使手术操作及患者管理变得更简单有效的方法。我经常探讨这些问题，并把这些方法分享给学员及同事。许多人让我将这些方法汇总记录下来，鉴于此，我才产生了编写本书的想法。我与各位优秀的合著者试图将大家未来可能遇到的病例及其诊治过程呈现出来，旨在帮助其他医护人员理解我们在日常工作中经历的艰辛，并教授读者技能与方法，以期取得最终的治疗成功。

结直肠和盆腔重建这两个领域互有交叉，有时难以区分。重建需要有创造性，而并非预先计划，犹如艺术品是在实际制作过程中被创作出来的一样。我尽力消除这种未知的感觉，尽力做好充分的准备，提前制订方案和可重复的技术和流程，以便帮助更多患者获得最佳治疗结果。如果这样做能帮助那些我从未见面的孩子们，那么我将感到无比欣慰。

我的女儿 Jess 在十几岁时写的一篇文章，很好地诠释了将混乱归于有序的理念。她在文章中讲到，一旦人们理解了统一的规范模式，那些有点随意的想法和构思，实际上都是协调一致的。

字母表上

"A" 必须在 "B" 之前，"B" 必须在 "C" 之前，每个人都知道这一点。但是，如果这个世界上的 Millercamp 在座位安排上不必排在 Millerchip 的旁边呢？当老师上课时，Pat Iawatsky 能在 Jack Aaronson 前面被点名吗？那些组成了全世界英语体系所有对话、符号、思想、图书和标题的 26 个字母，是否需要它们的特定位置？每个人都可以给你唱从 A 到 Z 的著名儿歌，但没有多少人能告诉你，为什么字母表是这样的。几乎只要人类有语言，他们就有字母表。

ABC 这些字母多好啊。然而，字母表代表了人类对秩序和稳定的需求。我相信，时间构造，甚至政府架构，同样体现字母表排列的规律。简单地说，缺乏秩序会导致混乱。如果缺乏政府维持秩序，就会出现持刀、持枪行凶等混乱局面。我的意思是，字母表的排列方式没有绝对的道理，而且字母表只是人类天性的产物，它会引导人们如何为不需要它的事物建立秩序。我知道，这些在现在听起来很疯狂，但请相信我。只有你真的剥开字母表的表层，你才能弄清楚它所承载的真正分量。人们把说话的字母按特定的顺序组织起来，只是因为还没有现成可用的。质疑这一秩序会让你明白它的真正含义。真正深入了解社会结构背后的含义就是字母表。尽管它可能是短暂且美好的，但 ABC 的顺序远比人们想象的复杂。"J"没有理由一定要在"K"之前，请理解这一点。虽然秩序很重要，但它只是人性的结果。什么是下一个？在儿童 ABC 的图书中，X 线（X-ray）与木琴（Xylophone）无关？你知道最棒的部分是什么吗？你甚至没有机会注意到这篇文章中的每个句子的开头都是按字母顺序排列的。

我想借此机会感谢我的家人，我的妻子 Shary，我的孩子 Sam、Raquel、Jess，我的母亲 Eva 和父亲 Larry，我的兄弟姐妹 Adam、Lora、Sharone、Steph、Harly、Becky，以及我的岳父母 Sandy 和 Abe，感谢你们的不懈支持、奉献和关爱。如果没有你们，我将一事无成。

Marc A. Levitt, MD

祝福一切 ①

当我在犹太教区学校读小学时，这所学校既教授宗教课程，也教授世俗课程。我和我的同学常常觉得贴在洗手间外面的一块告示牌很有趣。这是一种古老的犹太祝福，通常被称为 Asher Yatzar 祝福（人们应该在放松后朗诵）。对于小学生来说，没有什么比排尿和排便时提到圣语更奇怪或更荒谬的了。祝福是为祈祷、宗教节日、感谢上帝的食物或某种拯救行为而保留的，但肯定不是为引起傻笑而保留的。

这份祝福是由 4 世纪巴比伦拉比 Abayei 创作的，我花了几十年的时间才意识到这份祝福背后的智慧。

Abayei 的祝福包含在犹太法典中，这是一部百科全书式的犹太法律和知识著作，创作于公元 1—5 世纪。犹太教充满了这些祝福，或希伯来语中所称的"祈祷文"。事实上，一整段长达 128 页的犹太法典都是关于祈祷文的。

在祈祷文的第 120 页（Brachot 60b）上写道：

> Abayei 说，当一个人从洗手间出来时，他应该说："被塑造成一个有智慧，并在身上有许多腔道的人是有福的。"在你荣耀的宝座之前，如果有人其中一个腔道被毁掉或被阻挡，那么这个人就不可能生存下来站在你面前，这是众所周知且显而易见的。治愈肉体并创造奇迹的你是有福的。

一个循规蹈矩的犹太人应该在每次去完洗手间后用希伯来语背诵这份祝福。张贴在洗手间门外的标志提醒我们这些年轻的犹太学校学生有义务背诵这篇祈祷文。

然而，张贴这些标志是一回事，现实中期望学龄前青少年能够成熟地认识到背诵 1600 年前与身体功能有关祝福的智慧和必要性则是另一回事。

直到我上医学院的第 2 年，我才开始明白这段简短的祈祷文是多么恰当。病理生理学内容使我了解到，即使是人体结构和功能的微小异常也会带来可怕的后果。至少，我开始不再想当然地认为每个人都能正常地排便、排尿。相反，我开始意识到，为了让我日常生活中的这些小问题能顺利解决，有多少事情需要做得恰到好处。

我想到了 Abayei 和他的祝福。我回忆起我在犹太学校的日子，想起了洗手间外面的那块牌子当时看起来是多么愚蠢。但在看到那些依靠透析

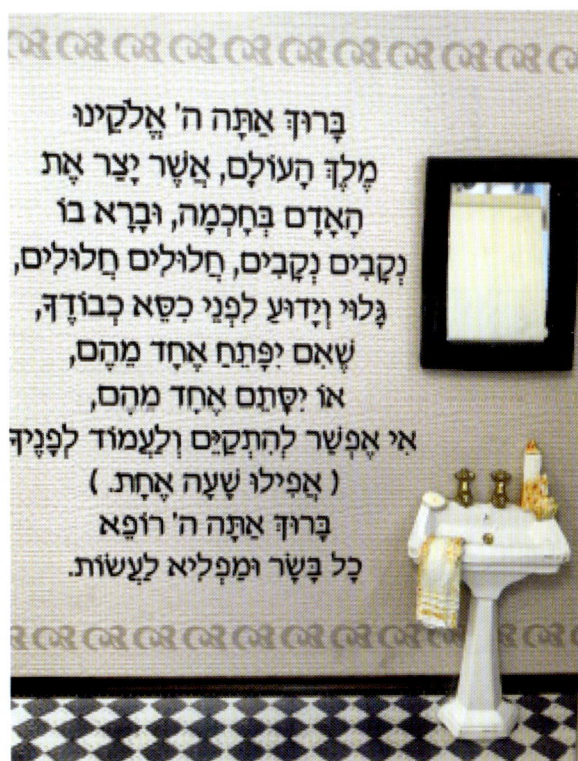

▲ Asher Yatzar 的希伯来语祈祷文

① 经许可转载，引自 Kenneth Prayer 博士的文章

机生活的患者，还有其他有肠造口和导尿管的患者后，我才意识到这位拉比是多么明智。

事情就那么发生了：我开始背诵 Abayei 的祈祷文。一开始，我不得不回到我的座位上，研读犹太祈祷书以便能正确理解它。对于一名初学者来说，通过反复研读，有很多机会可以很好地了解这一祝福，我可以真诚地理解它并背诵它。

对我来说，多年来背诵 Asher Yatzar 祝福是一个机会，不仅感谢我的肠道器官正常运作，而且感谢我的整体健康状况良好，不仅是尿道或胃肠道，因为任何身体结构的破坏或阻塞都会导致灾难性后果。不知 Abayei 是否预见，约 16 世纪后，冠状动脉管腔的堵塞是工业化国家人群最常见的死亡原因？

我常常想，其他人是否也渴望用某种方式来表达对自己健康状况的感激。尤其是医生，他们每天都在接触那些因疾病造成的危害，有时真的需要对自己的健康和幸福表示感谢。也许可以为那些希望通过语言来表达他们对健康满怀感恩的人们撰写一篇通用且没有宗教派别的祈祷文。

有一位令人难忘的患者，他的故事令我进一步加深了对 Asher Yatzar 祝福真实性和美好性的肯定。Josh 是一名 20 岁的学生，一次机动车碰撞导致其第 3～4 节颈椎发生不稳定骨折，生命垂危，需要紧急插管和呼吸机支持。最初他除了右肱二头肌稍能屈曲，几乎完全四肢瘫痪。

随后是漫长且艰难的稳定和恢复时期。几个月后他突然出现了神经系统恢复的迹象：手指移动了一下，足趾弯曲了一下，开始有自主感觉，肌群有收缩。凭借难以置信的勇气、努力和出色的理疗，Josh 的状况每天都在进步。随着时间的推移，在经历奇迹发生之后，他能借助腿支架和手杖慢慢行走了。

但 Josh 需要继续间歇性导尿。我非常清楚，这位年轻人将因神经源性膀胱而在余生中面临许多问题和风险。泌尿科医生认为他可以自主排尿的概率非常小。他们从未见过在如此严重的脊髓损伤发生后还能出现转机的病例。

然而，奇迹再次发生了。Josh 不再需要导尿管的那天我就在他身边。我想起了 Abayei 的祈祷。我实在无法想象还有什么比对此赞颂更有意义的场景，我建议 Josh 以犹太学校毕业生的身份朗诵祈祷文。他同意了。当他朗诵古老的祈祷文时，我热泪盈眶。

Josh 是我的儿子。

Kenneth M. Prager, MD

目　录

第一篇　肛门直肠和泄殖腔畸形

第 1 章　新生儿肛门直肠畸形 …………………………………………………………… 002

第 2 章　控便的预测 ……………………………………………………………………… 008

第 3 章　手术决策的制订 ………………………………………………………………… 011

第 4 章　手术技巧 ………………………………………………………………………… 017

第 5 章　肛门狭窄、直肠闭锁和骶前肿物 ……………………………………………… 025

第 6 章　泄殖腔畸形 ……………………………………………………………………… 030

第 7 章　后矢状入路肛门直肠成形术切口的术后护理 ………………………………… 034

第 8 章　罕见病例 ………………………………………………………………………… 036

第 9 章　先天性肛门直肠畸形的误区 …………………………………………………… 041

第二篇　先天性巨结肠

第 10 章　诊断 …………………………………………………………………………… 046

第 11 章　拖出式手术 …………………………………………………………………… 052

第 12 章　先天性全结肠巨结肠 ………………………………………………………… 059

第 13 章　后期诊断的先天性巨结肠 …………………………………………………… 062

第 14 章　先天性巨结肠的误区 ………………………………………………………… 065

第三篇　功能性便秘和大便失禁

第 15 章　肠道管理 ……………………………………………………………………… 068

第 16 章　便秘的评估和手术辅助治疗 ………………………………………………… 069

第 17 章　腹壁阑尾造口（顺行）或灌肠（逆行）结肠清洗 ………………………… 075

第 18 章　腹壁阑尾造口手术并发症及处理 …………………………………………… 081

第 19 章　泻药 …………………………………………………………………………… 094

第 20 章　使用纤维素增稠粪便 ………………………………………………………… 095

第 21 章　细菌过度滋生 ………………………………………………………………… 097

第 22 章　组织共享 ……………………………………………………………………… 098

第 23 章　功能性便秘和大便失禁的误区 ……………………………………………………… 100

第四篇　后矢状入路肛门直肠成形术与巨结肠拖出式手术后的问题

第 24 章　后矢状入路肛门直肠成形术后的问题 ……………………………………………… 106

第 25 章　肛门直肠畸形何时再次手术 ………………………………………………………… 112

第 26 章　巨结肠拖出式手术后的问题 ………………………………………………………… 119

第 27 章　先天性巨结肠何时再次手术 ………………………………………………………… 125

第五篇　其他结直肠相关问题和技术

第 28 章　手术室设置和手术体位 ……………………………………………………………… 130

第 29 章　肠造口 ………………………………………………………………………………… 137

第 30 章　坐骨直肠脂肪垫 ……………………………………………………………………… 144

第 31 章　其他结直肠疾病 ……………………………………………………………………… 146

第一篇

肛门直肠和泄殖腔畸形
ANORECTAL AND CLOACAL MALFORMATIONS

第1章 新生儿肛门直肠畸形
NEWBORN ANORECTAL MALFORMATIONS

张振宇 译 傅传刚 校

一、新生儿结肠造口术

对于肛门直肠畸形（anorectal malformation，ARM），也称肛门闭锁，结肠双腔造口术是理想的手术方式，它允许粪便从近端结肠排出，并可对远端结肠进行造影检查。应在近端乙状结肠造口，以便留出足够的远端结肠供将来拖出式手术。近端结肠造口一般位于左下腹，远侧黏膜造口应小而平（图1-1）。结肠襻式转流造口也是一个不错的选择。

图1-2 A 显示了包含2个造口的传统的左下腹斜切口，2个造口之间有皮桥。皮桥可导致造口之间的皮肤问题。为避免皮桥问题，可以使用腹腔镜将造口两端放置在不同的位置，使黏膜造口

更小、更平，近端造口更加完善（图1-2B）。这样做虽然胎粪清理更加困难，但仍然可行。灌洗时，腹腔镜可观察插入远端肠管中的导管。

Turnbull襻式造口将近端95%肠管与皮肤缝合固定，远端5%肠管保持扁平，从而构造了一个功能性的端式造口，同时有进入远端肠管的开口（图1-3）。这种造口的优点是很容易构建、不涉及肠系膜血管且易于还纳。缺点是潜在的远端肠内容物溢出（通过采用Turnbull技术来最小化）和造口脱垂。如果要求没有远端溢出物，例如，远端直肠重建时，与远端肠管相通或不相通的端式造口，另一个方法是荷包缝合远端黏膜造口，防止远端溢出（图1-4）。

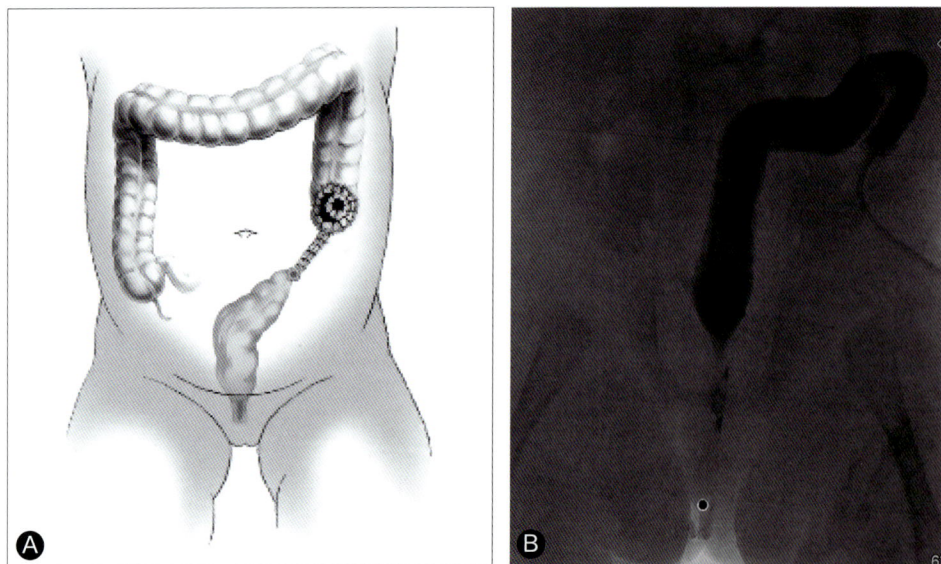

▲ 图1-1 近端乙状结肠造口（A）和远端结肠造影（B）

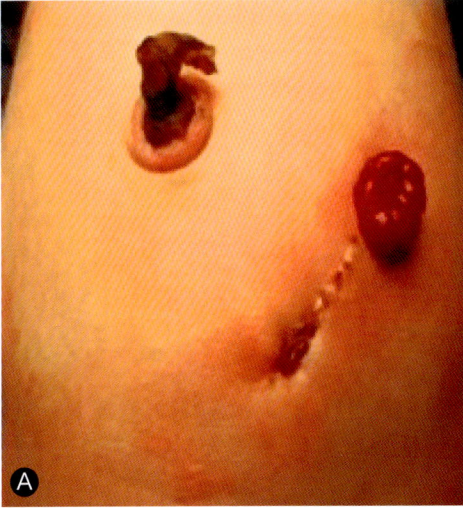

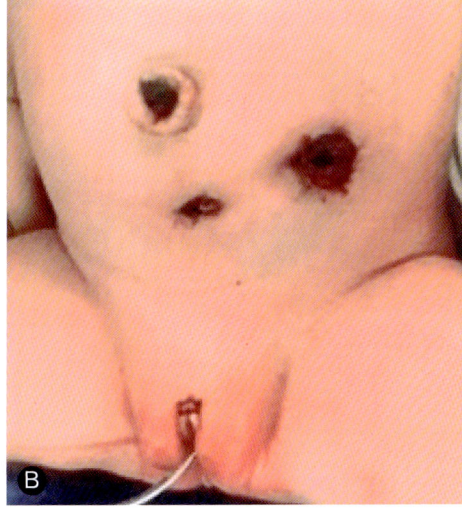

◀ 图 1-2　A 为传统的左下腹造口，2 个造口之间有皮桥；B 为 2 个造口之间没有皮桥

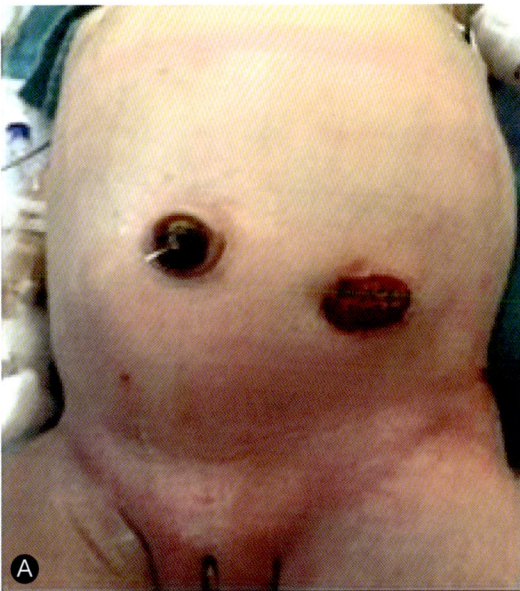

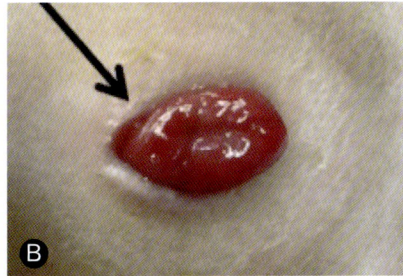

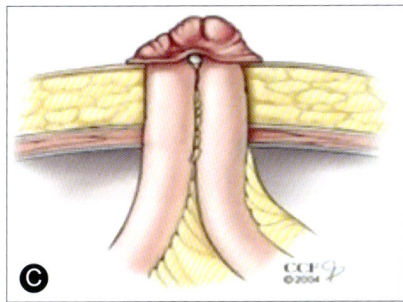

◀ 图 1-3　Turnbull 襻式造口

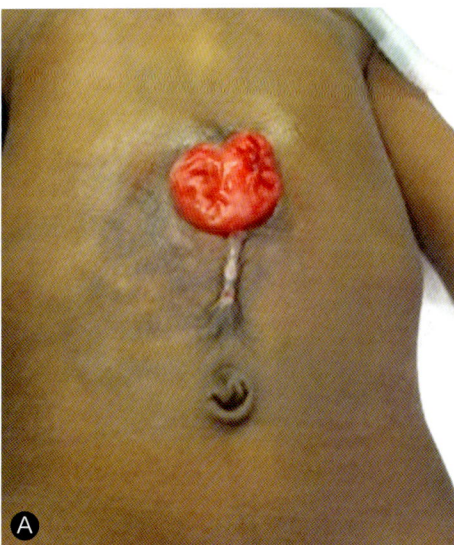

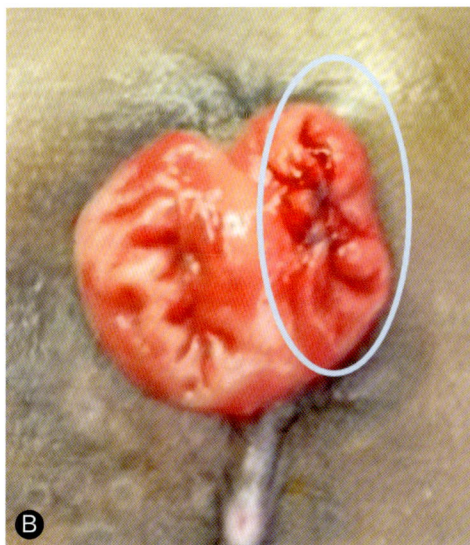

◀ 图 1-4　荷包缝合远端黏膜造口

推荐阅读

[1] Liechty, ST, Barnhart, DC, Huber, JT, Zobell, S, Rollins, MD. The morbidity of a divided stoma compared to a loop colostomy in patients with anorectal malformation. *J Pediatr Surg*. 2016; 51(1): 107–110.

二、如何检查女性会阴

幼儿所有的解剖结构都很小，而且靠得很近。外生殖器在母体雌激素影响下，明显充血。应按从前到后的顺序进行会阴部检查，特别注意检查阴蒂、阴唇、尿道、处女膜、阴道、前庭、会阴体和肛门。观察尿道和阴道开口时最好将阴唇向上拉出便于观察。为了观察肛门开口的确切位置，应将会阴体压平（图 1-5）。

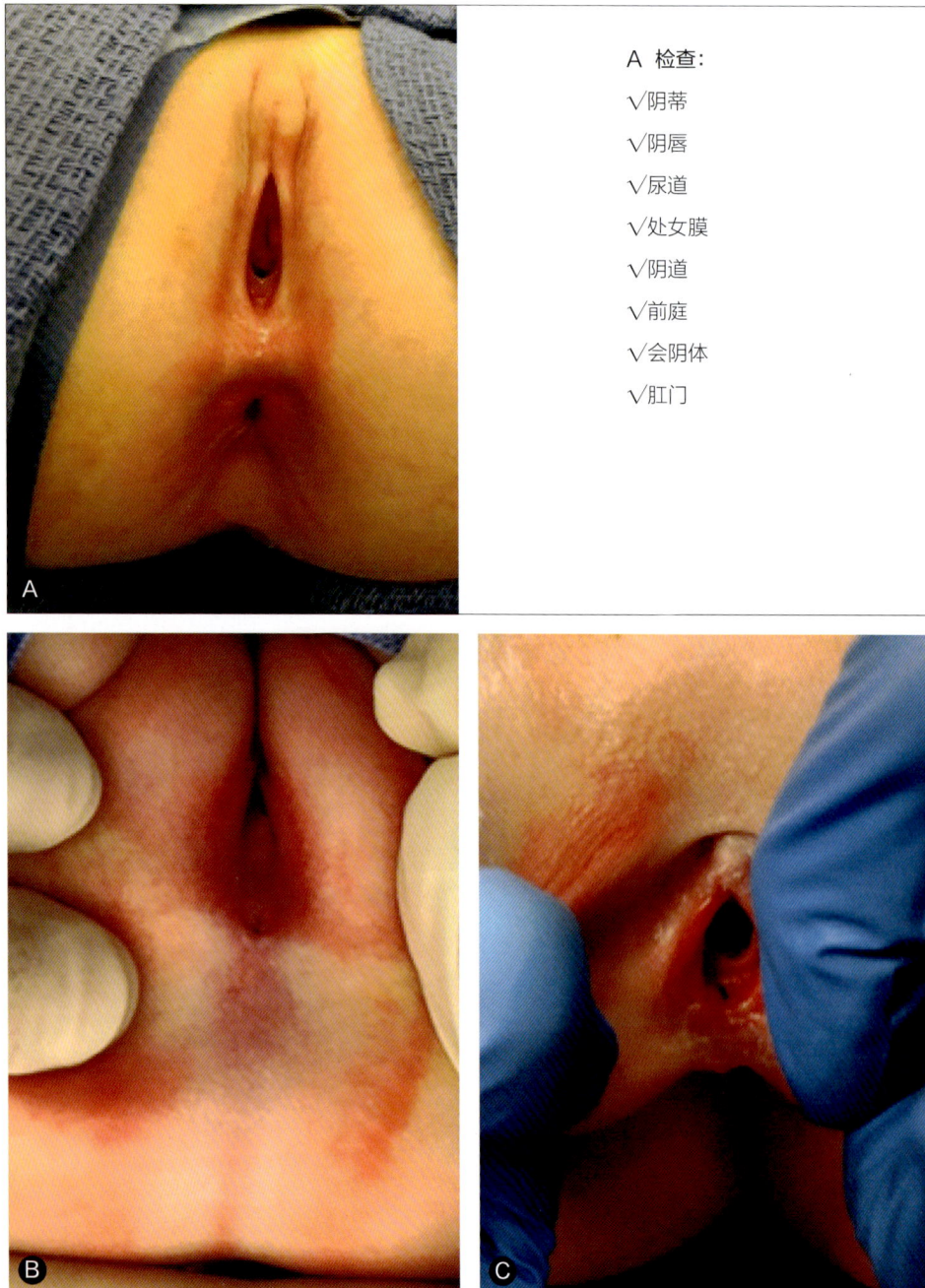

A 检查：
√阴蒂
√阴唇
√尿道
√处女膜
√阴道
√前庭
√会阴体
√肛门

◀ 图 1-5　女性会阴部检查

三、不同的女性肛门直肠畸形是否手术

图 1-6 显示了 3 例不同的女性肛门直肠畸形患者的会阴图片，肛门口的大小和位置各不相同。这些患者都需要手术吗？如果需要，使用什么技术？

图 1-6A 的患者是直肠前庭（几乎是阴唇系带）瘘，需要将肛门开口向后移位到肛门括约肌的中心位置。后矢状位或前矢状位肛门直肠成形术（PSARP 或 ASARP）和肛门移位术（Potts）都是治疗该畸形的有效技术。在所有情况下，游离足够的直肠至关重要，可以保证肛门成形术中没有张力，并能提供足够尺寸的肛门。

图 1-6B 的患者是直肠会阴瘘，也需要手术。

图 1-6C 的患者仅进行体格检查是不够的，需要在麻醉下进行电刺激检查。如果肛门开口足够大，并且前方有一些括约肌，不需要手术。

图 1-7 中的图片显示了女性会阴的解剖结构，黄点代表肛门开口。总结如下。

图 1-7A 直肠前庭瘘，需要手术并进行直肠游离。图 1-7B 直肠阴唇系带瘘，需要手术并进行直肠游离。图 1-7C 括约肌复合体外的直肠会阴瘘，需要手术并进行直肠壁游离。图 1-7D 括约肌复合体前部的直肠会阴瘘，需要手术并仅进行直肠壁的游离。图 1-7E 肛门位置正常，但尺寸过小（肛门狭窄），需要进行肛门成形术使肛门大小恢复正常，并进行骶前肿物的筛查。图 1-7F 肛门正常，但位置靠前，无须手术。

四、新生女婴肛门直肠畸形是否手术

让我们来做一个知识测试：图 1-8 中这个尿道和阴道正常的新生女婴是否需要手术？

该患者的会阴体非常短，位于肛门前方。后

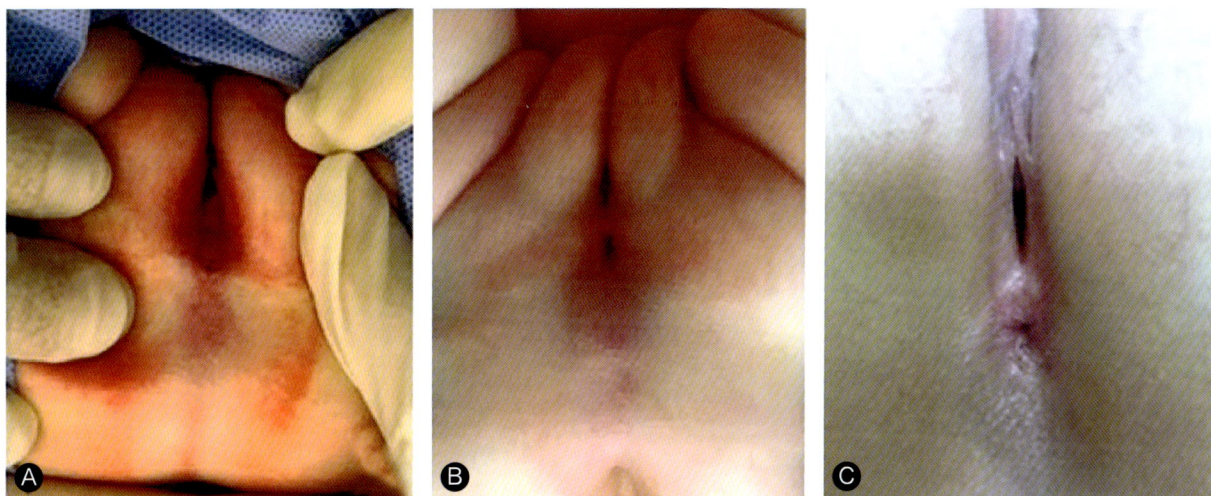

▲ 图 1-6　3 例不同的女性肛门直肠畸形患者

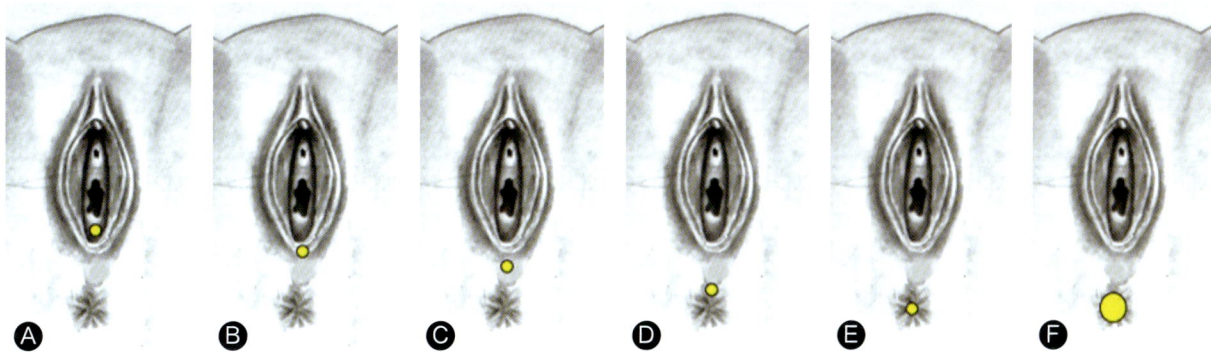

▲ 图 1-7　女性会阴解剖的可能变异

方有更多的色素沉着，提示肛门括约肌的存在。肛门开口似乎在括约肌围绕形成的椭圆形区域内，只是位于前部，肛门开口正常。如果肛门大小合适，这个患者就不需要手术。在麻醉下进行电刺激检查（examination under anesthesia，EUA），有助于确定环形括约肌的存在位置和大小。

符合以下标准的肛门无须手术干预：①大小合适；②有括约肌包绕；③足够的会阴体。

这个病例所有标准都符合，而且肛管也看起来正常。会阴体会随着时间的推移而生长。如果将肛门移位，有将其移出括约肌复合体的风险，将导致肛门失禁。

五、新生女婴会阴畸形

该新生儿的尿道正常，阴道正常，肛门解剖结构如图 1-9 所示。

需要手术吗？如果需要，采用什么手术方式？

这是一个伴有会阴沟的直肠会阴瘘病例。先要提供更多关于肛门位置和大小的信息，才能决定是否需要手术。

肛门大小正常吗？是否正确地位于括约肌复合体内？

如果肛门开口太小或狭窄，需要行肛门成形术。这个病例的肛门开口似乎太小，并且位于括约肌的最前部（可以通过麻醉下的电刺激检查证

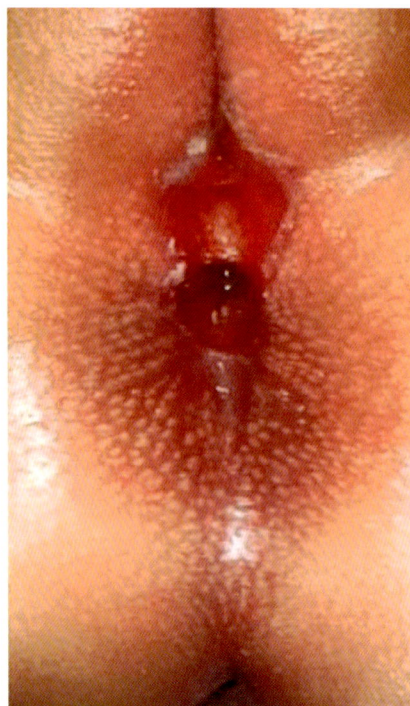

▲ 图 1-9　女性肛门直肠畸形

实）。由于肛门开口位于括约肌的前部，可能只需游离直肠后壁。如果肛门开口不是太小且不狭窄，可以不进一步处理，因为该开口将充当类似肛门的功能，并且位于括约肌椭圆环的最前部不会产生临床后果。

另一个关键问题是，如果不得不通过肛门成形术来扩大肛门开口，需要对内衬黏膜的会阴沟做些什么吗？

答案是否定的。它会随着时间的推移而角质化。

六、括约肌复合体电刺激检查

在后矢状入路肛门直肠成形术之前和期间对括约肌复合体的识别可以通过经济且可重复的方法完成。有 2 种括约肌复合体电刺激方法。

1. 将双极电凝镊连接到神经刺激器上（图 1-10）。使用镊子开口端在润滑充分的会阴上操作（确保在电刺激时不要闭合镊子末端，避免皮肤灼伤）。

2. 将 2 个探针连接到刺激器上（图 1-11）。刺激器可以放置在无菌袋中，并穿过塑料包装连接探针。

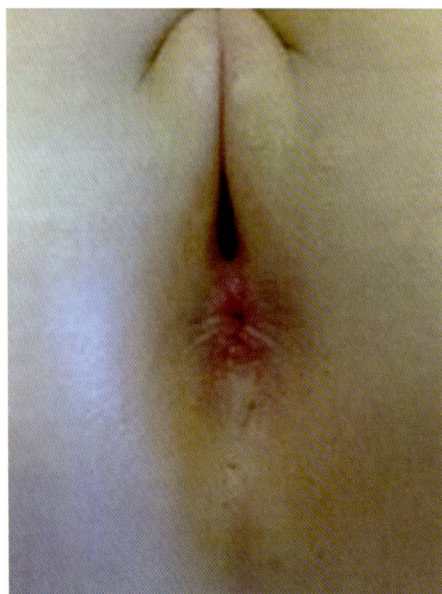

▲ 图 1-8　是否需要手术

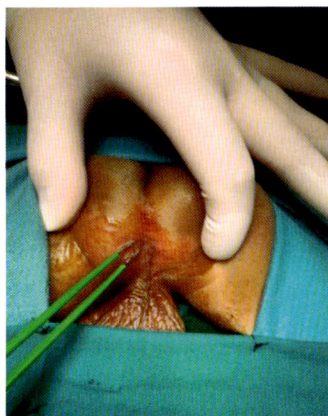

▲ 图 1-10　双极电凝镊用作电刺激器

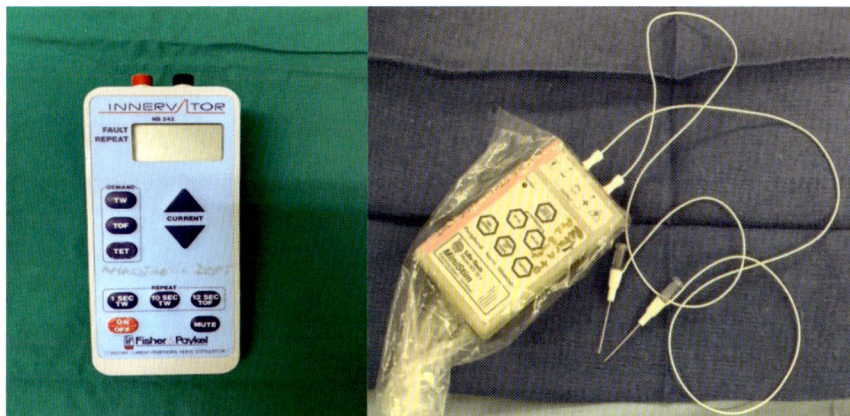

▲ 图 1-11　电刺激器

推荐阅读

［1］ Kapuller, V, Arbell, D, Udassin, R, Armon, Y. A new job for an old device: a novel use for nerve stimulators in anorectal malformations. *J Pediator Sung*. 2014 Mar; 49(3): 495–496.

第2章 控便的预测
PREDICTORS OF CONTINENCE

张振宇 **译** 李雪冬 **校**

一、骶骨比在预测控便中的重要性

有肛门直肠畸形病史的 4 岁男童来诊。既往行直肠尿道前列腺部瘘修补和脊髓栓系松解。图 2-1 为其骶骨的前后位和侧位 X 线片。

1. 能计算前后位和侧位 X 线片中的骶骨指数（BC/AB）吗?

见图 2-2。

2. 骶骨评估对患儿排便控制的预后意味着什么，是否有助于与患儿家人讨论孩子是否能具有自主排便的控制能力?

骶骨是骨盆发育状况的良好标志物。如果骶骨发育良好，那么周围的神经和肌肉大概率也是如此。肛门直肠畸形患者均伴有不同程度的骶骨发育不良。该病例需要重点关注的情况是，在前后位片中，似乎没有骶骨存在；但侧位片显示骶骨相当好（图 2-1）。这是因为骨盆的倾斜会在前后位 X 线片中造成骶骨指数的假性偏低。骶骨的前后位投影图实际上仅用于检查半骶化。为了准确计算骶骨指数，需要侧位图像（图 2-2）。如图 2-3 所示，在侧位 X 线片上计算骶骨指数。

二、预测肛门直肠畸形患者的控便能力

诊治肛门直肠畸形的医生应了解畸形的类型、脊柱的质量和骶骨的质量。根据这 3 个要素，可以很好地了解患者的控便潜力。图 2-4 中的图表是与患者讨论此问题的有用指南。但即使有肛门直肠畸形控便预测指数，某些病例的预测仍不准确。例如，对于患有直肠尿道前列腺部瘘、中间骶骨和脊髓栓系的患者，其预后很难预测。

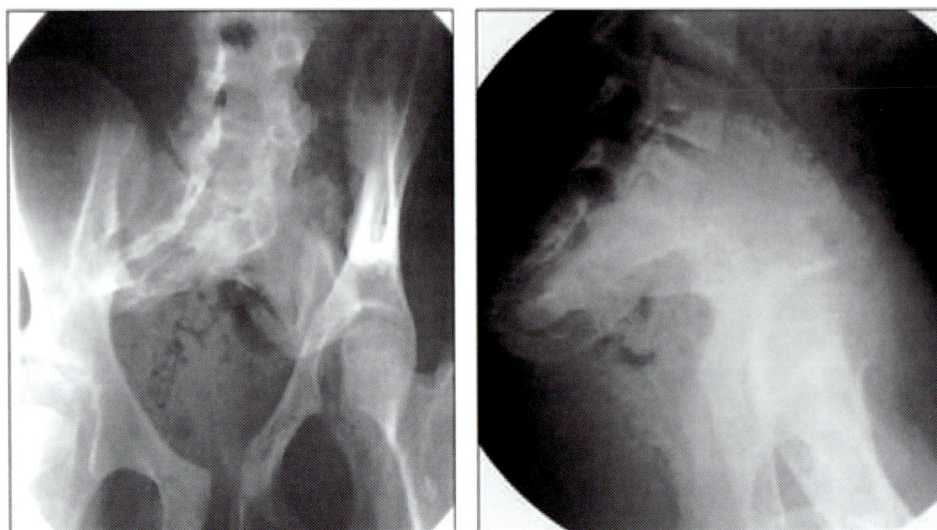

◀ **图 2-1** 骶骨的前后位和侧位视图

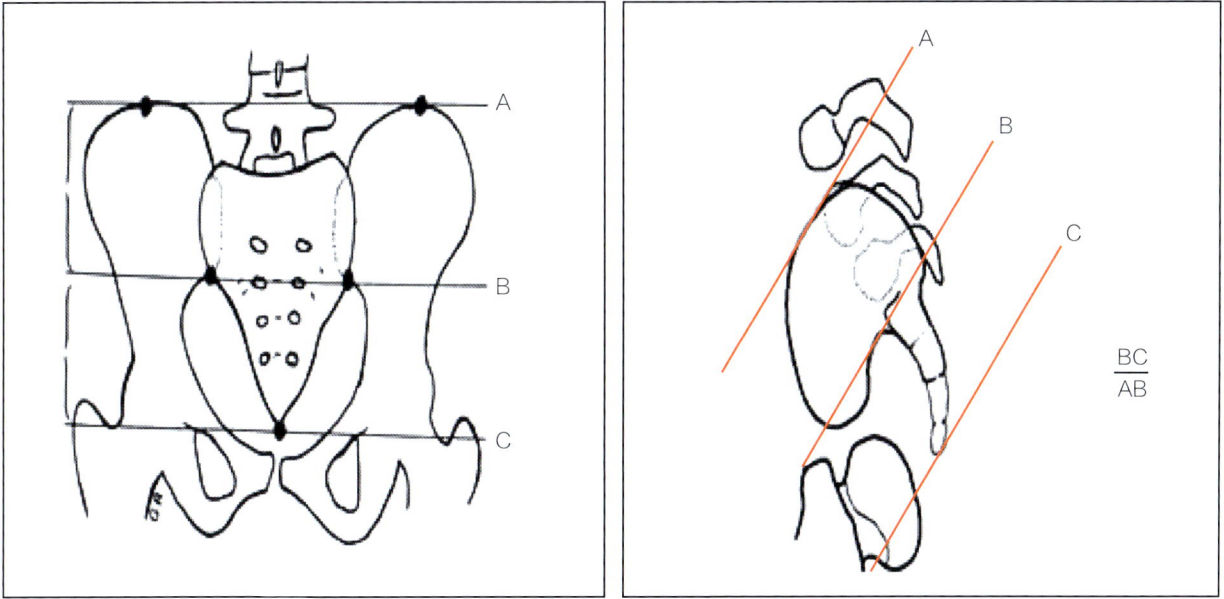

▲ 图 2-2　骶骨指数测量

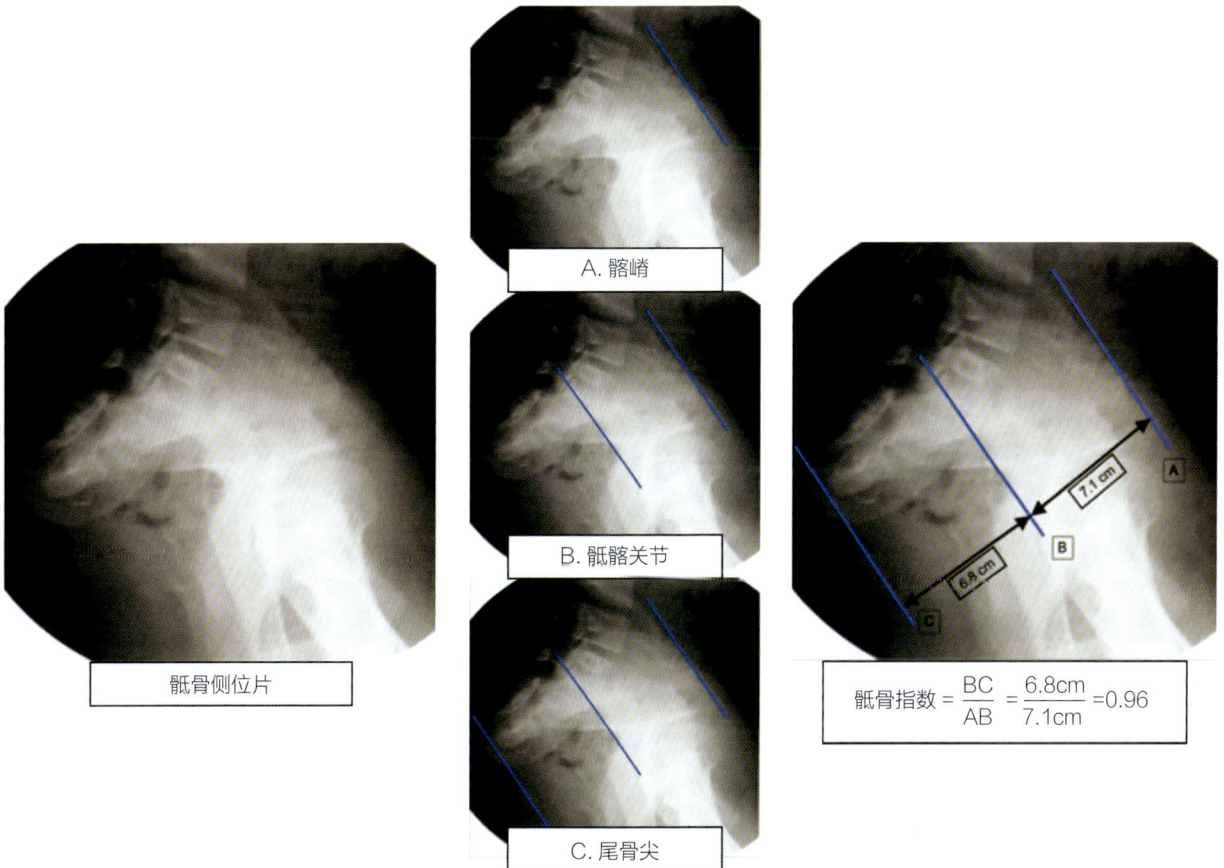

A. 髂嵴

B. 骶髂关节

C. 尾骨尖

骶骨侧位片

$$骶骨指数 = \frac{BC}{AB} = \frac{6.8cm}{7.1cm} = 0.96$$

▲ 图 2-3　侧位 X 线片骶骨指数的计算

肛门直肠畸形控便预测指数	评分
会阴瘘	1
肛门狭窄	1
直肠闭锁	1
直肠前庭瘘	1
直肠球部瘘	1
直肠肛门畸形不伴瘘管	1
泄殖腔＜3cm 共同通道	2
直肠前列腺瘘	2
直肠阴道瘘	2
直肠膀胱颈瘘	3
泄殖腔＞3cm 共同通道	3
泄殖腔外翻	3

肛门直肠畸形类型

椎体终止位置正常 ($L_1 \sim L_2$)	1
终丝外观正常	1
椎体终止位置偏低 (L_3 以下)	2
终丝异常肥厚	2
脊髓脊膜膨出	3

脊髓

骶骨指数 ≥ 0.7	1
0.4 ＜骶骨指数＜ 0.69	2
半骶化	2
骶骨半椎畸形	2
骶前肿物	2
骶骨指数＜ 0.4	3

骶骨

总分

3～4 分 = 控便良好

5～6 分 = 控便一般

7～9 分 = 控便较差

▲ 图 2-4　肛门直肠畸形控便预测指数

这些因素及其各自的权重需要在数百例患者中进行验证，该项工作目前正由小儿结直肠和骨盆学习联盟（www.pcplc.org）进行，以了解每个因素对控便能力的确切作用。就目前而言，是医生与家属讨论患儿预后的有用辅助工具。

外科医生应首先使用肛门直肠畸形控便预测指数（图 2-4）评估患者的控便潜能。这个指数由三部分组成，即肛门直肠畸形类型、骶骨指数（SR；根据骶骨侧位片计算）和脊柱的质量（根据脊柱MRI 评估），每个指标都有一个量化评分，将这些分值累加可以得出一个总分，预测患儿的控便潜能（较差、一般或良好），以此与家属进行解释和沟通。

第3章 手术决策的制订
OPERATIVE DECISION MAKING

李雪冬 **译** 傅传刚 **校**

一、如何最便利地找到直肠，后矢状入路还是腹腔镜入路

有时，很难确定是做单纯后矢状入路肛门直肠成形术（posterior sagittal anorectoplasty, PSARP），还是加用腹腔镜辅助单纯后矢状入路肛门直肠成形术［也称为腹腔镜辅助肛门直肠成形术（laparoscopic-assisted anorectoplasty，LAARP）］。为了帮助决策，可以画一条起自尾骨尖到耻骨的水平线（图3-1）。

这条线是耻尾（pubo-coccygeal，PC）线，也称"Alejandra 线"，是骨盆肌肉压迫直肠的常规位置。采用后矢状入路，如果耻尾线以下第一个遇到的结构是直肠（图3-2A），单纯后矢状入路肛门直肠成形术是最好的术式选择。然而，如果耻尾线以下的第一个结构是泌尿生殖系统（图3-2B），那么腹腔镜或剖腹探查是识别直肠，并避免妇科及泌尿生殖系统损伤的最佳入路。

二、腹腔镜辅助肛门直肠成形术 vs. 后矢状入路肛门直肠成形术

直肠相对于耻尾线的位置有助于外科医生决定选用后矢状入路肛门直肠成形术还是腹腔镜辅助肛门直肠成形术作为最佳手术入路。高质量的远端结肠造影可以依据直肠在耻尾线以上或以下，帮助预测最佳的手术入路。对于腹膜反折以下的直肠，腹腔镜入路可能会引起不必要的直肠腹腔游离（导致脱垂和缺血），并有可能在尿道上遗留残余原始瘘管（remnant of the original fistula，ROOF），导致二次手术。

图3-3 是盆腔 MRI，显示患者在直肠尿道球部瘘腹腔镜辅助肛门直肠畸形（ARM）手术后出现了一个多分叶肿块，即残余原始瘘管（短箭）。

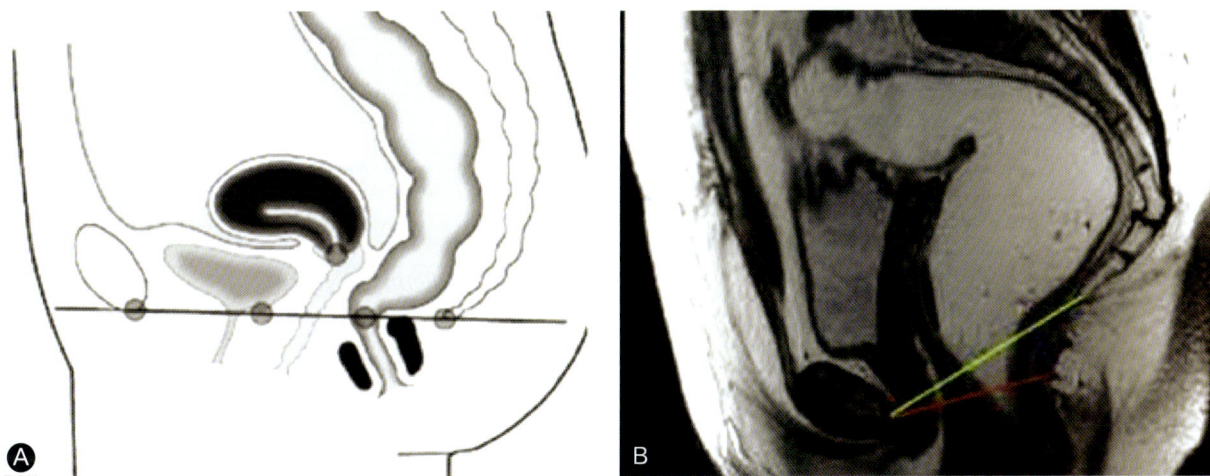

▲ 图 3-1 利用耻尾（PC）线决定是否联合腹腔镜来进行后矢状入路肛门直肠成形术

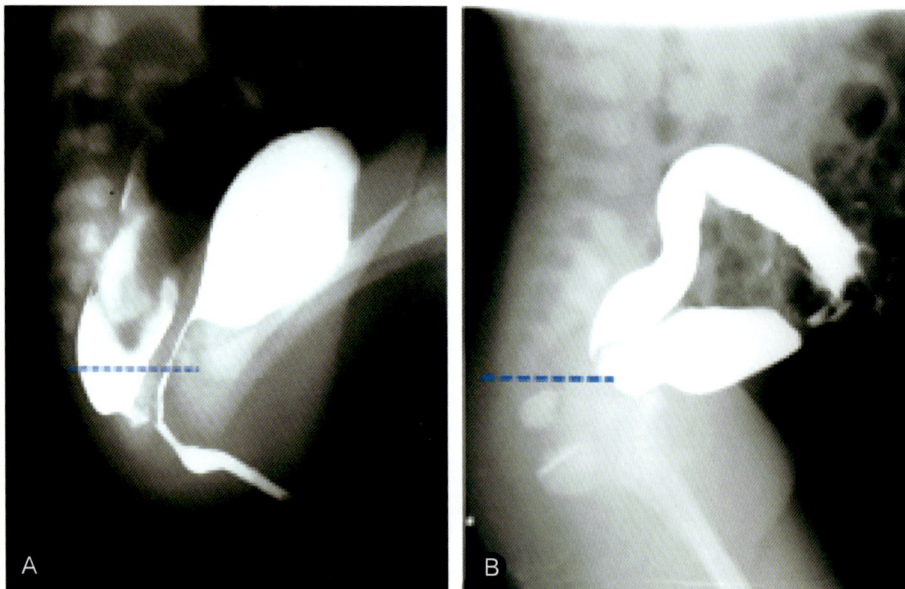

◀ 图 3-2 直肠在耻尾线以下（A），直肠在耻尾线以上（B）

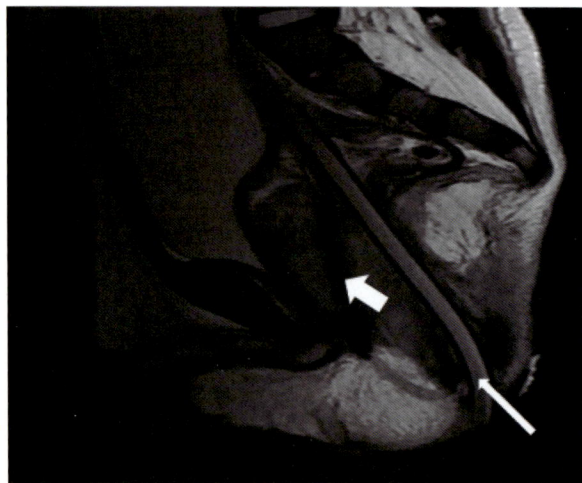

▲ 图 3-3 盆腔磁共振成像

直肠内有留置导管（长箭）。由于是从头侧入路向下分离，术中未游离至直肠远端，无意中把瘘管遗留了下来。残余原始瘘管可导致尿路感染（urinary tract infection，UTI）、黏液尿、结石形成，并使被尿液浸泡的残余结肠有癌变可能。

推荐阅读

［1］ Rentea RM, Halleran DR, Vilanova-Sanchez A, Lane VA, Reck CA, Weaver L, Booth K, DaJusta D, Ching C, Fuchs ME, Jayanthi RR, Levitt MA, Wood RJ. Diagnosis and management of a remnant of the original fistula (ROOF) in males following surgery for anorectal malformations. *J Pediatr Surg*. 2019 Oct; 54(10): 1988–1992.

三、一类罕见的会阴瘘

6 月龄的肛门直肠畸形男婴，出生时行结肠造口，远端结肠造影如图 3-4 所示。

该如何描述这例畸形？

这是一个罕见的狭长的会阴瘘病例。罕见的原因是，大多数会阴瘘患者在会阴皮肤瘘管的近端 1~2cm 处会有一个正常口径的直肠。而本例患者瘘管狭长，且健康的直肠肠腔位于尾骨平面以上。需要注意的是，远端直肠在耻尾线处被挤压，对比剂从瘘管流出而直肠没有充分膨胀，因此远端直肠实际上多于结肠造影中所能看到的部分。

选择何种修复术式？

本例患者后矢状入路可达远端直肠范围。大多数会阴瘘病例会在新生儿期就诊，瘘管附近可以发现直肠。但在本例罕见的情况下，如果手术会发现直肠位置太高，应先行结肠造口术，未来二期再行修复手术。

四、直肠尿道瘘在哪里

本书作者在巴黎奥赛博物馆看到了奥古斯特•罗丹的施洗者圣约翰雕像，从而获得了帮助描述男性肛门直肠畸形患者直肠尿道瘘类型的灵感。当进行远端结肠造影以确定瘘管类型时，解剖学上可以与这个雕像的手臂进行类比，如图 3-5

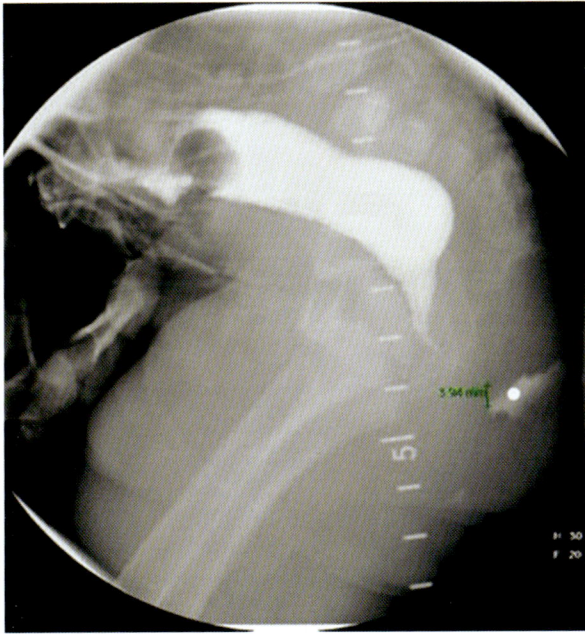

▲ 图 3-4　远端结肠造影

推荐阅读

[1] Halleran DR, Ahmad H, Bates DG, Vilanova-Sanchez A, Wood RJ, Levitt MA. A call to ARMs: Accurate identification of the anatomy of the rectourethral fistula in anorectal malformations. *J Pediatr Surg.* 2019 Aug; 54(8): 1708–1710.

所示使用手臂来阐明男性尿道的流程。手肘代表尿道球部，肱骨代表前列腺部，腋窝代表膀胱颈。采用这种构想，临床医生可以在对远端直肠解剖进行描述时保持一致性。

五、伴有超低位尿道球部瘘的肛门直肠畸形

出生后不久即被诊断为肛门直肠畸形的新生儿，出生后 24h 会阴部体检和侧位 X 线片（图 3-6 和图 3-7）。患者会阴或尿液中未发现胎粪。

如何处理这个患者？

X 线片显示患者直肠位置很低。很可能是不伴瘘管的低位直肠或直肠会阴瘘管在皮肤上还未显现出来，但患者可能患有尿道瘘。新生儿期行肛门直肠成形术时，可能会忽略合并的尿道瘘的存在，导致术后通过肛门排尿，需要再次手术。

一期肛门直肠成形术还是结肠造口术？

结肠造口术可能是最安全的治疗方法，能在

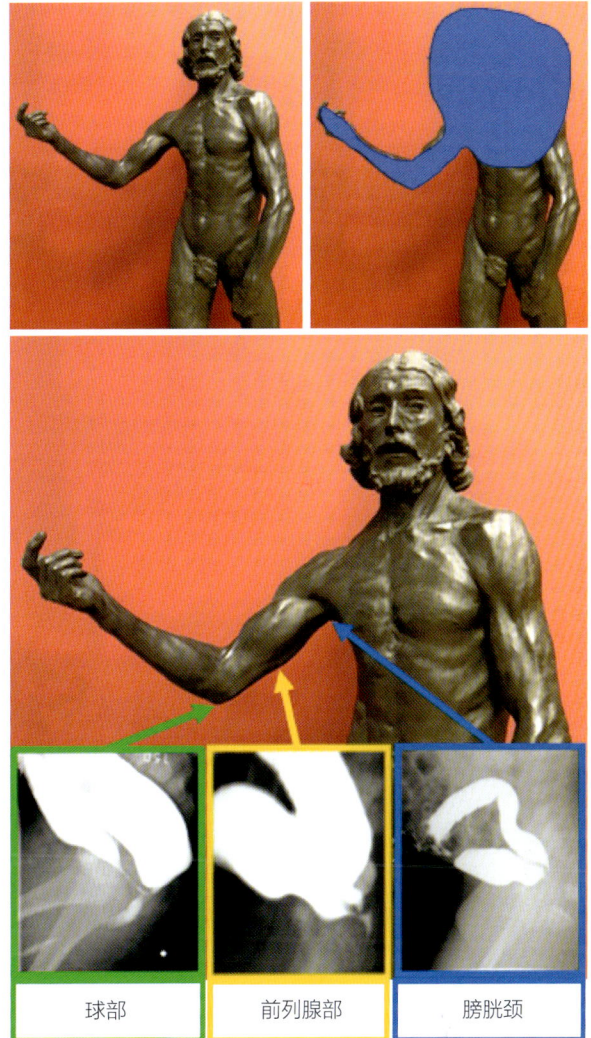

| 球部 | 前列腺部 | 膀胱颈 |

▲ 图 3-5　手臂示意阐明男性尿道

术前通过结肠造影明确瘘管。如果患者一期修复手术时能发现直肠尿道球部瘘的存在，新生儿期修复手术也是安全的。这样的修复手术包括打开直肠后壁，仔细检查直肠前壁，然后将直肠与尿道游离分开，如果发现直肠尿道球部瘘，应进行修补。

六、不伴瘘的肛门直肠畸形

肛门直肠畸形男性患者，膀胱尿道造影（VCUG）和远端结肠造影结果如图 3-8 所示。

该患者有何种畸形？

远端结肠造影显示直肠远端为圆形，提示该患者是不伴瘘管缺陷的肛门直肠畸形。由于同时进行结肠造影和膀胱尿道造影，膀胱内也有对比剂显示。

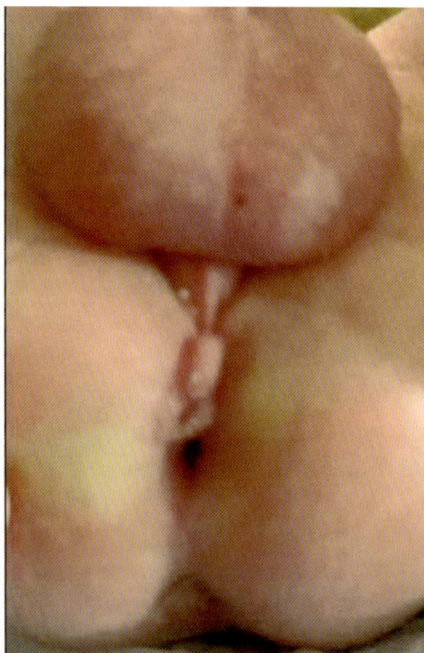

▲ 图 3-6　会阴部体检

采用哪种手术方式（后矢状入路肛门直肠成形术还是腹腔镜手术）？

远端直肠在耻尾线以下时，可通过后矢状入路找到直肠（图 3-9）。腹腔镜手术也是可行的方法，因为这种畸形比典型的无瘘管畸形位置更高（后者通常与直肠尿道球部瘘在同一水平）。注意，无瘘肛门直肠畸形通常与唐氏综合征有关。

七、伴有阴囊中缝直肠瘘的肛门直肠畸形

无肛门开口的肛门直肠畸形足月新生儿，可见胎粪从阴囊中缝处的瘘口排出（图 3-10）。

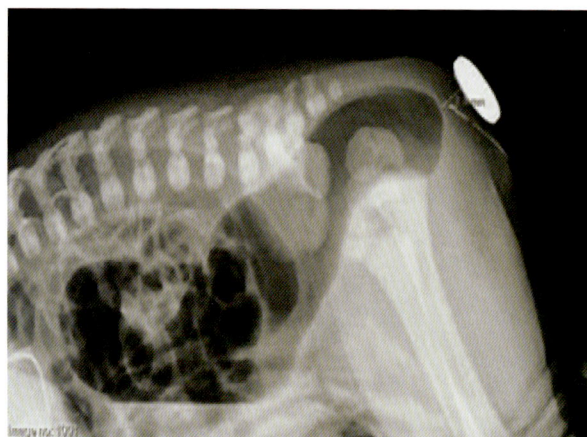

▲ 图 3-7　出生后 24h 侧位片

如何处理这个患者？结肠造口还是一期修复手术？

图 3-10 中，看到括约肌环中央有一个肛门陷窝。阴囊中缝的开口可能是尿道下裂、尿道重复畸形或直肠会阴瘘。

本例为会阴瘘，可见胎粪，且无肛门开口。这种情况下，健康的直肠预计会非常接近准备行肛门直肠成形术的位置，两者相距 1cm 以内。然而，瘘管很长，而且沿尿道右侧延伸。可以一期修复，但会很困难，并且有尿道损伤的风险。此时结肠造口是非常安全的选择。在主要的修复手术中，不需要解剖游离瘘管，仅需要切开阴囊上皮下中缝，有助于避免损伤尿道。

八、无瘘的高位直肠抑或是不充分的结肠造影

肛门直肠畸形的新生男婴，结肠造口术后几

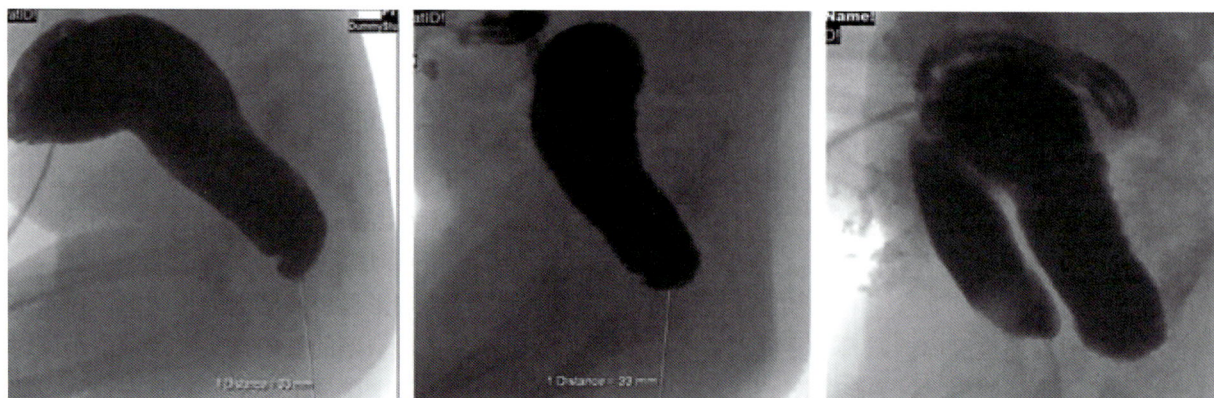

▲ 图 3-8　膀胱尿道造影和远端结肠造影

天在阴茎基底部的阴囊中缝上部出现了一粒胎粪，远端结肠造影见图 3-11。

肛肠方面诊断是什么？

外科医生由于误读了这张结肠造影图像，采用了腹腔镜手术，在解剖游离过程中发现直肠实际上位于腹膜反折以下。术中结肠造影证实直肠位置非常低，最后采用经后矢状入路完成肛门成形术。图 3-11 所示的造影图像是结肠没有给予

充分压力的结果，术前应重复进行结肠造影检查。图像上的水平线条被误以为是骨盆入口肌肉对直肠的正常挤压，而这条线对应耻尾线。因此，该图像错误地显示成"高位"直肠，但从出现在阴囊胎粪的证据可见，直肠的位置实际上非常低。

怎么做？

对于超低位直肠，后矢状入路更为合适。不应该解剖向前朝向阴囊并与尿道平行的瘘管。游离好远端直肠后，瘘管会随时间延长而逐渐消失；同时确保直肠前壁在肛门直肠成形术前充分游离。追踪瘘管可能是危险的，有海绵体出血和尿道损伤的风险。

九、后矢状入路还是腹腔镜入路肛门直肠成形术

肛门直肠畸形患儿远端结肠造影如图 3-12所示。

选择哪种术式：后矢状入路肛门直肠成形术还是腹腔镜入路？

这是个具有挑战性的病例，直肠位置非常高，

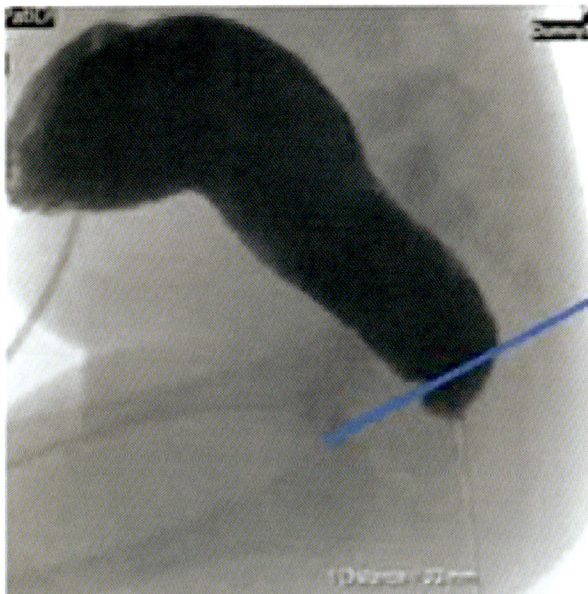

▲ 图 3-9　蓝线所示为耻尾线

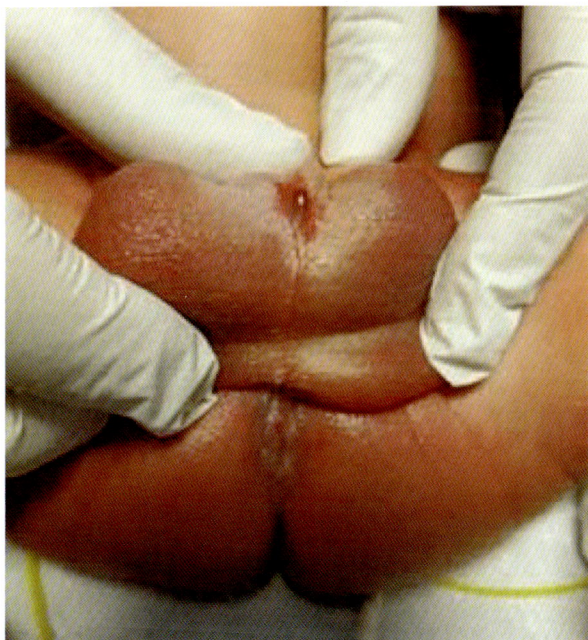

▲ 图 3-10　无肛门开口的肛门直肠畸形足月新生儿

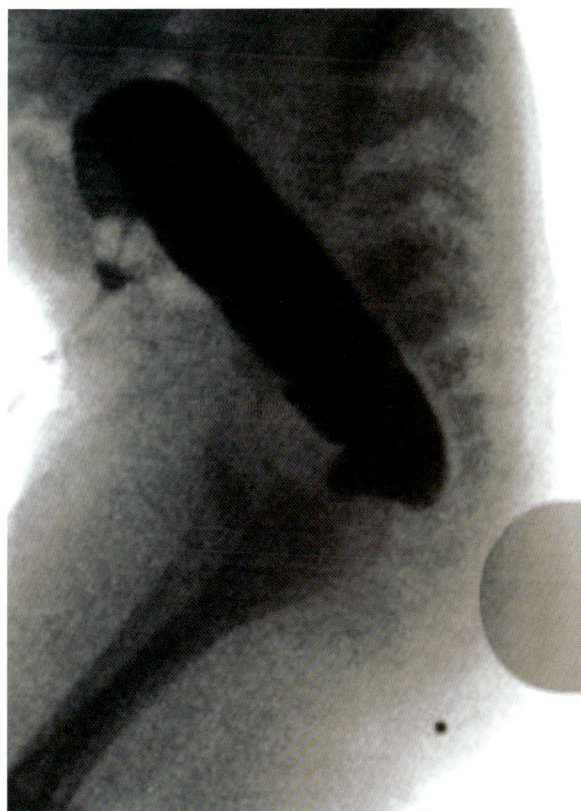

▲ 图 3-11　远端结肠造影

位于耻尾线以上。直肠也呈典型球状膨大，直肠的高度使得腹腔镜入路更容易。在这个罕见病例中，虽然直肠位置很高，但瘘管位于尿道球部平面，位于之前雕像展示的肘部（图 3-5）。由于直肠过于宽大，远端直肠的解剖具有挑战性。

通过后矢状入路手术，医生需要从尾骨上方寻找直肠。如果事先没有清晰的造影图像，后矢状入路有损伤尿道的风险。

十、后矢状入路还是腹腔镜入路肛门直肠成形术

肛门直肠畸形患者的高压远端结肠造影如图 3-13 所示。

直肠尿道瘘的独特之处是什么？

这是一例低位直肠尿道球部瘘患者，特别值得注意的是平行于尿道的长而细的瘘管。

选择哪种术式：腹腔镜入路还是后矢状入路肛门直肠成形术？

对于这个病例，后矢状入路肛门直肠成形术是最好的术式。通往尿道的瘘管需要缝闭，直肠前壁也需要充分游离。瘘管长而细的部分不做处理（不做任何游离），术后会自行消失并且不造成后果。与前一例阴囊中缝瘘相似，解剖瘘管将使患者面临尿道损伤及严重的尿道周围海绵体出血的风险。

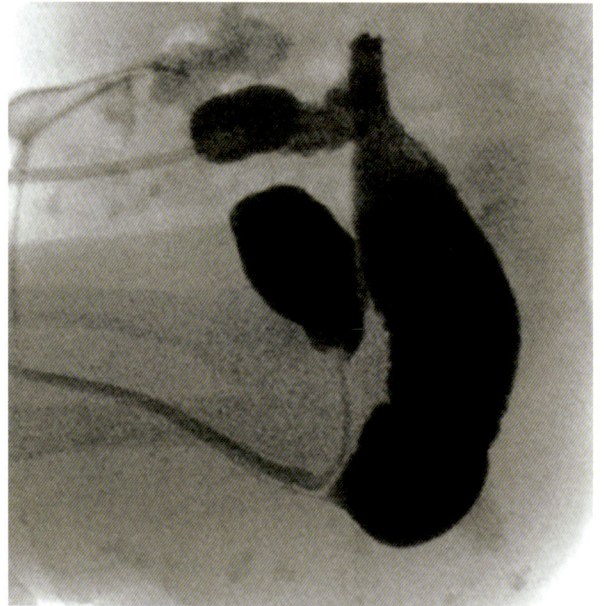

▲ 图 3-12　远端结肠造影

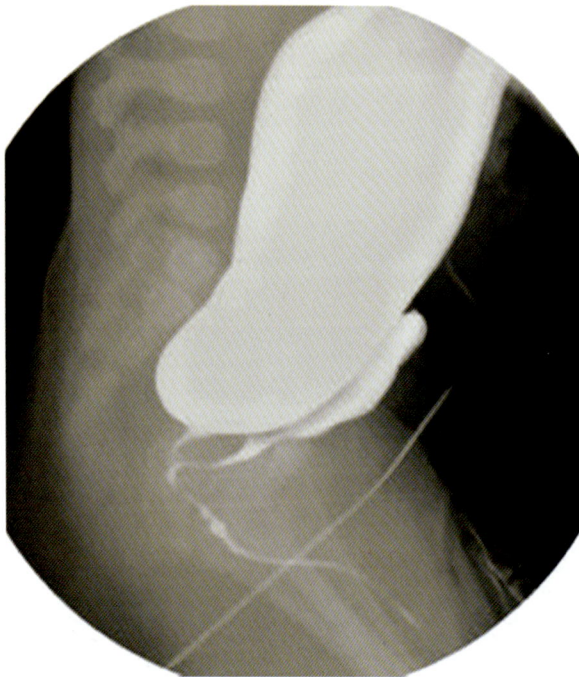

▲ 图 3-13　高压远端结肠造影

第4章 手术技巧
OPERATIVE TECHNIQUES

李雪冬 **译** 傅传刚 **校**

一、腹腔镜下结扎直肠膀胱颈瘘

对于直肠膀胱颈瘘患者来说，向下游离远端直肠至膀胱颈是手术的关键。一旦完成了充分的游离，就可以将 PDS 套扎圈置入腹腔内。可使用3mm 的腹腔镜抓钳穿过套扎圈抓住瘘管以方便分离瘘管。抓钳夹闭瘘管；接着使用腹腔镜剪刀切断瘘管（同时保持抓钳控制瘘管）。然后将套扎圈套到抓钳上，结扎瘘管（图 4-1）。

二、直肠的游离

后矢状入路肛门直肠成形术治疗肛门直肠畸形或经肛门拖出式手术治疗先天性巨结肠〔又称

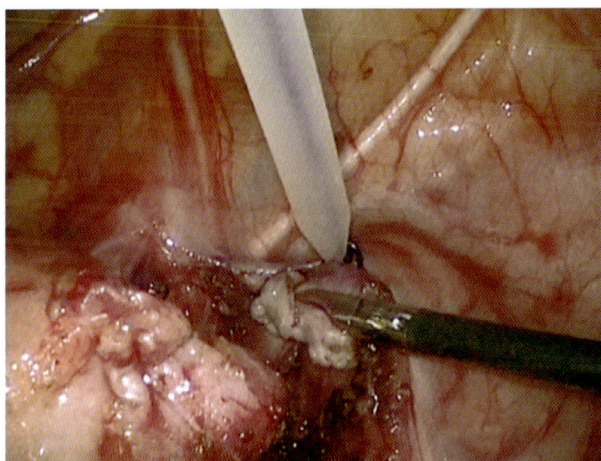

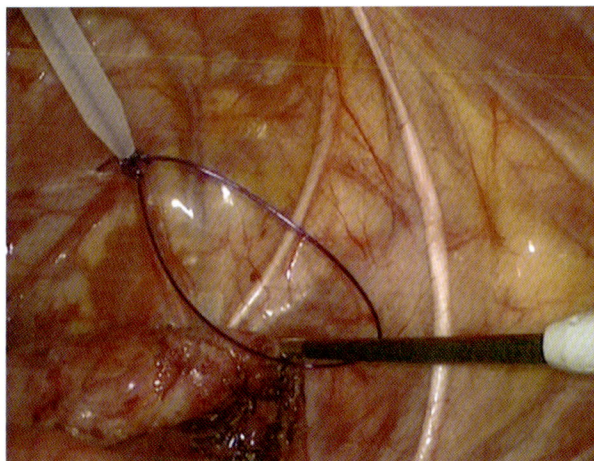

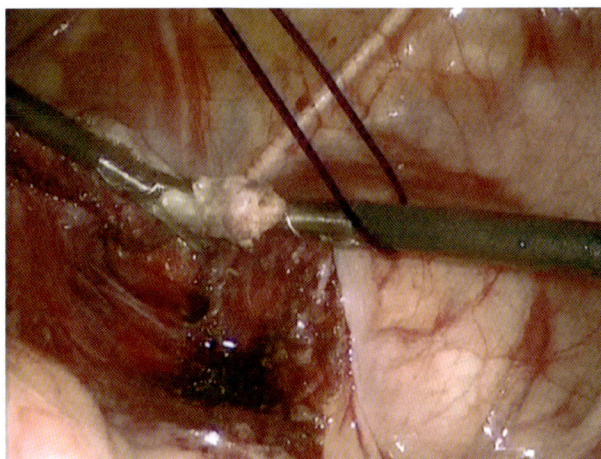

▲ 图 4-1 腹腔镜下结扎直肠膀胱颈瘘

017

希尔施普龙病（Hirschsprung disease，HD）］，找到可充分游离直肠到会阴的平面非常重要。其中一个技巧是识别出有光泽的脂肪层。如果看到光泽的脂肪层，解剖游离需更加贴近直肠（图 4-2）。如果看到脂肪，可以再靠近一些。

三、后矢状入路肛门直肠成形术的术野显露

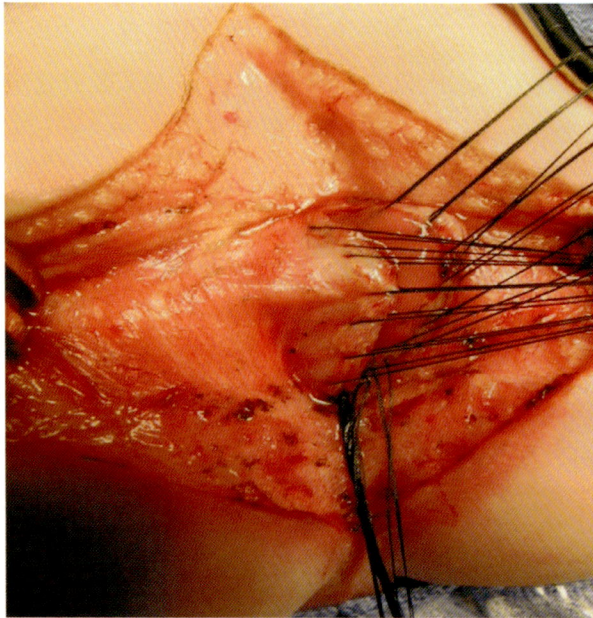

同时使用韦氏自固定牵开器和 lone star 自固定拉钩牵拉有助于后矢状入路肛门直肠成形术时解剖游离过程的术野充分显露。12 点钟方位放置 lone star 自固定拉钩特别有用，尤其是直肠位置很高时（图 4-3）。

四、如何使高位直肠能抵达会阴平面：血管的游离

使高位直肠抵达会阴平面以修复直肠膀胱颈瘘是一个相当大的挑战。游离直肠有 2 个重

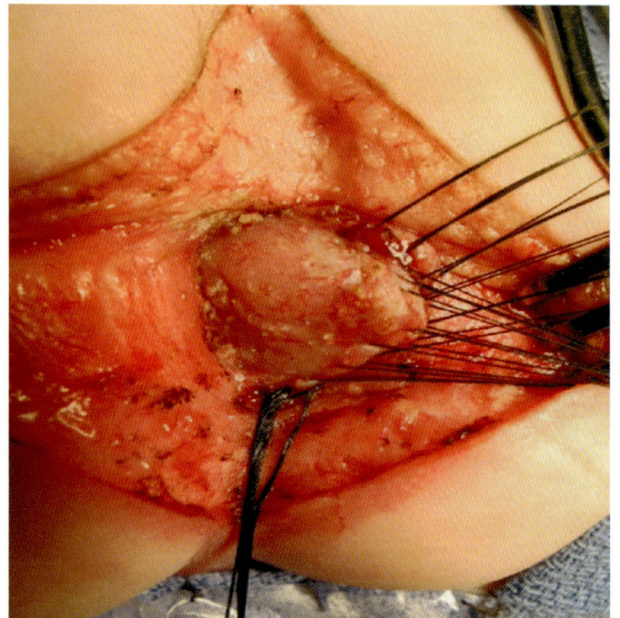

▲ 图 4-2　包覆直肠的白色平面

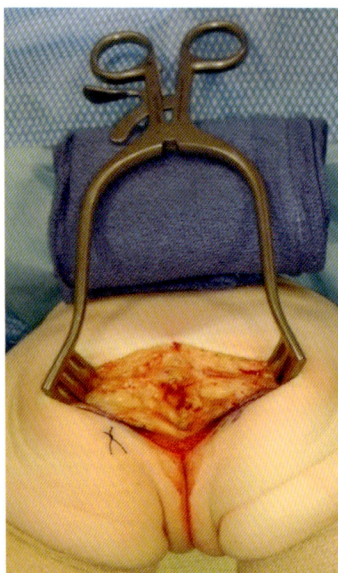

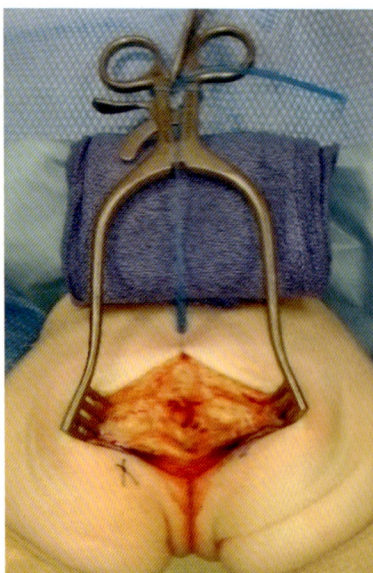

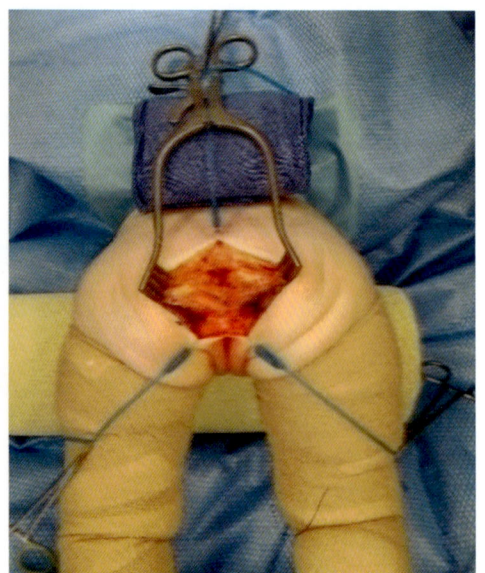

▲ 图 4-3　韦氏自固定牵开器联合 lone star 自固定拉钩可以提供极佳的显露效果

要的技巧，第一个是游离血管，第二个是运用 Heineke-Mikulicz 直肠成形术（横切纵缝直肠成形术）使肠管变细。

在直肠肠壁附近进行游离可在保留肠系膜下动脉（inferior mesenteric artery，IMA）分支的同时增加直肠的长度，肠系膜下动脉分支为直肠壁进行血液供应。该游离方式如图 4-4 所示。

五、如何使高位直肠能抵达会阴平面：将肠管变细，即横切纵缝肛门直肠成形术

有时，伴有直肠膀胱颈瘘的男性患者，远端直肠位置非常高，远离会阴，表现为球根状。这种情形下横向切开系膜缘对侧肠管，纵向缝合的肛门直肠成形术非常有用，可使直肠增长 2～3cm，并使扩张的肠管末端变细（图 4-5）。

六、腹腔镜辅助肛门直肠成形术的会阴切口

伴有高位直肠尿道前列腺部瘘，或直肠膀胱颈瘘的肛门直肠畸形患者，经肛门拖出式手术时，先经腹通过腹腔镜（或通过开腹手术）游离远端直肠并结扎瘘管，直肠充分游离后，可以经骨盆牵拉至会阴。保留直肠的血供非常重要，这有赖于提供直肠壁内血液供应的肠系膜下动脉及其在直肠壁上的分支。在会阴处做一个小切口，然后用蚊式钳在尾骨和骶骨前方进行解剖，避开尿道和膀胱，蚊式钳在腹腔镜直视下穿透腹膜。用手指在耻骨和骶骨之间钝性分离创造空间。分离出的空间在腹腔镜下可见，然后抓住直肠并拖出，保持正常的直肠角度，特别注意拖出时避免肠管扭转。通过验证性电刺激、中线分离和扩张以直

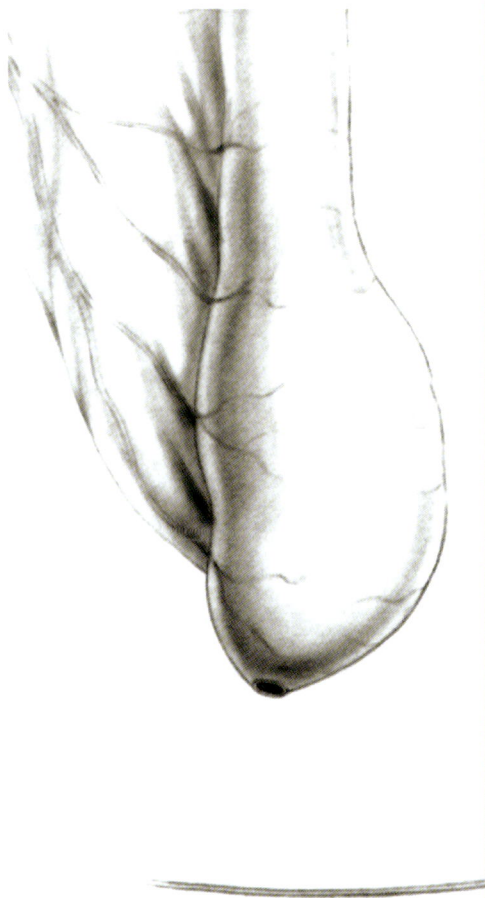

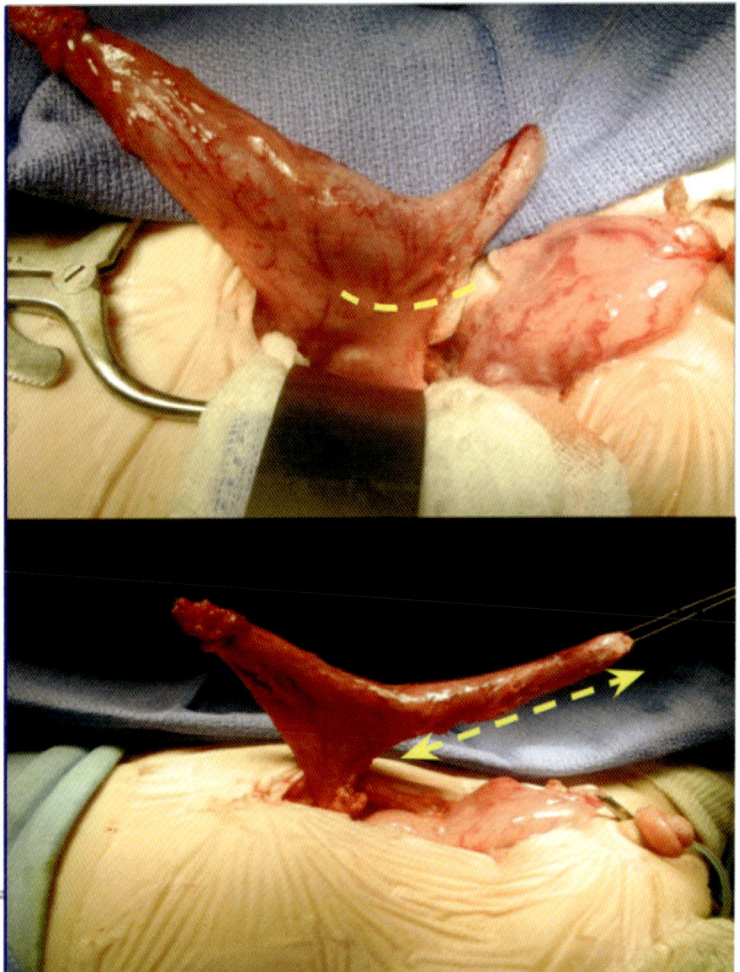

▲ 图 4-4　紧贴直肠肠壁游离血管使高位直肠抵达会阴平面

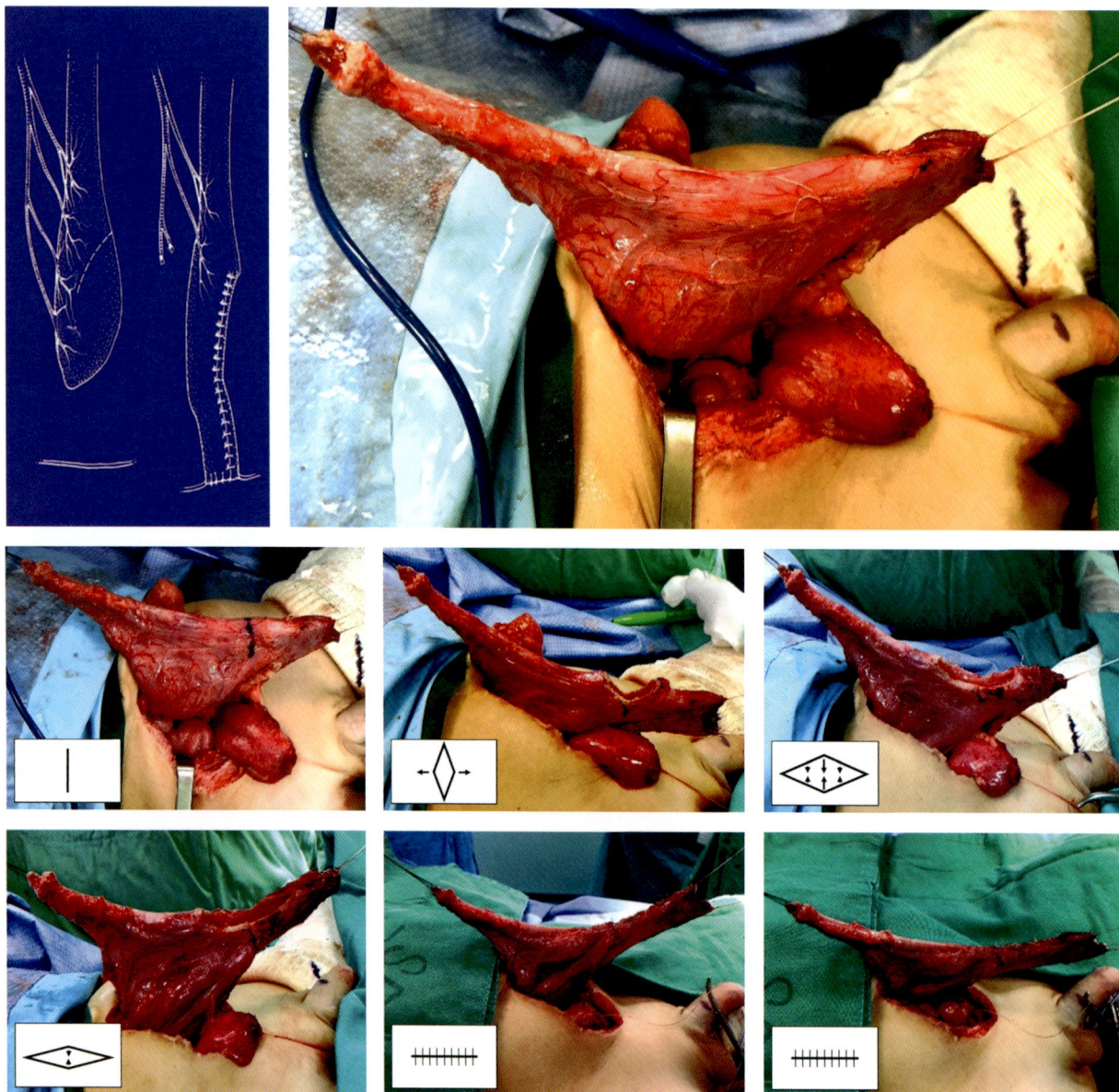

▲ 图 4-5　横切纵缝肛门直肠成形术使肠管缩窄

接显露括约肌复合体的方法，优于大号戳卡盲插法。此外，通过小的后矢状位切口可以与标准后矢状入路肛门直肠成形术一样，可以将直肠后壁固定在括约肌复合体上，防止直肠脱垂（图 4-6）。

七、后矢状入路肛门直肠成形术治疗直肠前庭瘘

在直肠前庭瘘游离过程中，将直肠前壁与阴道后壁分离十分具有挑战性。此时，很好的策略是先从直肠侧壁的高处向下游离，直至直肠前壁

和阴道后壁分开。从瘘管下方穿过一根血管结扎带牵引瘘管，便于游离远端的直肠瘘管（图 4-7）。这种新的改良避免了会阴体的任何切口。

推荐阅读

[1] Badillo AT, Tiusaba L, Jacobs SE, Al-Shamaileh T, Feng C, Russell TL, Bokova E, Sandler AD, Levitt MA. Sparing the Perineal Body - A Modification of the Posterior Sagittal Anorectoplasty (PSARP) for Anorectal Malformations with Rectovestibular Fistulae. *Eur J Pediatr Surg*. [In Press]

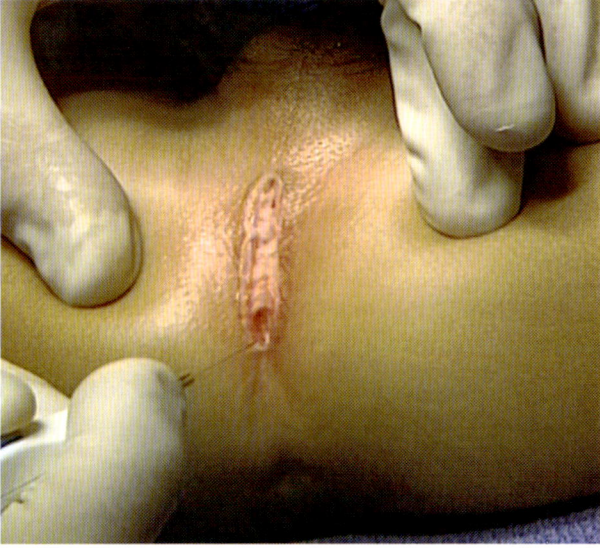

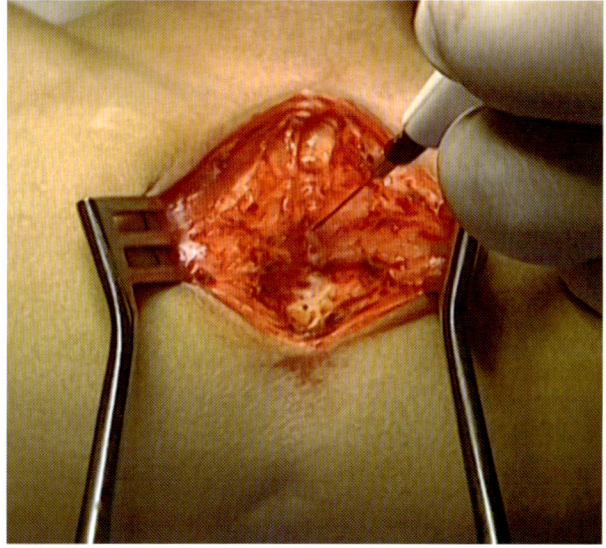

▲ 图 4-6 仰卧位会阴切口

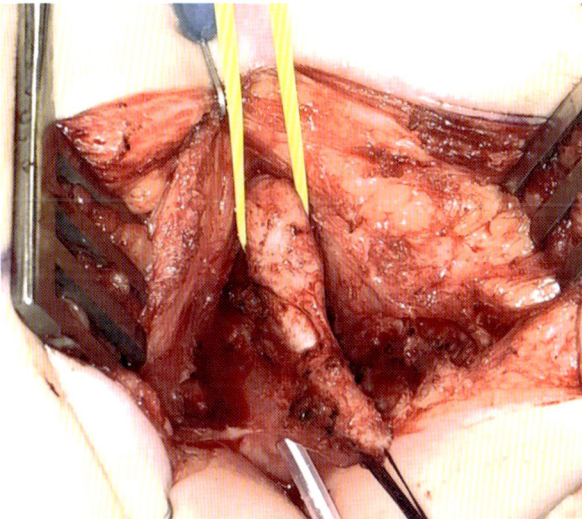

▲ 图 4-7 后矢状入路肛门直肠成形术

八、合并低位直肠但不伴瘘管的女性肛门直肠畸形

女性患儿，妊娠 32 周出生，体重 1300g，患有唐氏综合征、肛门直肠畸形，尿道正常，阴道口正常。未见明显会阴瘘，会阴处未见粪便。会阴的外观和侧位片检查见图 4-8。

选择哪种治疗方案？

（1）一期修复？

（2）先行结肠造口，之后远端结肠造影，最后再行修复？

考虑到患儿有唐氏综合征，且直肠位置较低，一期肛肠成形术（图 4-9）意味着较少的手术，因此，与一期结肠造口、二期修复及结肠造口闭

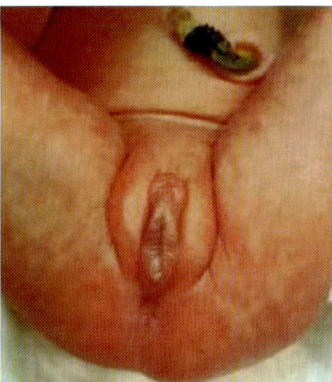

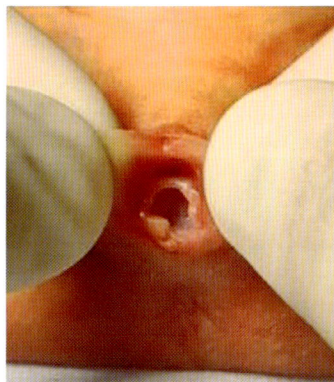

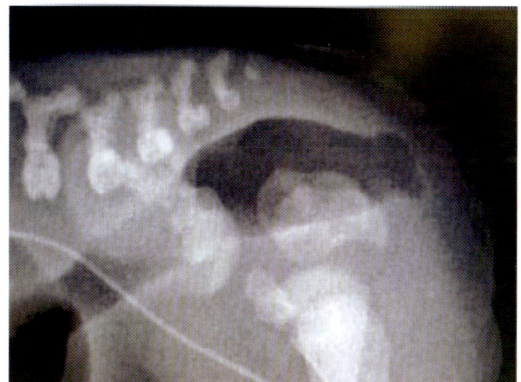

▲ 图 4-8 会阴的外观和侧位片检查

合相比，是更好的治疗选择。当然，前提是婴儿健康，没有相关的合并症。对于如此小的婴儿，一期手术相当具有挑战性；而结肠造口及造口还纳会增加并发症发生的可能。所以，两种选项都应该被考虑。这个病例进行了一期肛门直肠成形术（图 4-9）。

九、直肠前庭瘘伴远端阴道闭锁

足月新生儿肛门直肠畸形，出生后第一天准备接受后矢状入路肛门直肠成形术，仔细会阴检查显示如图 4-10 所示的结果。

医生决定首先进行诊断性腹腔镜探查。

根据会阴检查结果，应当如何描述该例肛门直肠畸形？

有直肠前庭瘘，还有远端阴道闭锁，尿道正常。

腹腔镜图像（图 4-11）中可以看到什么？

腹腔镜下对米勒结构的探查有助于明确妇科情况以及手术方式的选择。该患儿左侧米勒系统闭锁，右侧米勒系统看起来正常，未来可行经阴道拖出式手术。双侧卵巢均正常（图 4-12）。

手术计划在保留卵巢的同时，实施后矢状入路肛门直肠成形术，从右侧入路行拖出式手术，切除左侧闭锁的米勒系统，包括左侧米勒管（降低卵巢癌的风险），保留卵巢。经阴道拖出式手术可以同期进行，也可以推迟到青春期再施行。这个病例非常罕见，大多数这样的病例根本没有米勒结构，这个病例的治疗决策需要平衡考量，可以在后期扩张阴道口重建阴道。腹腔镜探查是明确解剖结构的关键步骤。

十、无明显瘘管的肛门直肠畸形新生女婴

肛门直肠畸形女婴，尿道正常，阴道口正常，无明显瘘管。会阴检查和远端结肠造影见图 4-13。

该患者的治疗方案是什么？

由于存在两个会阴部开口却没有直肠开口，这是一例伴有直肠阴道瘘的肛门直肠畸形。直肠进入阴道的高度决定了首选后矢状入路还是腹腔镜入路肛门直肠成形术。结肠造口是必须的，然后再行远端结肠造影显示直肠。此病例，可见直肠高达阴道穹窿上方。另外，还应该做阴道镜检查，看是否存在阴道隔，如果存在应同期切除。

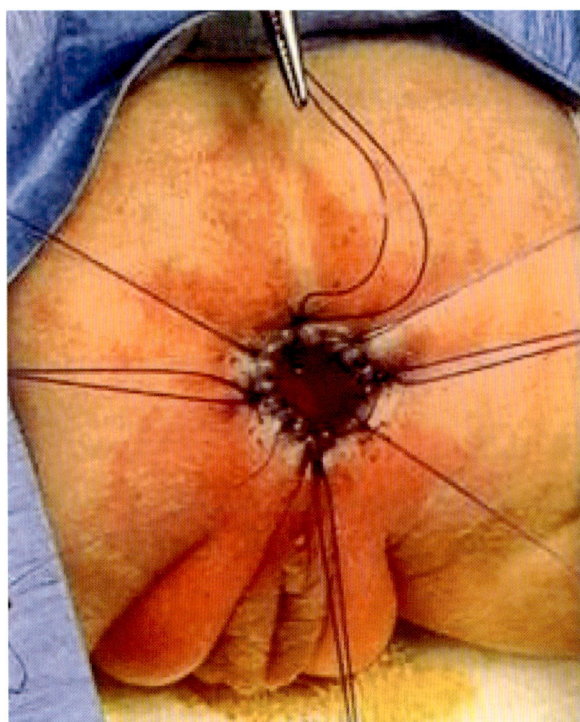

▲ 图 4-9　一期肛门直肠成形术

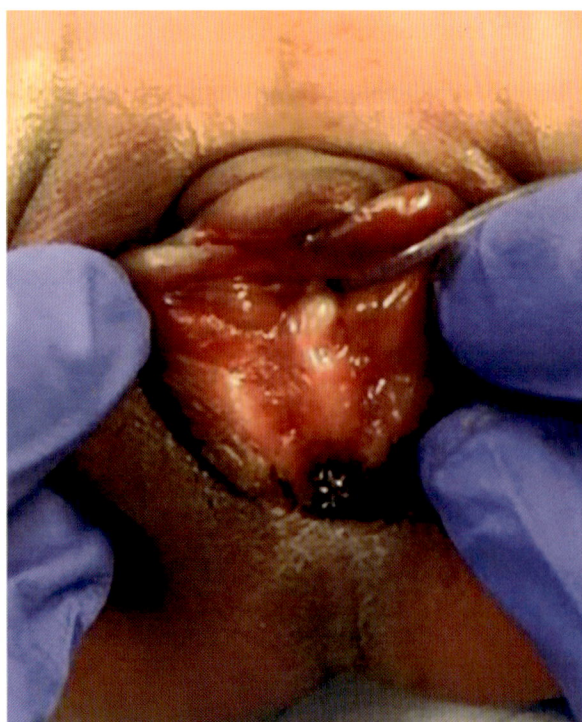

▲ 图 4-10　仔细检查会阴

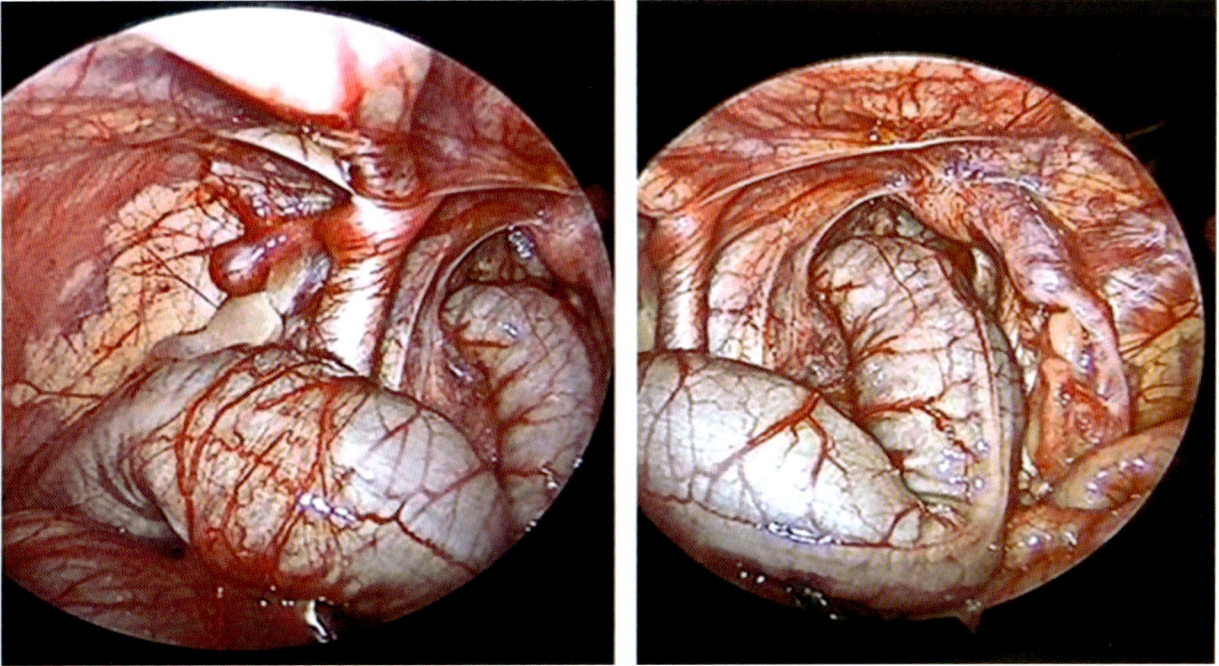

▲ 图 4-11　腹腔镜探查

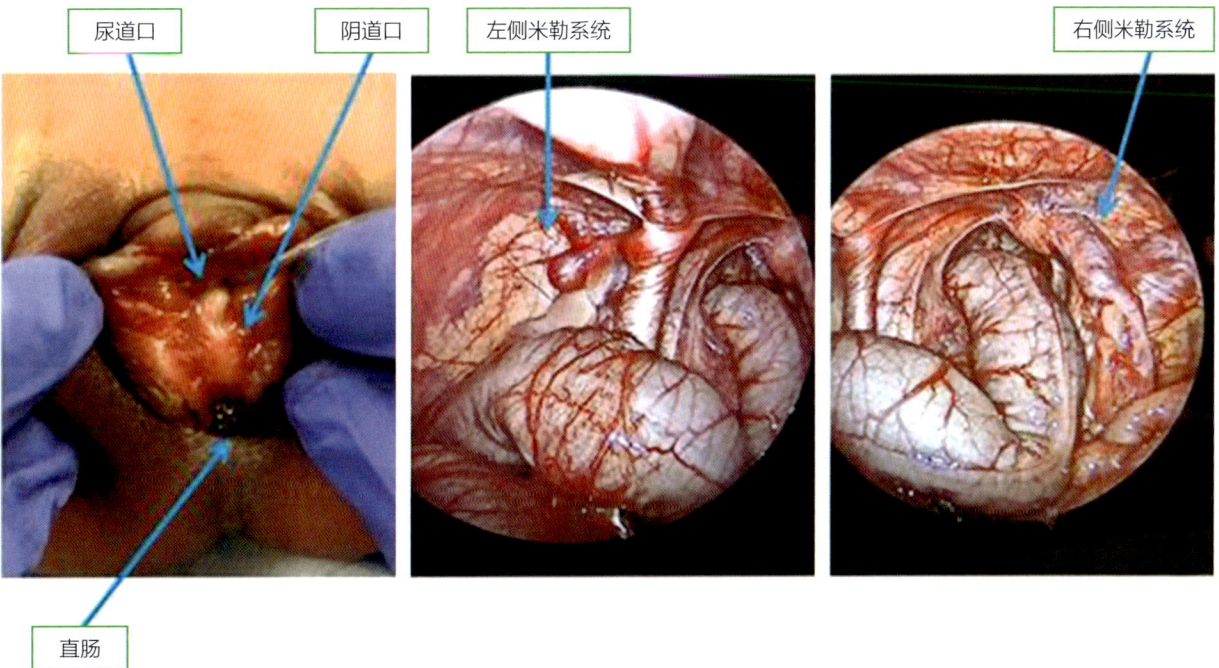

尿道口　阴道口　左侧米勒系统　右侧米勒系统

直肠

▲ 图 4-12　腹腔镜下对米勒结构的探查

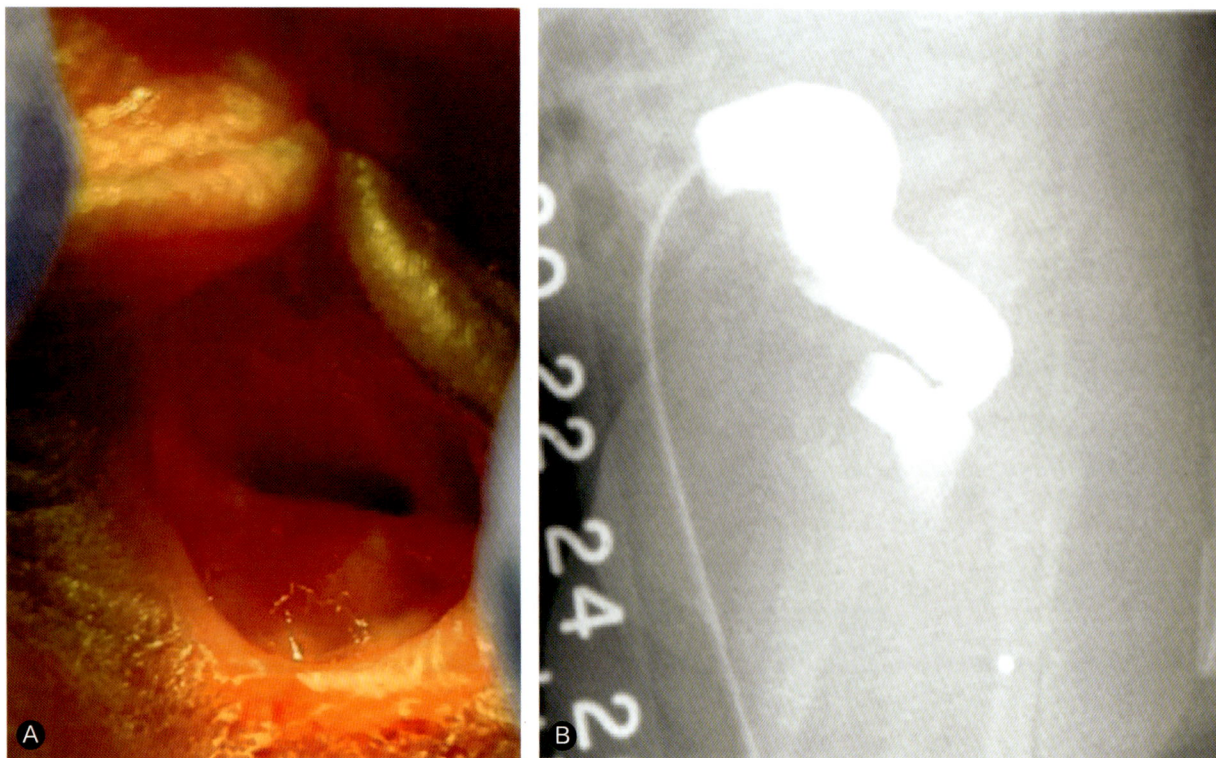

▲ 图 4-13　会阴检查（A）与远端结肠造影（B）

第 5 章　肛门狭窄、直肠闭锁和骶前肿物
ANAL STENOSIS, RECTAL ATRESIA, AND PRESACRAL MASS

宋书铮　**译**　傅传刚　**校**

一、先天性肛门狭窄的诊治

7月龄男婴，因便秘就诊，内科医生初诊为肛门狭窄（图 5-1）。在进一步直肠指检和 Hegar 扩张器检查后发现肛管内侧可触及质硬的环周隆起。对比剂灌肠提示近端直肠肠管显著扩张（图 5-1）。

很常见的现象是儿科医生通过直肠指检考虑肛门狭窄后，将患者转给外科医生，但其中绝大多数的患者是正常的，不需要干预。这种情况下，需要使用不同尺寸的 Hegar 扩肛器明确诊断。新生儿肛门应当用 12 号 Hegar 扩肛器，1 岁幼儿用 15 号扩肛器。必须做直肠指检，只使用扩肛器会缺失手指对狭窄区域的触感。

还需要做别的影像学检查吗？

一旦诊断为肛门狭窄，需要做盆腔 MRI 检查（图 5-2）明确是否存在骶前肿块，排除 Currarino 综合征[1]。同时还需要脊柱 MRI 检查和基因检测，明确是否患有 VACTERL 综合征[2]。

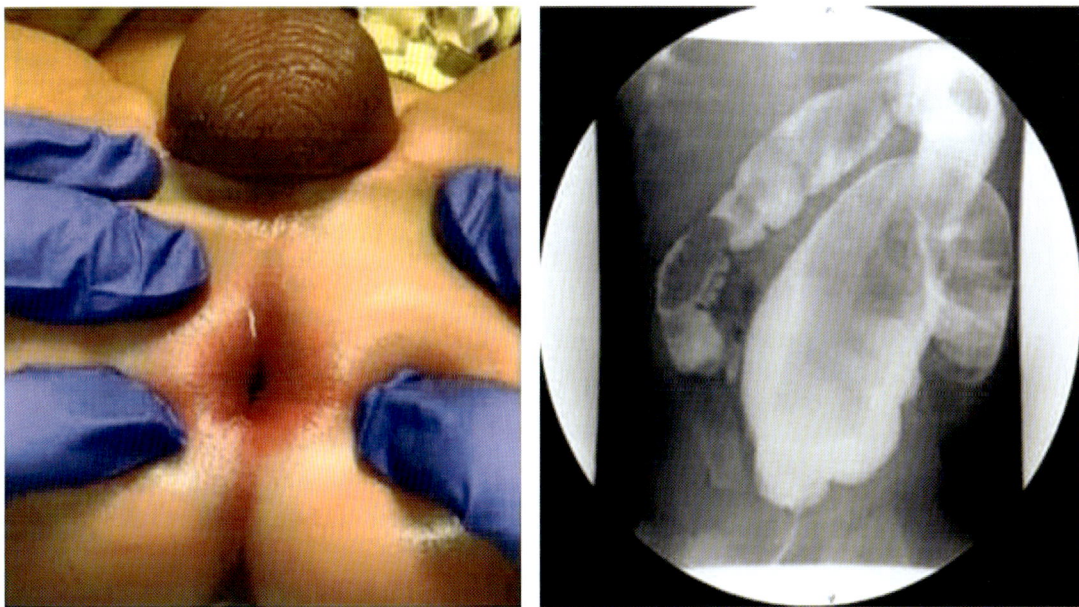

▲ 图 5-1　肛门狭窄

---

① 译者注：Currarino 综合征是指骶骨发育不良、直肠肛门畸形、骶前肿物三者的总称，亦称为 Currarino 三联征。

② 译者注：VACTERL 是 vertebral anomalies,anal atresia, cardiac malformation,tracheoesophageal fistula or esophageal atresia,renal anomalies, limb malformations 的首字母统词。V. 椎骨畸形；A. 肛门闭锁；C. 心脏畸形；TE. 气管食管瘘 / 食管闭锁；R. 肾畸形；L. 肢体畸形。当有 3 个或 3 个以上系统的器官受累时，可诊断该综合征。

该患者需要手术吗？

部分肛门狭窄患者需要治疗，否则伴随着婴幼儿生长，狭窄持续存在会导致越来越严重的肠梗阻问题。

扩张是一种选择吗？

扩肛不是肛门狭窄的永久性治疗方法，只能暂时缓解肛门狭窄，狭窄会很快重新形成。

手术要一期先造口吗？或者肛门成形与造口手术同期进行？

是否需要造口取决于肛门部手术的大小。如果肛门直肠成形术有后矢状切口，可能需要肠造口。如果结肠严重扩张或有其他医学原因需要延迟肛门直肠成形术应先行肠造口术。

如果不做肠造口，术后多久可以进食？

如果只行肛门修复，后方无经骶切口，很快就可以开放饮食。如果有后方经骶切口，需要做肠造口，造口后也可以很快开放饮食。

需要选择怎样的术式？

如果狭窄段比较长（> 3mm），要做肛门狭窄修复术。长段肛管狭窄修复手术通过后矢状入路游离直肠后间隙来扩大肛门。如果狭窄部位很短（≤ 3mm），只需要做横切纵缝肛门直肠成形术。

推荐阅读

［1］ Lawal TA, Reck CA, Wood RJ, Lane VA, Gasior A, Diefenbach K, Levitt MA. A modification of the Heineke–Mikulicz concept applied to the treatment of congenital anal stenosis. *J Laparoendosc Adv Surg Tech & Part B Videoscop. March* 2016.

二、骶前肿物与便秘

5 岁女孩出生后诊断为肛门狭窄，行扩肛治疗。由于持续严重便秘，行乙状结肠切除，术后便秘情况只有轻微缓解。考虑到最初肛门狭窄的诊断，为排除 Currarino 综合征行 MRI 检查，发现之前未注意到的骶前肿物（图 5–2）。直肠指诊可以摸到压迫直肠的肿物，扩肛后肛门不再狭窄。

患者后续该如何治疗？

（1）单纯骶前肿物切除。

（2）骶前肿物切除 + 肛门成形术，扩大肛门。

（3）骶前肿物切除 + 结肠切除。

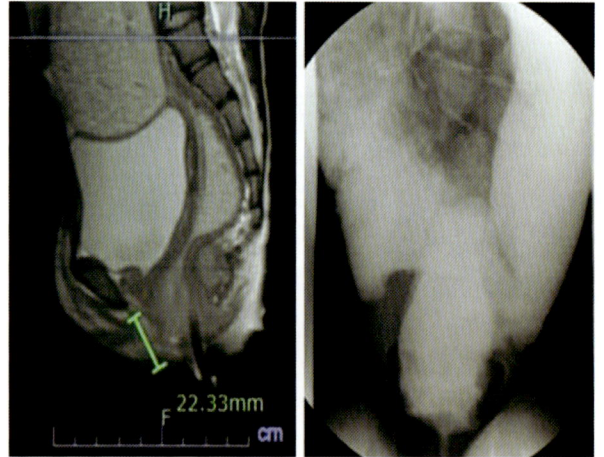

▲ 图 5–2 MRI 检查

（4）骶前肿物切除 + 结肠切除 + 腹壁阑尾造口。

该病例中值得学习的几点如下。

①所有肛门狭窄（包括直肠闭锁）患者，均应评估是否有骶前肿物。

②所有骶前肿物患者均需要通过脊柱 MRI 评估是否包含硬脑膜成分。如果存在，需要神经外科医生一起参与诊治。

③如果证实为 Currarino 综合征，家庭成员需要接受基因检测。

④如果手术，切除骶前肿物是关键，能够缓解多数的便秘症状。

⑤如果肛门狭窄，必须通过保留肛管的技术进行手术（图 5–3）。单纯扩肛也许有效，但一旦停止，会重新狭窄。

⑥骶前肿物切除后，需要给结肠减压。借助腹壁阑尾造口进行结肠顺行灌洗可能是一种有用的辅助手段，有助于结肠恢复正常。

⑦结肠是否能够恢复是关键问题。初次手术时应尽量避免结肠切除，解除远端梗阻后，结肠功能可能有所改善。

⑧如果发现骶前肿物，常常为畸胎瘤。术前应检测甲胎蛋白水平，并在术后随访该指标。

推荐阅读

［1］ Köchling J, et al. The Currarino syndrome-hereditary transmitted syndrome of anorectal, sacral and presacral anomalies. Case report and review of the literature. *Eur J Pediatr Surg.* 1996 April; 6(2): 114–119.

三、直肠闭锁和肛管狭窄的保肛手术

直肠闭锁和肛管狭窄是特殊的肛门直肠畸形，两种情况中肛管都存在，手术时应予以保留。要做到这一点，需要理解以下两个操作（图 5-4）。

在直肠闭锁手术中，沿着后正中线切开肛管，游离远端直肠，然后将远端直肠的肠腔与切开的肛管缝合成环形。最后用缝线重建肛门的环形结构（图 5-4）。

在肛门狭窄手术中，沿后正中线切开肛管，游离远端直肠，将其与切开的半圈肛管和后方的皮肤缝合成环形（图 5-3）。由于肛管狭窄无法操作，肛管后正中切开的步骤必不可少。最终成形的肛门前半圈缝合于齿状线，后半圈肠壁与皮肤吻合。

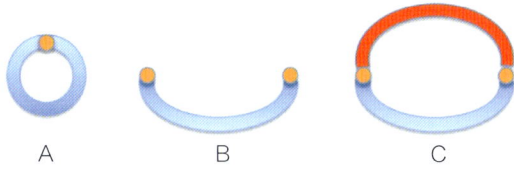

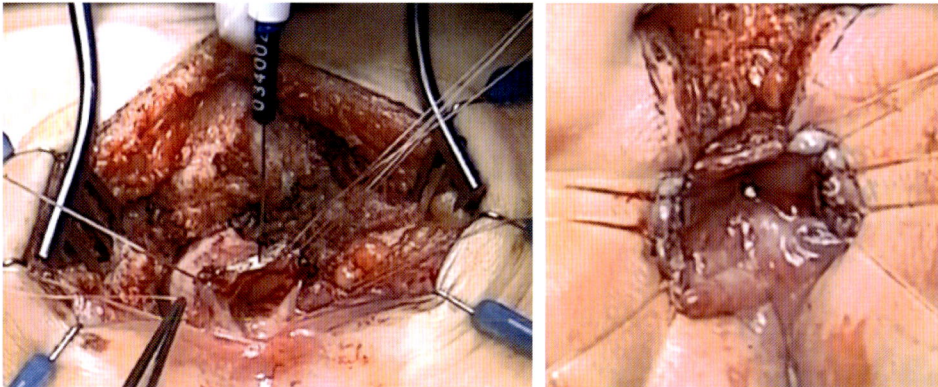

▶ 图 5-3　肛门狭窄的手术策略

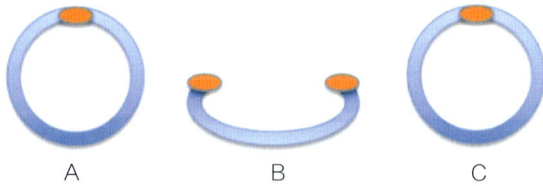

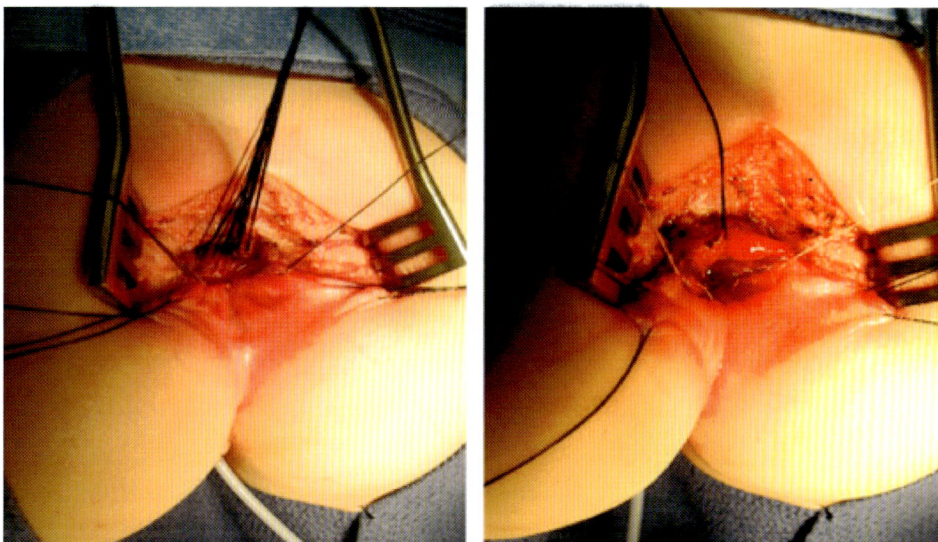

▶ 图 5-4　直肠闭锁的手术策略

推荐阅读

[1] Lane VA, Wood RJ, Reck C, Skerritt C, Levitt MA. Rectal atresia and anal stenosis: The difference in the operative technique for these two distinct congenital anorectal malformations. *Tech Coloproctol*. 2016 Apr; 20(4): 249–254.

四、骶前肿物

患者在正常的肛门后方出现一个新的开口（图 5-5）。

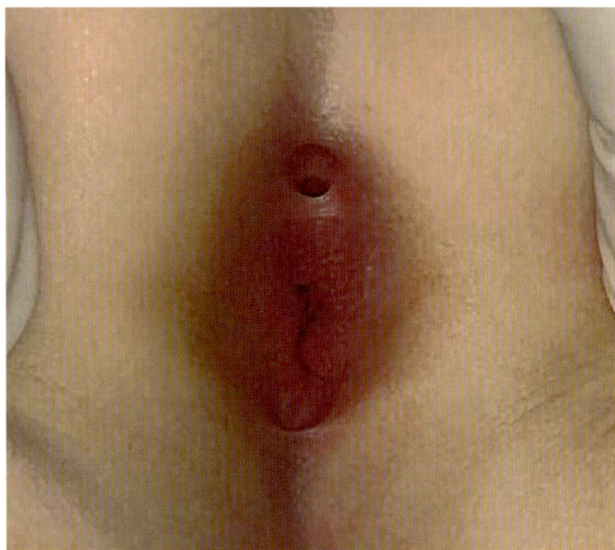

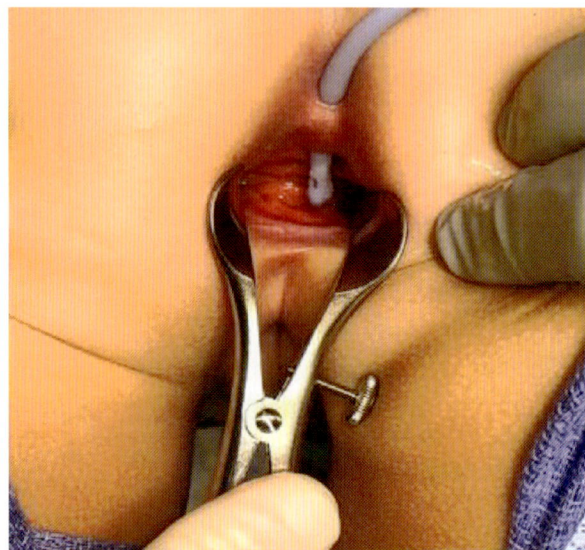

针对这个病例有什么想法呢？

这个病例看起来像是直肠重复畸形，可以通过后矢状入路将其切除。进一步检查（图 5-6）发现患者存在骶骨半椎体，骶前肿物（脑脊髓膜突出），即为 Currarino 综合征病例。

如何进行后续的修复手术？

神经外科医生应尽早介入，评估脑脊髓膜突出如何处理。肛门狭窄或直肠闭锁，或看起来像是直肠重复畸形的病例，均应行盆腔和脊柱 MRI 检查。需要知道骶前肿物是否与硬脑膜有关（比

▲ 图 5-5 正常肛门后方的新开口

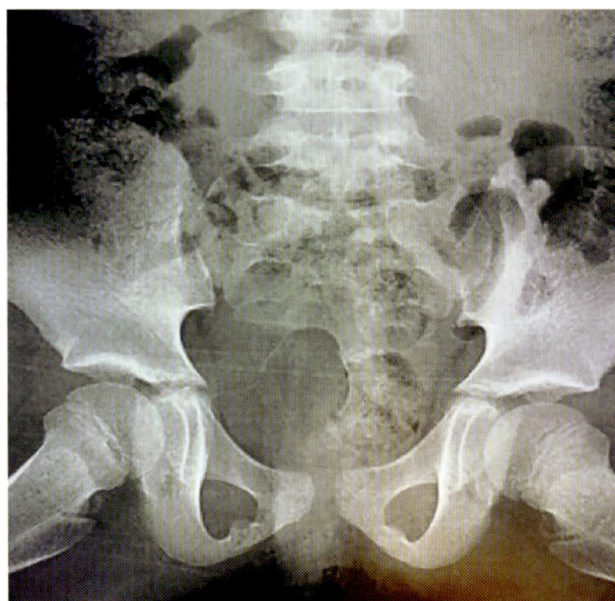

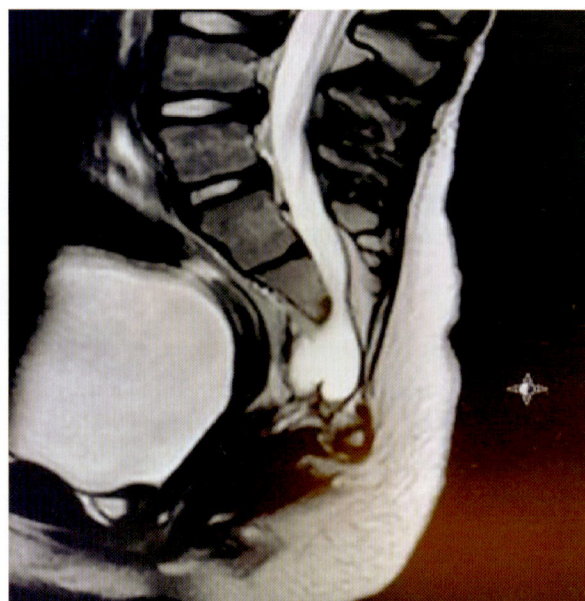

▲ 图 5-6 影像学检查

如，这个病例肿块是否来源于脊髓）。最常见的骶前肿物是畸胎瘤，其中 40% 与硬脑膜相连。应避免在行骶前畸胎瘤切除术中意外发现肿块与硬脑膜相连。

如果该病例诊断为肛门狭窄或直肠闭锁，该如何改变治疗方案呢？

如果该肛门异常情况更复杂，如肛门狭窄或直肠闭锁，建议行结肠造口以减轻肛门直肠成形术后肛门部压力。如果骶前肿物像畸胎瘤一样与神经系统无关，可以在直肠手术时同期切除。如果该肿物为脊柱一部分，相连或源于脊柱，应与神经外科联合手术，切除手术应与结直肠手术分开，以免脑脊液外漏。

第6章　泄殖腔畸形
CLOACA

宋书铮　**译**　傅传刚　**校**

一、泄殖腔畸形伴阴道积液

女性胎儿，产前检查发现有骶前分隔样肿物及双侧肾积水，怀疑患有泄殖腔畸形（图6-1）。

出生时，该患儿显著腹胀伴双侧肾盂积水及阴道积水。

如何治疗阴道积液呢？

（1）间歇性置管引流阴道中积液。

（2）阴道置管造口。

（3）阴道腹壁造口。

通过正常生理通道间歇性引流是一种有效的治疗方法，应当作为首选，而且治疗确实有效。

这时就不需要外科手术（如阴道造口）。重要的一点是让患者家人在超声引导下完成置管，确保他们能够熟练掌握并重复使用这项技能来缓解肾积水。Coudé导管可以用来引流右侧和左侧的阴道积液。这部分患者不需要膀胱造瘘，因为是阴道积液压迫远端输尿管，膀胱造瘘不能解决输尿管梗阻问题。如果置管引流失败，需常规行阴道造口术。如果阴道积液量特别大，可以像膀胱造瘘一样直接与腹壁缝合，或者放置猪尾巴导管行置管造瘘术。采用直的引流管置管会有问题，随着时间的推移，阴道积液从腹前壁消退，直的引流

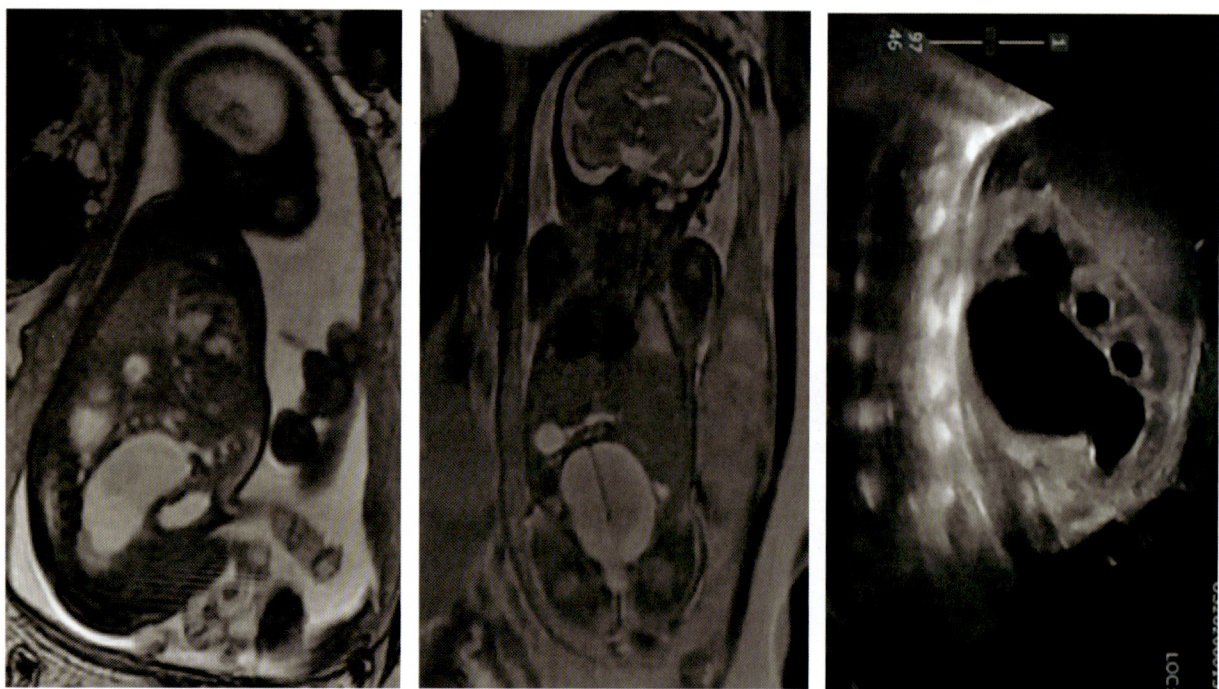

▲ 图6-1　泄殖腔畸形伴阴道积液患儿 **MRI** 检查

管容易脱出。如果采用手术引流，必须打开阴道穹窿并切除一段隔膜，以便左右两侧可以充分引流（图 6-2 和图 6-3）。

继续说之前的病例。在行结肠造口术时，发现远端结肠在非常高的位置进入阴道穹窿，直肠阴道瘘瘘口很容易发现。

基于以上发现，选择哪种造口方式呢？

如果远端结肠从阴道穹窿顶部进入阴道（一种很少见的情况），最好做结肠端式造口，而不是结肠襻式造口。结肠端式造口具有防止感染的作用，如果远端结肠和尿道相通容易造成感染。而且这种造口方式还为将来可能的阴道重建及结肠拖出肛门重建保留所有结肠血管弓。无论如何，这些患者都需要经腹、会阴部联合入路进行重建

手术。未来，造口残端可作为直肠行拖出重建，或作为阴道重建的一部分。该患者结肠造口术后10 天出现肠梗阻，造口无内容物排出。结肠梗阻扩张，超声检查提示腹腔内大量腹水。

腹水的病因是什么？诊治方案是什么？

通过共同通道插入导管排空膀胱后，复查超声，令人惊讶的是，腹水没有了。提示直肠阴道瘘修补部位出现破裂，远端直肠从阴道穹窿分离，尿液从膀胱进入阴道，再进入腹腔。

通过膀胱镜置入 Foley 导尿管，给膀胱减压，阴道裂口愈合。

二、泄殖腔畸形伴非典型盆腔肿物

具有典型泄殖腔畸形外观，产前检查发现巨

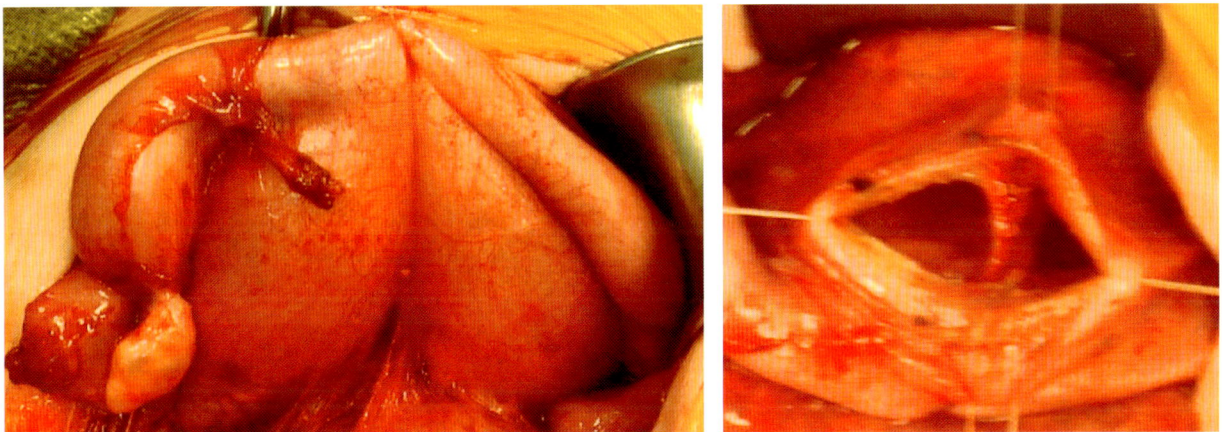

▲ 图 6-2　泄殖腔畸形伴阴道积液患者阴道隔膜的术中照片

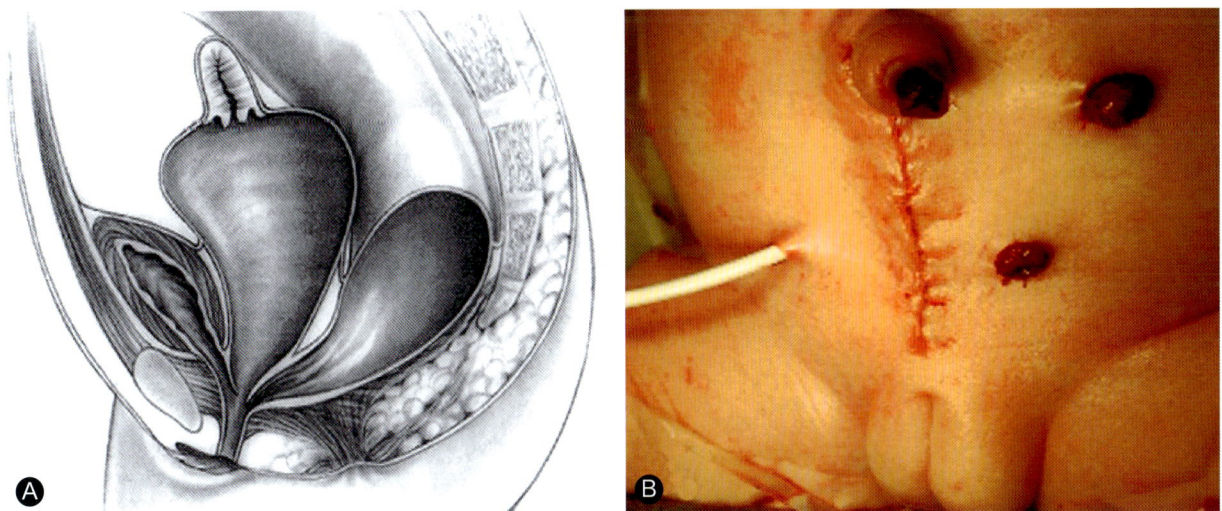

▲ 图 6-3　A. 泄殖腔畸形伴阴道积液的患者；B. 另一例患者，经正中切口开腹，行阴道置管造口及双通道结肠单腔造口术

大腹部肿物的患儿住进新生儿重症监护室。会阴置管引流后包块未缩小。尽管怀疑腹部肿物可能是阴道积液，超声检查无法明确肿块性质。令人困惑的是，没有发现肾积水。患儿被送进手术室准备行结肠造口和阴道积液引流。但术中发现，乙状结肠严重扩张，充满尿液和胎粪（图6-4），无阴道积液。经共同通路插管并不困难。直肠远端终止于两个半阴道之间的穹窿处，伴有双角状子宫。

如何处理呢？

这里的关键问题是为什么没有阴道积液。如果阴道积液达到需要引流的程度，一定会同时伴有肾积水。有趣的是，在这一例患者中，尿液进入到乙状结肠，而不是像典型病例那样通过共同通道进入阴道并导致阴道积液。我们通过结肠造口来减压并灌洗扩张严重的乙状结肠。

除了导尿管外，还需要其他方式的尿液引流吗？

因为可以通过共同通道导尿，我们在膀胱内置入 Foley 导尿管，让膀胱自行排空，或尿路不通畅时通过导管引流。

选择何种类型的造口？

我们选择结肠造口，由于远端直肠容易引起尿液的回流，使尿液到达阴道穹窿顶部，需要对这些畸形解剖结构进行分离。所以我们关闭了直肠阴道瘘瘘口，采用端式结肠造口，为将来的直肠肛门成形术做准备。

扩张的直肠乙状结肠该如何处理？

鉴于乙状结肠扩张严重，我们决定对其进行减压，而不是直接切除，因为这一部分结肠也许可以用于将来的阴道重建。

三、泄殖腔畸形患者膀胱镜下行膀胱置管引流

在膀胱镜引导下通过共同通道和尿道将导丝置入膀胱。然后再沿导丝置入头端开孔的导尿管。如果没有头端开孔的导尿管，Foley 导尿管经过小改进也可以使用。首先，准备一根大号静脉留置针，从 Foley 导尿管的侧孔置入，从末端穿出，形成一个开孔。然后将导丝穿入留置针，再

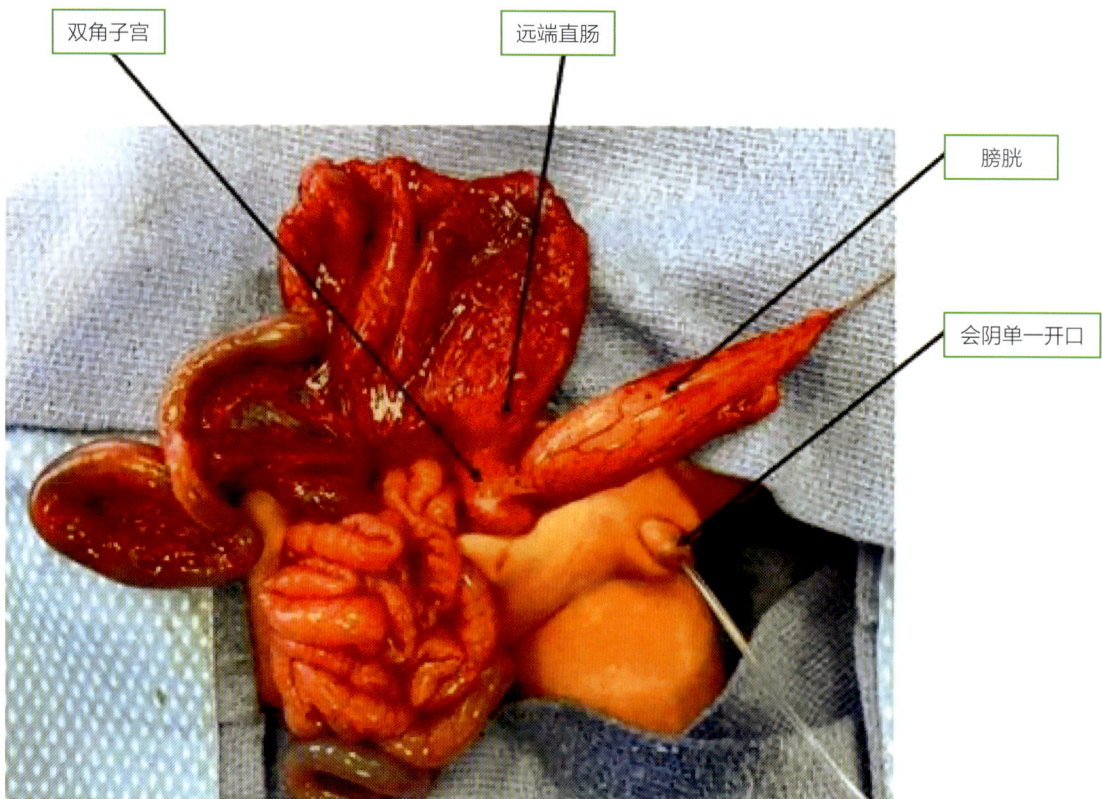

▲ 图 6-4　术中照片

拔出留置针，将导丝留在导尿管中。缓慢退出导丝，将其退入侧孔中，再推入导丝从导尿管末端穿出。然后就可以在膀胱镜引导下置入 Foley 导尿管（图 6-5）。

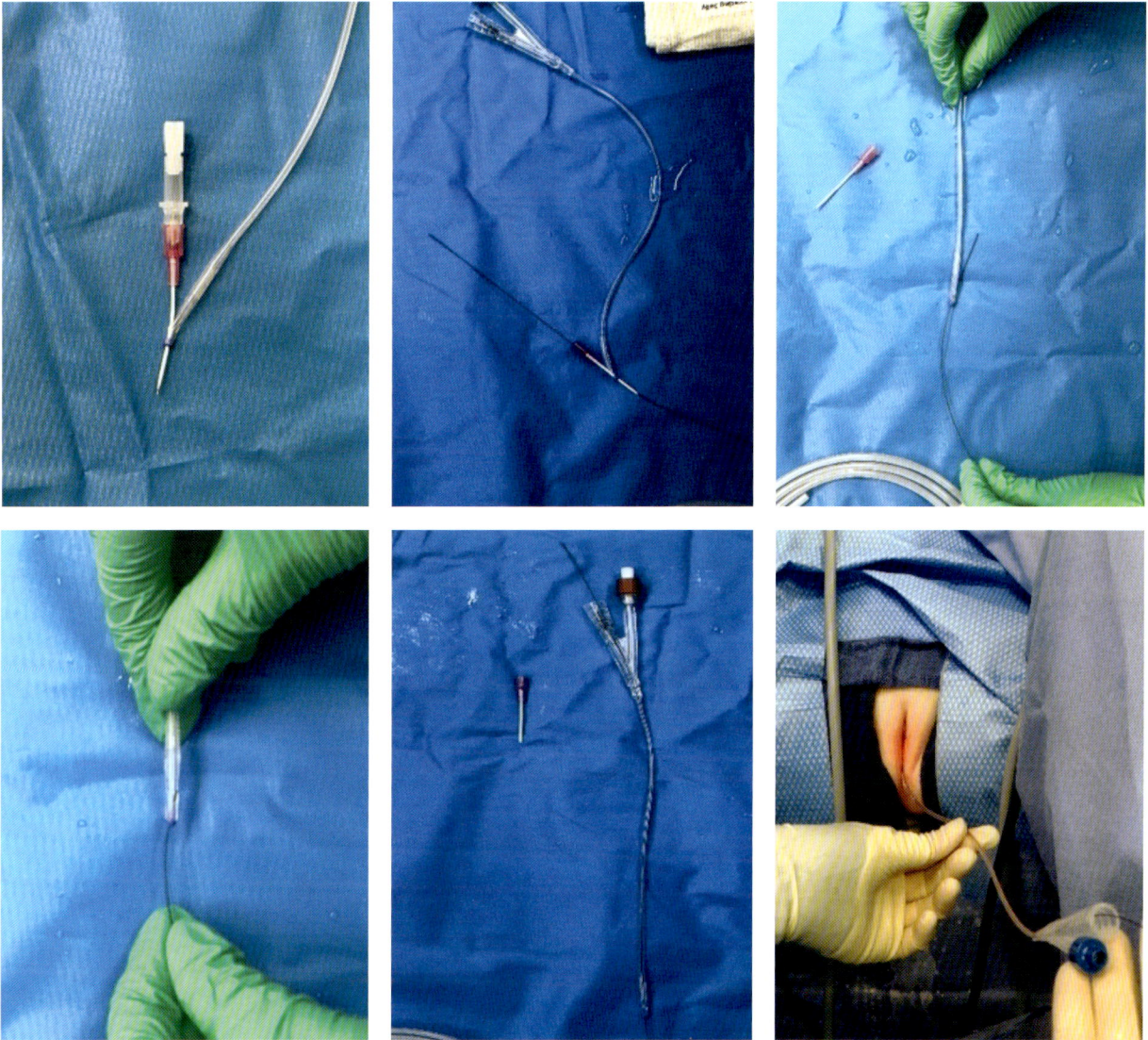

▲ 图 6-5 膀胱镜引导下将导丝置入膀胱

第7章 后矢状入路肛门直肠成形术切口的术后护理

POSTOPERATIVE CARE OF A PSARP INCISION

江期鑫 **译** 傅传刚 **校**

一、活动护理

后矢状入路肛门直肠成形术后，伤口需要得到精心护理以达到最佳愈合效果，预防任何可能对会阴区域有挤压的活动，要充分考虑到患儿的年龄和该年龄段的活动特点，婴儿不应放在照看者的髋部、胸部和背部的背带上，或骑跨在活动室的弹跳座椅上（图 7-1）。

移走家里带有尖角的玩具，避免患儿意外摔倒坐在上面。针对年龄较大的孩子，术后应该避免骑跨活动，如骑自行车或骑马，这些活动均会增加会阴区（手术区域）受力。作为预防措施，我们常规让需要尿布年龄的患儿术后使用 1 个月的两层尿布，以增加会阴手术区域的保护。

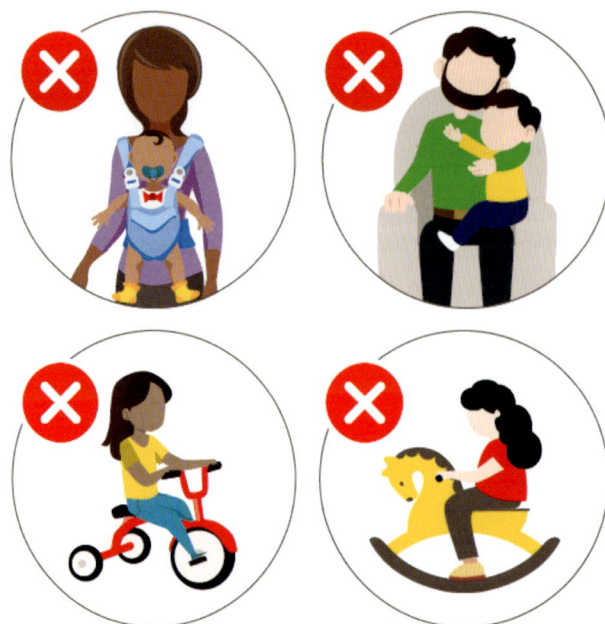

结直肠手术患者
禁止骑跨动作警告！！
在照看或玩耍时不要分开患儿的双腿

▲ 图 7-1 后矢状入路肛门直肠成形术术后活动注意事项

二、切口护理

清洁切口时，避免在浴缸浸泡，防止可吸收缝线溶解，切口分离。如果患儿年龄足够大，可以适当淋浴洗澡，使用浸湿的纱布或软布轻轻擦拭清洁切口，也可以用冲洗瓶、注射器或手持浴缸喷头喷水清洁切口。不要摩擦切口。如果切口周围的皮肤破损，尽可能让其保持干燥。

三、皮肤护理

避免将任何婴儿尿布霜直接涂抹在后矢状入路肛门直肠成形术切口上，但可用于预防切口周围皮肤破损。如果使用抗菌软膏，确保教会家长适度使用该软膏，且持续时间不能太长。这将有助于防止因切口缝合线的过度湿润和溶解，而导致的后矢状入路肛门直肠成形术切口的分离。此外，家长和护士在日常检查时应注意避免过度分开臀部和阴唇。长时间分开检查会增加切口张力，增加裂开的机会。

四、导尿管护理

如果患者需要留置 Foley 导尿管一段时间，务必按照医院护理要求教会父母进行适当的导尿管护理。护理指南应包括保证 Foley 导尿管清洁及通畅。使用双层尿布将尿液通过导尿管引流到外层尿布中，可保持患者局部干燥，并最大限度地降低意外拉扯导尿管的风险。

五、疼痛管理

由于后矢状入路肛门直肠成形术切口位于人体中线，术后疼痛往往都在可忍受范围内，只有轻微的不适。尽管如此，手术开始时也需要考虑疼痛和舒适方面的问题。患者术后通常只需要几天的静脉镇痛，并且可以快速过渡到口服药镇痛。出院时，通常只需要非常轻微的疼痛控制。如果后矢状入路肛门直肠成形术伴有腹部入路切口，镇痛可能需要覆盖更大范围。

第8章 罕见病例
RARE CASES

江期鑫　**译**　傅传刚　**校**

一、先天性肛门直肠畸形伴罕见的泌尿系统畸形

先天性肛门直肠畸形（anorectal malformation，ARM）的新生儿如图 8-1 所示。

这是什么泌尿系统畸形？

这是一例非常罕见的伴有先天性无阴茎的肛门闭锁病例。

早期如何处理？

患者应接受常规的 VACTERL 筛查和 Y 染色体检查。在新生儿时期，需要进行结肠造口和尿液分流（耻骨上方膀胱穿刺置管或膀胱造瘘）。

患者未来的重建需求是什么？

在接下来的几个月里，结肠造影确定直肠远端解剖结构后，行后矢状入路肛门直肠成形术，然后进行结肠造口还纳术。新阴茎的重建将在遥远的未来进行，为此泌尿系统的重建可能还包括新阴茎成形术、尿道成形术、假体植入物和阑尾膀胱改道手术（Mitrofanoff 术）。

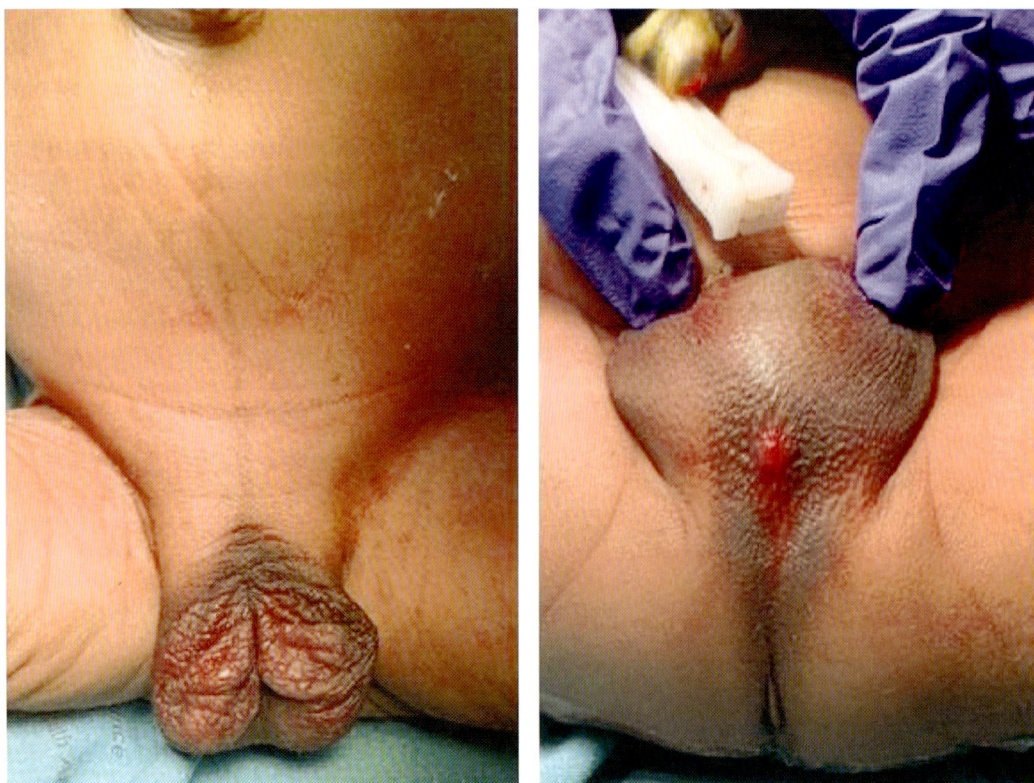

▲ 图 8-1　伴有罕见泌尿系统畸形的先天性肛门直肠畸形

推荐阅读

［1］Gabler T, Charlton R, Loveland J, Mapunda E. Aphallia: A review to standardize management. *Pediatr Surg Int*. 2018 Aug; 34(8): 813–821.

二、罕见的结肠三重复肛门直肠畸形

出生时患有肛门直肠畸形的男婴行结肠造口

和黏液瘘构建手术，乙状结肠横断时，发现其近端结肠有 3 个管腔，而远端结肠有 2 个管腔。患儿目前 8 月龄，腹部有 1 个近端的三腔结肠造口和 1 个脱垂的黏液瘘（图 8-2）。

通过高分辨率高对比度 CT 和 3D 成像技术检查提示（图 8-3），黏液瘘的 2 个管腔，一个是盲端，而另一个流向膀胱后壁。结肠造口有 3 个管腔，在横结肠之前过渡到双腔，并延续到盲肠。

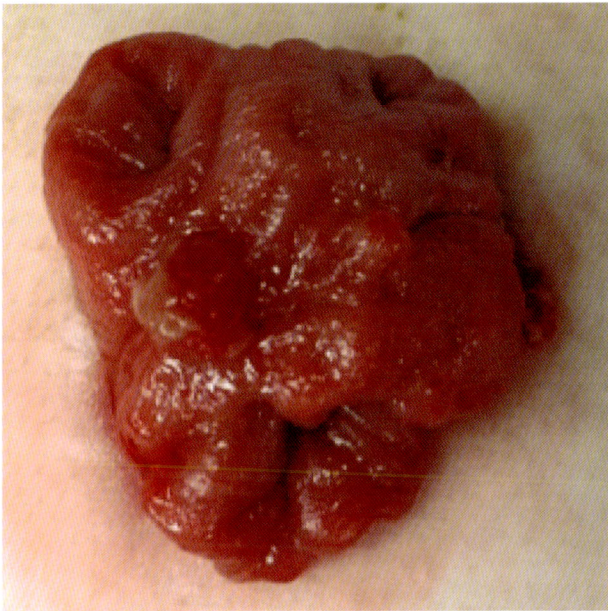

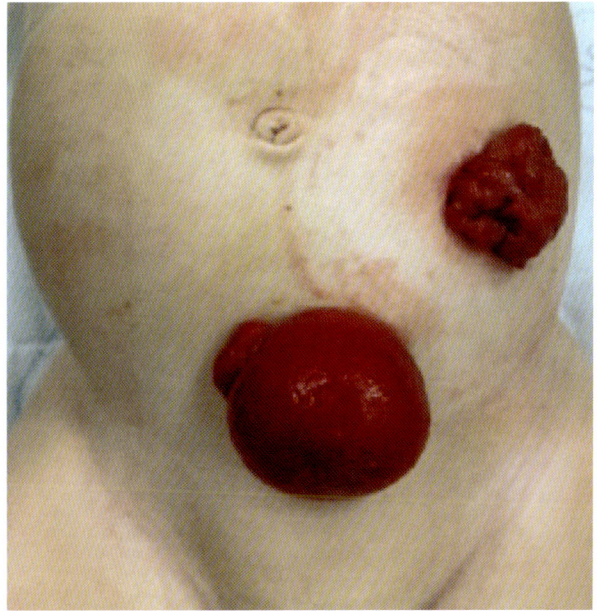

▲ 图 8-2　3 个近端肠腔和 1 个脱垂的双腔黏液瘘

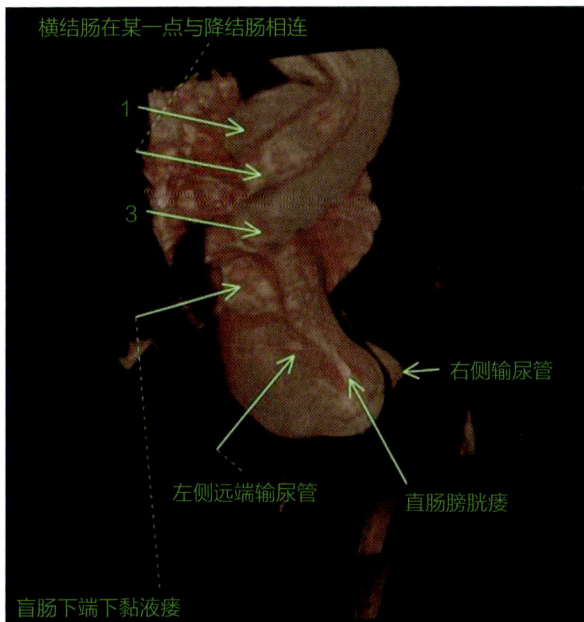

▲ 图 8-3　3D 成像

术中还发现了回肠和融合阑尾重复畸形（图 8-4）

将升结肠和降结肠进行腔内切割吻合使之形成单腔统一通道，利于未来肠道管理，将来可行腹壁阑尾造口顺行灌洗。患儿行后矢状入路肛门直肠成形术，分离直肠膀胱瘘，合并 2 个远端直肠腔，闭合结肠造口，切除重复回肠，并行回肠造口转流术（图 8-5）。

学习要点如下。

（1）早期的分流手术是正确的做法。

（2）在重建时，创建一个与尿道不连通的单独远端直肠至关重要。

（3）对未来进行规划，考虑到该患者可能需要顺行灌洗，单一腔道是通过腹壁阑尾造口手术行顺行灌洗的关键。因此，在结肠的起始和终结处创建了一个共同通道。

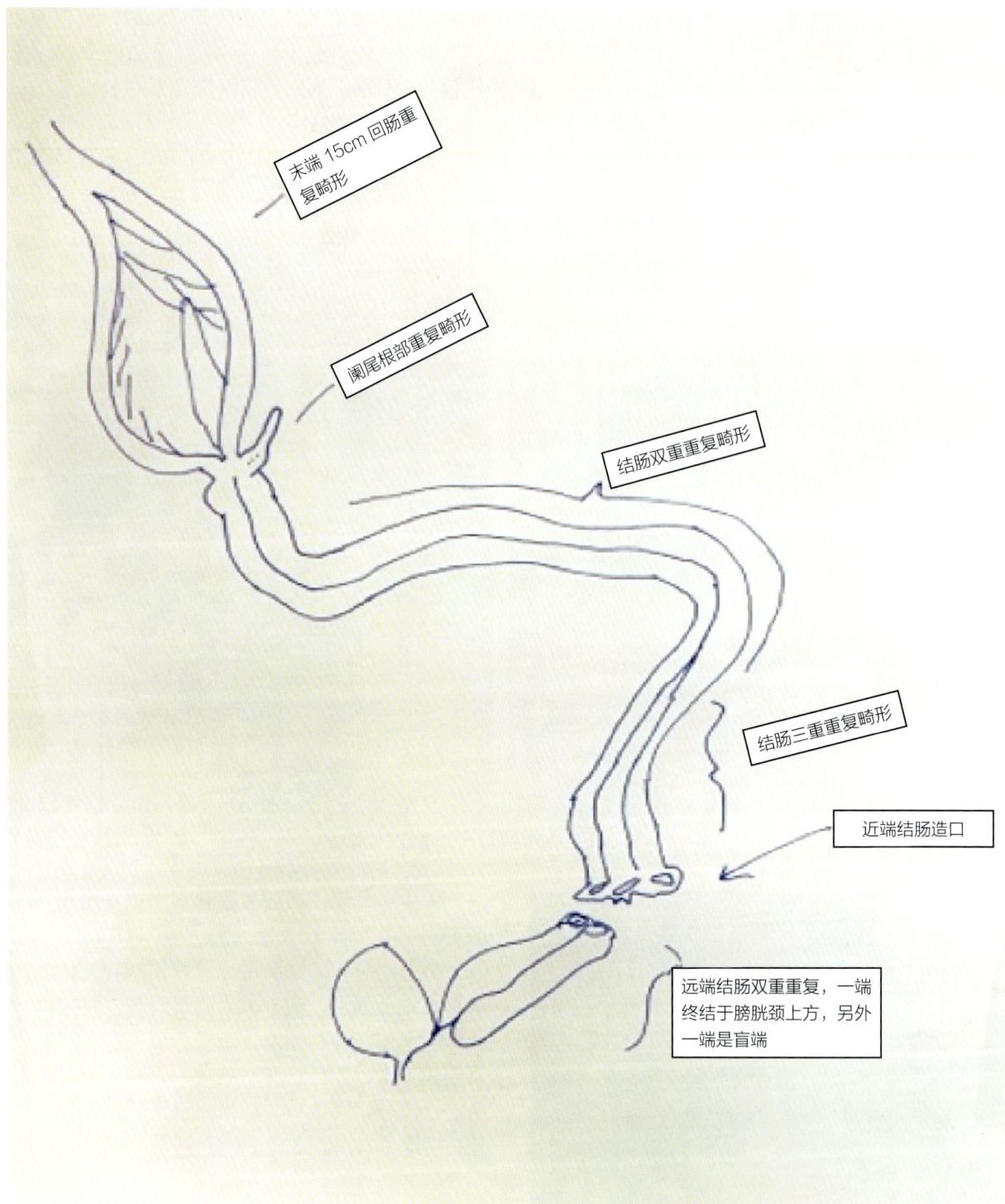

末端 15cm 回肠重复畸形

阑尾根部重复畸形

结肠双重重复畸形

结肠三重重复畸形

近端结肠造口

远端结肠双重重复，一端终结于膀胱颈上方，另外一端是盲端

▲ 图 8-4　术中所见

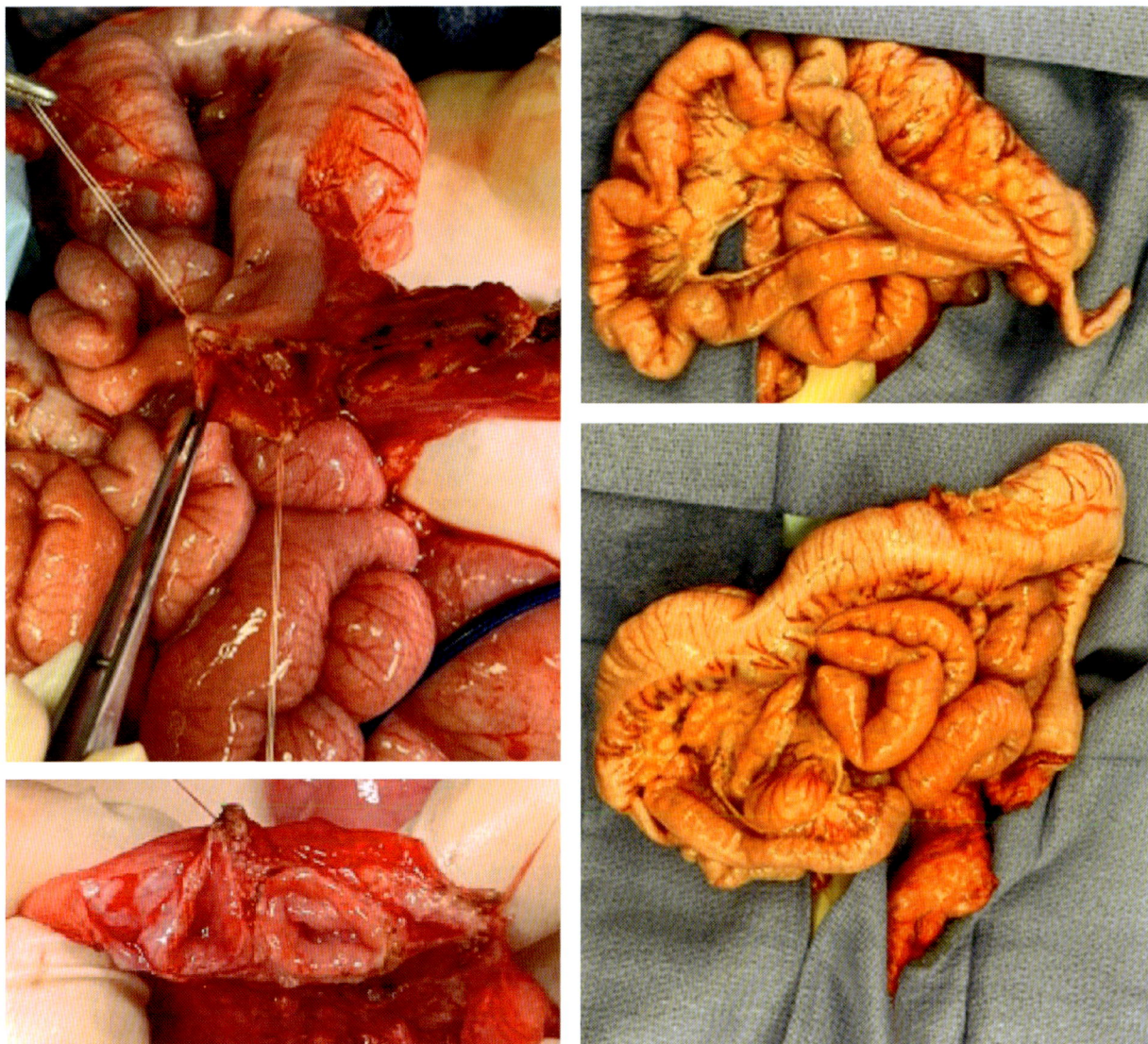

▲ 图 8-5　术中所见

推荐阅读

［1］ McKenna E, Ho C, Badillo A, Villalona G, Levitt M. A rare case of colonic triplication with associated imperforate anus in a newborn male. *European J Pediatr Surg Rep.* [In Press]

三、泄殖腔外翻伴巨大脐膨出

出生时体重 1.7kg 的 32 周早产儿患有泄殖腔外翻症，住在新生儿重症监护病房，有一个包含肝脏的巨大脐膨出（图 8-6）。

如何处理？

孩子的出生体重很轻，与脐膨出的大小相比较小。建议在脐膨出部分使用磺胺嘧啶银局部涂抹，在泄殖腔外翻部分使用水凝胶敷料，等待患者长大后再进行手术修复。 粪便和尿液可以恰好漏到会阴部，无须改道即可进行处理。

在 3 月龄之前，通过鼻胃管进食，粪便从盲肠排出，尿液从膀胱瓣排空。

什么时候决定进行外科手术？ 做什么手术？

待患儿体重达到 3.7kg，脐膨出囊完全上皮化。由于脐膨出较大，腹壁无法闭合。盲肠和远端回肠保留在膀胱瓣之间。

盲肠和远端回肠不做处理通常不会引起酸中毒，并且可以使膀胱自动增大。这种策略对未来的重建很有用，可以在闭合膀胱颈和腹壁时形成

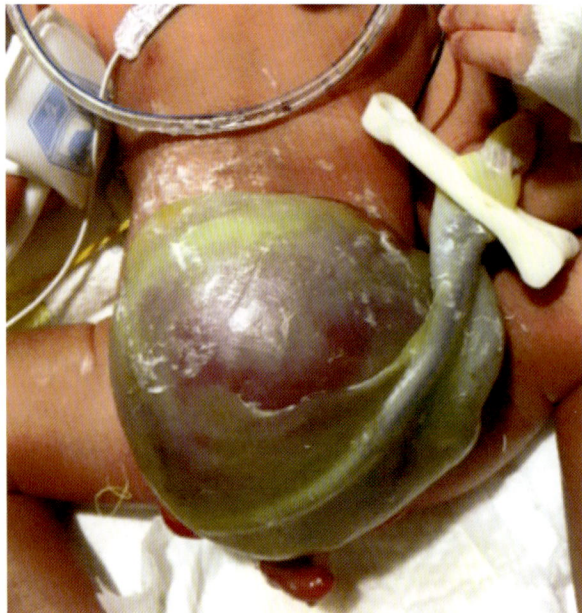

▲ 图 8-6　巨大脐膨出

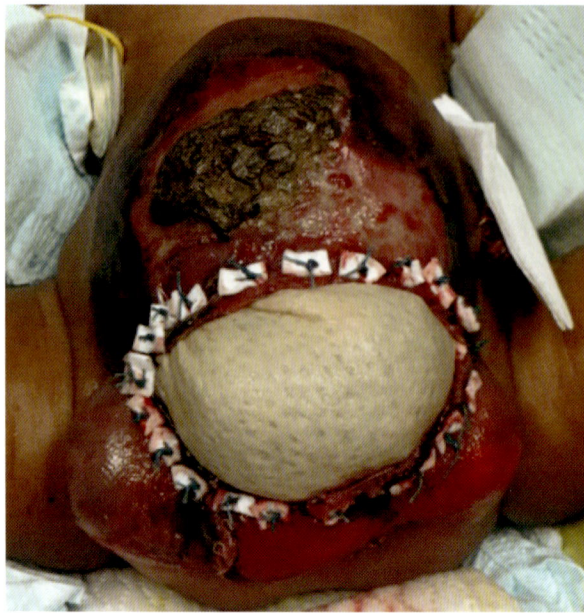

▲ 图 8-7　手术结束时的腹壁

更大的膀胱，避免传统的盲肠分离和管状化。为将来的结肠拖出做好准备，远端回肠和直肠之间的吻合比盲肠管状化更容易进行，远端直肠可做成端式造口。

　　术后腹部伤口愈合（图 8-7）。患儿 16 月龄时，可以进行脐膨出和膀胱外翻闭合术。未来，如果患者能够排出固体粪便，可考虑结肠拖出式手术。

推荐阅读

［1］　Smith CA, Avansino JR, Merguerian P, Lane V, Levitt MA. A novel surgical approach for the management of cloacal exstrophy with a giant omphalocele. *European J Pediatr Surg Rep*. 2021 Jan; 9(1): e41–e45.

第9章　先天性肛门直肠畸形的误区
ANORECTAL MALFORMATION MYTHS

张园园　**译**　傅传刚　**校**

一、误区：共同通道长度决定了泄殖腔重建的方法

以前，泄殖腔畸形患者的共同通道长度决定了用于泄殖腔修复重建手术的类型，如泌尿生殖窦整体游离拖出术（total urogenital mobilization，TUM）或泌尿生殖道（urogenital，UG）分离术（图9-1）。然而，现在很清楚的是，尿道的长度也是一个关键因素。

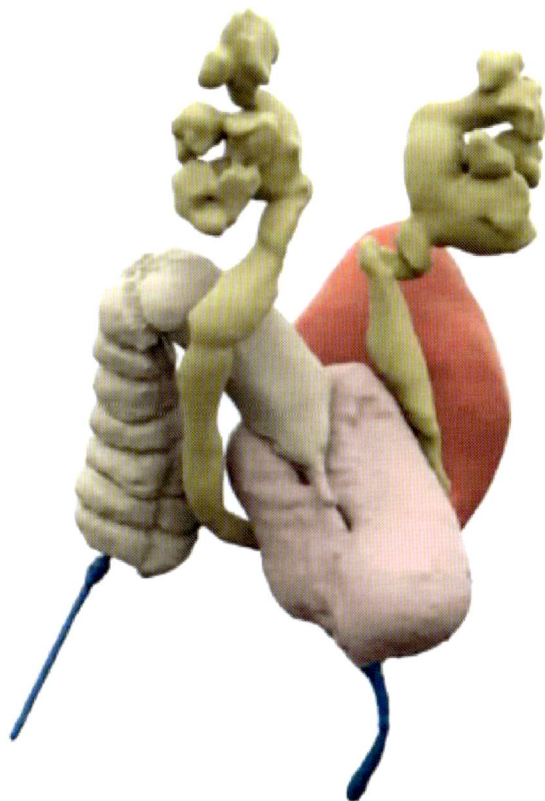

▲ 图 9-1　进行泄殖腔畸形重建的评估

详细了解泄殖腔畸形的解剖结构对于成功进行修复手术至关重要。除了常见的共同通道长度外，还有许多因素需要考虑，在解剖评估之后有一个系统的方案是至关重要的。

内镜检查、泄殖腔造影和结肠造口影像学和术中检查后，手术团队应了解以下内容。

1. 共同通道长度。

2. 尿道长度。

3. 阴道解剖，有时是上生殖道解剖。

4. 直肠瘘管位置。

5. 直肠的真正位置及其相对于泄殖腔的位置关系。

这些信息有助于预测、设计和执行安全且最佳的手术策略，包括涉及泌尿生殖窦整体游离拖出术或泌尿生殖道分离的泄殖腔重建等。

泄殖腔畸形重建路线图（图9-2）在手术计划中不仅考虑了共同通道还有尿道长度。尿道短，小于1.5cm时，不应进行游离，避免将膀胱颈下拉至泌尿生殖膈以下导致尿失禁。

041

泄殖腔畸形

↓

膀胱阴道镜进行泄殖腔的 3D 重建

共同通道＜ 1cm | 共同通道 1～3cm（低位） | 共同通道 3～5cm（中位） | 共同通道＞ 5cm（高位）

1 型泄殖腔畸形
- 尿道保留
- 阴道成形术或阴道内成形术
- 后矢状入路肛门直肠成形术

尿道＜ 1.5cm
- 泌尿生殖道分离
- 小肠黏膜下层
- 坐骨直肠脂肪垫
- 尽可能放置圆形支架
- 后矢状入路肛门直肠成形术

尿道＞ 1.5cm
- 泌尿生殖道整体分离术
- 后矢状入路肛门直肠成形术

尿道＜ 1.5cm 和（或）尿道无法达到会阴
- 泌尿生殖道分离
- 小肠黏膜下层
- 坐骨直肠脂肪垫
- 尽可能放置圆形支架
- 尽可能阴道成形或者替代
- 后矢状入路肛门直肠成形术

尿道＞ 1.5cm 和（或）尿道可达到会阴
- 泌尿生殖道整体分离术
- 泌尿生殖道整体分离术可能需要完全经腹手术
- 后矢状入路肛门直肠成形术

经腹入路
- 泌尿生殖道分离
- 小肠黏膜下层
- 圆形支架
- 游离延展阴道
- 尽可能阴道成形或替代
- 后矢状入路肛门直肠成形术

重建时需切除阴道隔

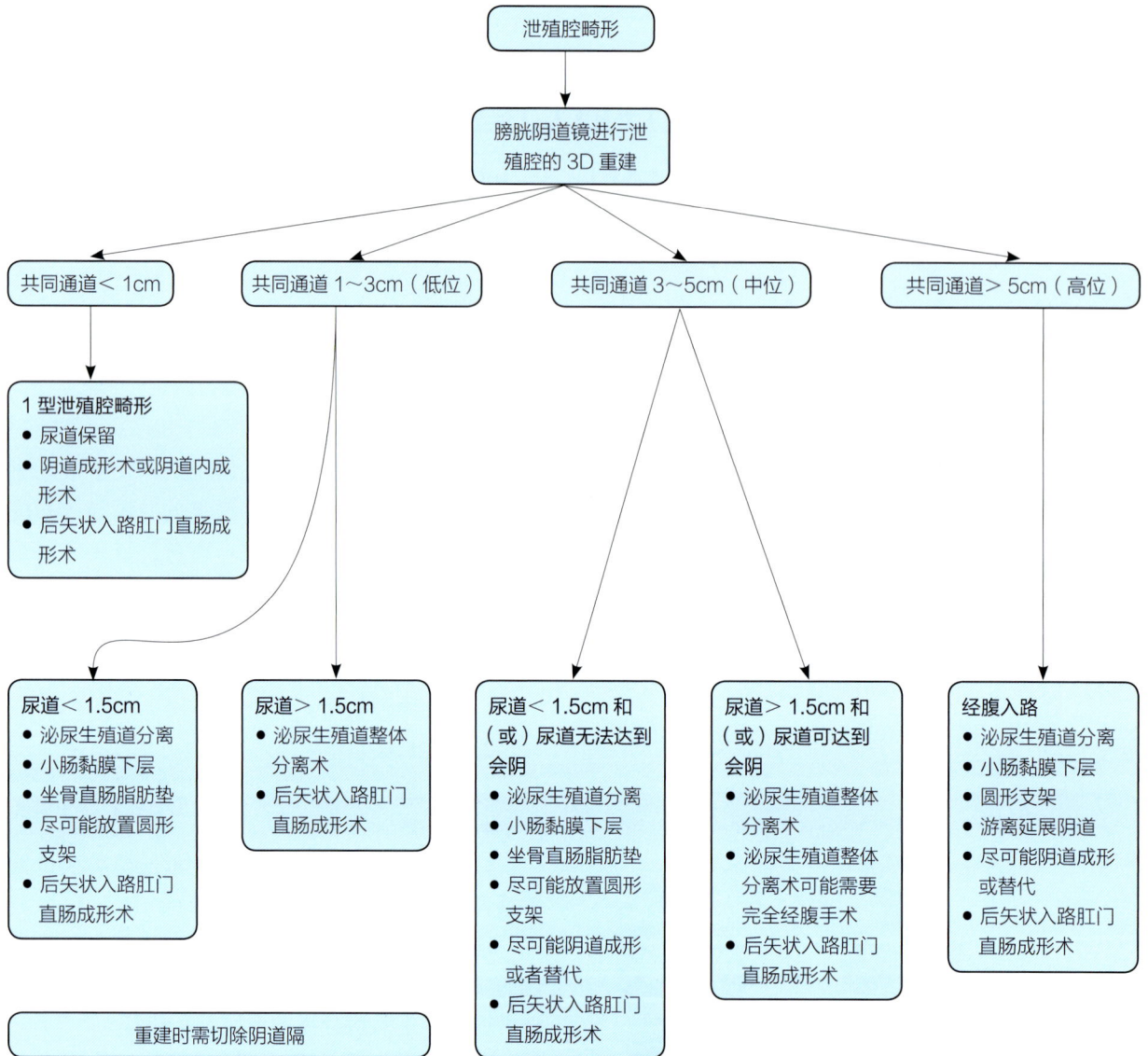

▲ **图 9-2** 泄殖腔畸形重建路线图
引自 Wood RJ et al., 2017

推荐阅读

［1］ Halleran DR, Smith CA, Fuller MK, Durhm MM, Dickie B, Avansino JR, Tirrell TF, Vandewalle R, Reeder R, Drake KR, Bates DG, Rollins MD, Levitt MA, Wood RJ, Pediatric Colorectal and Pelvic Learning Consortium. Measure twice and cut once: Comparing endoscopy and 3D cloacagram for the common channel and urethral measurements in patients with cloacal malformations. *J Pediatr Surg.* 2020 Feb; 55(2): 257–260.

［2］ Halleran DR, Thompson B, Fuchs M, Vilanova-Sanchez A, Rentea RM, Bates DG, McCracken K, Hewitt G, Ching C, DaJusta D, Levitt MA, Wood RJ. Urethral length in female infants and its relevance in the repair of cloaca. *J Pediatr Surg.* 2019 Feb; 54(2): 303–306.

［3］ Reck-Burneo CA, Lane V, Bates DG, Hogan M, Thompson B, Gasior A, Weaver L, Dingemans AJM, Maloof T, Hoover E, Gagnon R, Wood R, Levit M. The use of rotational fluoroscopy and 3-D reconstruction in the diagnosis and surgical planning for complex cloacal malformations. *J Pediatr Surg.* 2019 Aug; 54(8): 1590–1594.

［4］ Skerritt C, Wood RJ, Jayanthi VR, Levitt MA, Ching CB, DaJusta DG, Fuchs ME. Does a standardized operative approach in cloacal reconstruction allow for preservation of a patent urethra? *J Pediatr Surg*. 2021 Jan 14; S0022-3468(21): 00031-2.

［5］ Wood RJ, Reck-Burneo CA, Dajusta D, Ching C, Jayanthi R, Bates DG, Fuchs ME, McCracken K, Hewitt G, Levitt MA. Cloaca reconstruction: A new algorithm that considers the role of urethral length in determining surgical planning. *J Pediatr Surg*. 2017 Oct 12; S0022-3468(17): 30644-9.

［6］ Wood, Richard J., et al. Organizing the care of a patient with a cloacal malformation: Key steps and decision making for pre-, intra-, and post-operative repair. *Semin Pediatr Surg*. 2020 Dec; 9(6).

二、误区：泄殖腔外翻意味着永久性造口

此前认为，对于出生时泄殖腔外翻的儿童，骨盆和骶骨解剖结构基本正常，括约肌结构也正常，是拖出式手术的必要条件（图 9-3）。但现在拖出式手术适应证范围已经扩大，包括通过造口成功进行肠道管理，这取决于患者形成固体粪便的能力。

拖出式手术的适应证包括能够形成固体粪便（即有足够的结肠），适度的骨盆神经肌肉发育，并遵守肠道管理计划（bowel management program，BMP）。通过便秘食谱、止泻药、膨胀剂和每日通过造口灌肠的肠道管理能够评估形成固体粪便的能力。

通过造口进行肠道管理的患者可以行拖出式手术，许多患者可以保持清洁。关键因素是形成固体粪便的能力，以及通过顺行灌洗每天顺利排便一次。否则，患者最好使用造口。为了最大限度发挥拖出式手术的潜力，使用所有可用的大肠进行初始结肠造口术，避免使用结肠进行泌尿或生殖器重建（盲肠除外）至关重要。尽管大多数患者的肠道控制预后不佳，但能通过顺行灌洗排便管理保持肠道清洁。

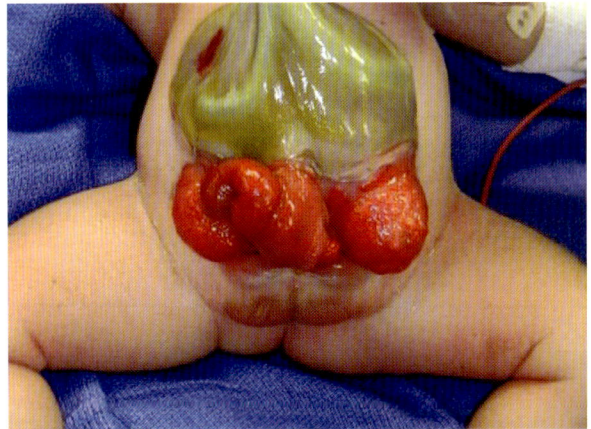

▲ 图 9-3　泄殖腔外翻

第二篇

先天性巨结肠

HIRSCHSPRUNG DISEASE

第 10 章 诊 断

DIAGNOSIS

张园园　译　傅传刚　校

一、直肠抽吸活检

1969 年，澳大利亚墨尔本的 Helen Noblett 发明了抽吸式直肠活检枪，这是一个巧妙的设备，可以进行直肠活检，用于诊断先天性巨结肠（Hirschsprung disease，HD）（图 10-1）。

将该装置插入肛门，从后方和侧方获取 2～3 个组织标本（图 10-2）。重要的是活检不要取得太高（> 3cm），否则会错过神经节细胞缺乏症，但也不能太低，因为所有患者的肛管都无神经节细胞。术后出血罕见，如果发生可用手指按压骶骨的指检方法止血，也可插入由 Surgicel™（氧化再生纤维素）制作的止血棉纱或者填塞物控制毛细血管、静脉和小动脉出血。

二、开放式直肠全层活检

对于年龄较大、既往做过拖出式手术或既往经直肠抽吸活检不足的患者，可行开放式直肠全层活检。检查期间，医生需识别齿状线并选择在哪里进行活检，这对拟再次手术的病例尤其有用，必须确认之前的吻合部位，并在其附近进行活检。

放置 lone star 拉钩，获得齿状线和肛管的良好显露（图 10-3）。

通过肛管放入一块 4×4 的纱布，避免手术过程中粪便溢出，纱布充当"结直肠塞"的作用。用缝合线和夹子标记纱布塞，以便在手术结束时记得将其取出（图 10-4）。

缝合两根牵引缝线，一根在计划活检部位的近端，将针头留在原位，另一根在计划活检部位的远端。近端缝线用于缝合活检形成的缺损。远端缝线向下拉，显露活检部位的结肠黏膜。活检使用肌腱切开剪刀，比较锋利并且有助于进行足够的包括黏膜和黏膜下层的活检（图 10-5）。然后，

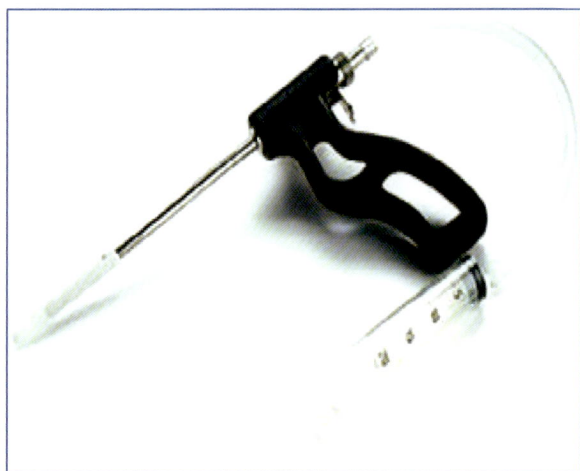

▲ 图 10-1　直肠活检器械

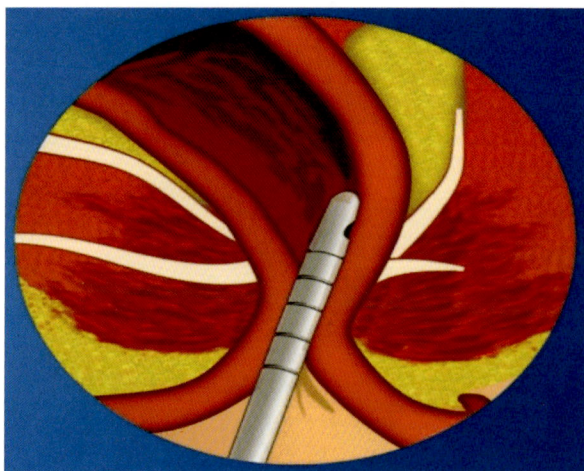

▲ 图 10-2　直肠抽吸活检技术

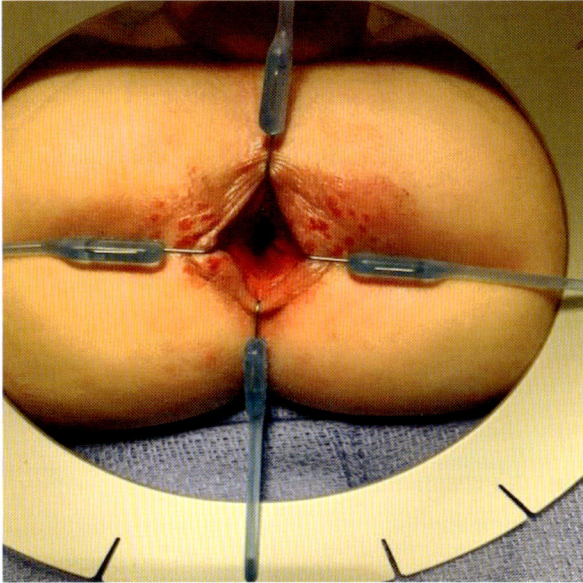

▲ 图 10-3　显露肛管以获得开放活检

用近端缝线缝合缺损。取下 lone star 拉钩和纱布之前，检查出血情况。

三、没有神经节细胞和肥大神经丛：是先天性巨结肠吗

明确先天性巨结肠诊断，必须有组织学上神经节细胞的缺失和在 100 个活组织切片中存在肥大神经（＞40μm）。

当病理学家报告没有神经节细胞和没有肥大神经时，意味着什么？

病理学家报告没有神经节细胞和没有肥大的神经，意味着活检部位可能太低。一定要记住，肛管存在一个生理性无神经节细胞节段。1968 年，*Journal of Pediatric Surgery* 首次报道了这一现象。图 10-6 显示了论文中的一幅原始插图。

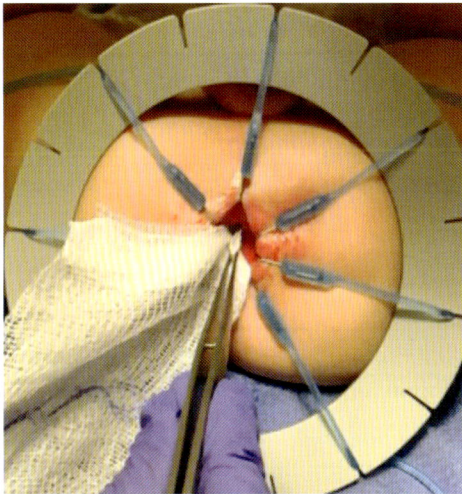

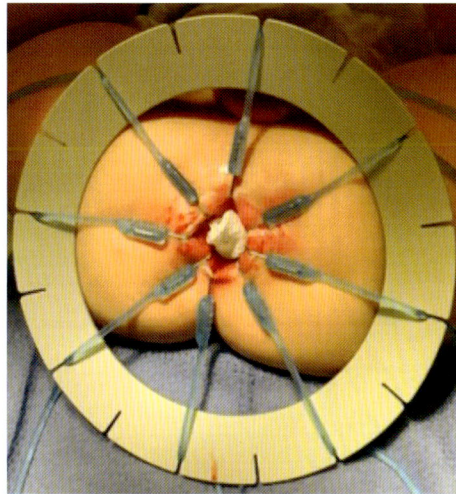

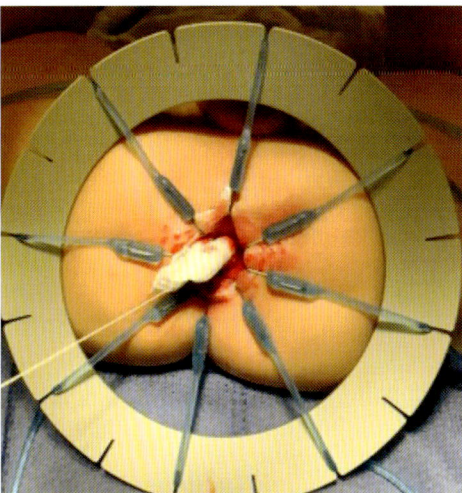

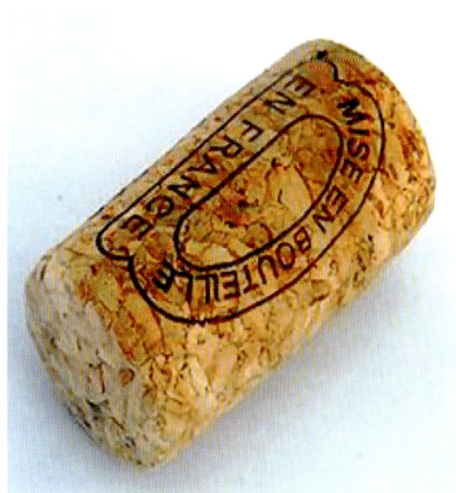

◀ 图 10-4　放置结直肠塞（纱布）可防止活检过程中粪便溢出

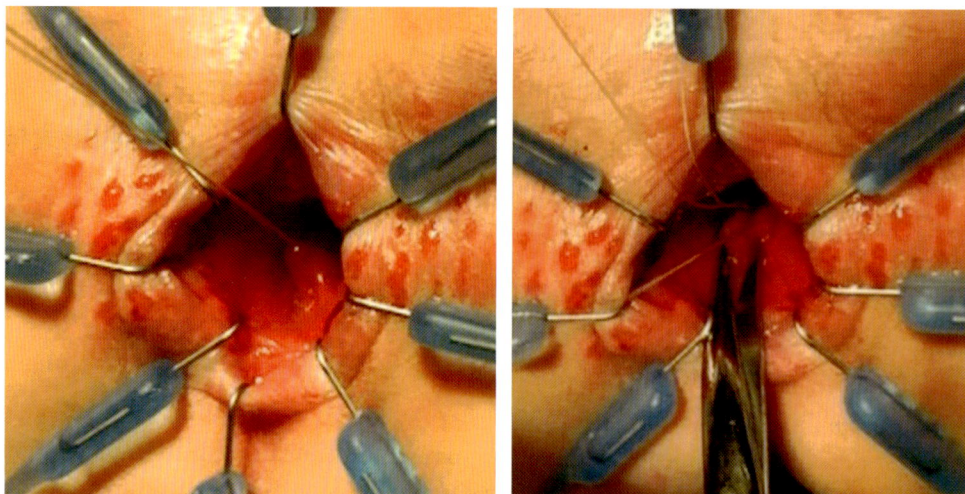

▲ 图 10-5　开放式活检技术

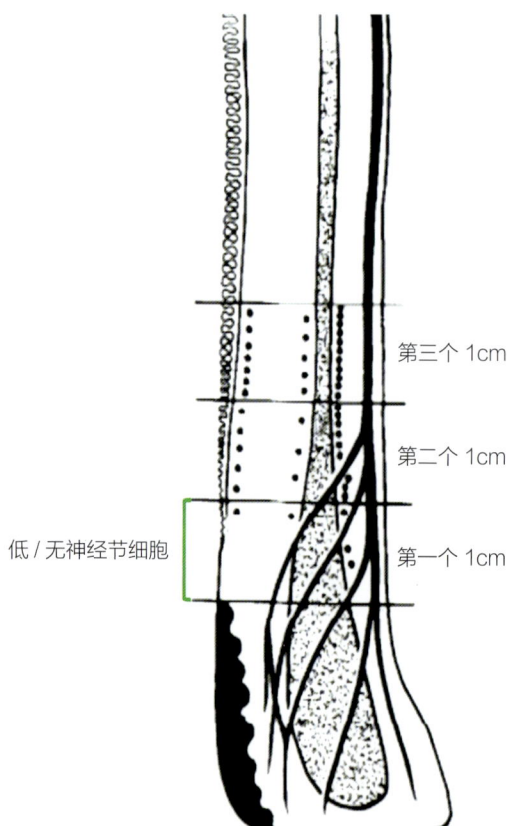

▲ 图 10-6　肛管生理学无神经节细胞节段
引自 Aldridge RT & Campbell PE, 1968

这些点代表了健康人肛管中神经节细胞的分布。可见在齿状线近端的第一个 1cm 处，缺少神经节细胞。因此，我们不应该仅仅通过注意神经节细胞的缺失误诊先天性巨结肠。

结肠壁中神经节细胞的分布如同油漆从罐子的侧面滑下一样，因此，在滴液间隔之间进行活检无法找到神经节细胞（图 10-7）。这对先前接受过结肠拖出式手术的患者进行活检时尤其重要。

总结各种情况下对直肠全层活检病理报告的解释。

1. 只报告无神经节细胞：信息不足。

2. 无神经节细胞，存在肥大神经丛：符合先天性巨结肠。

3. 无神经节细胞，正常大小的神经：可能是采样错误。

4. 无神经节细胞，有鳞状上皮细胞：活检位置太低。

5. 有神经节细胞，有肥大神经丛：符合便秘（肥大神经丛继发于直肠扩张）。

6. 伴嗜酸性粒细胞的神经节细胞：可以通过牛奶蛋白过敏来解释。

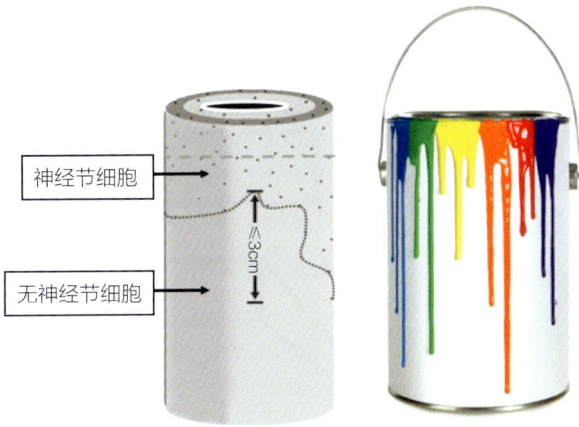

▲ 图 10-7　结肠壁中神经节细胞的分布

推荐阅读

[1] Aldridge RT, Campbell PE. Ganglion cell distribution in the normal rectum and anal canal. A basis for the diagnosis of Hirschsprung's disease by anorectal biopsy. *J Pediatr Surg.* 1968 Aug; 3(4): 475–490.

四、腹腔镜辅助结肠拖出的体外全层活检

通过腹腔镜结肠拖出进行全层活检，体外活检更容易、更快速，并且不太可能导致腹腔内污染。将镜头移到右上象限，可以根据对比剂灌肠选择可能邻近无神经细胞节段的肠段。通过脐孔插入抓钳，然后通过脐孔取出肠段，进行全层活检（图 10-8）。

活检组织应该是一个立方体，黏膜面与浆肌层的正方形大小相同，通常被称为"Tiusaba 活检"。活检的大小和形状有助于病理学家确定标本的方位，并确保有足够的黏膜下层进行分析。缝合创面，将样本冰冻切片分析。如果仅行浆肌层活检（是腹腔镜结肠拖出过程中常见技术）会有误诊的风险，因为神经节细胞位于浆肌层，肥大神经位于黏膜下层（图 10-9）。

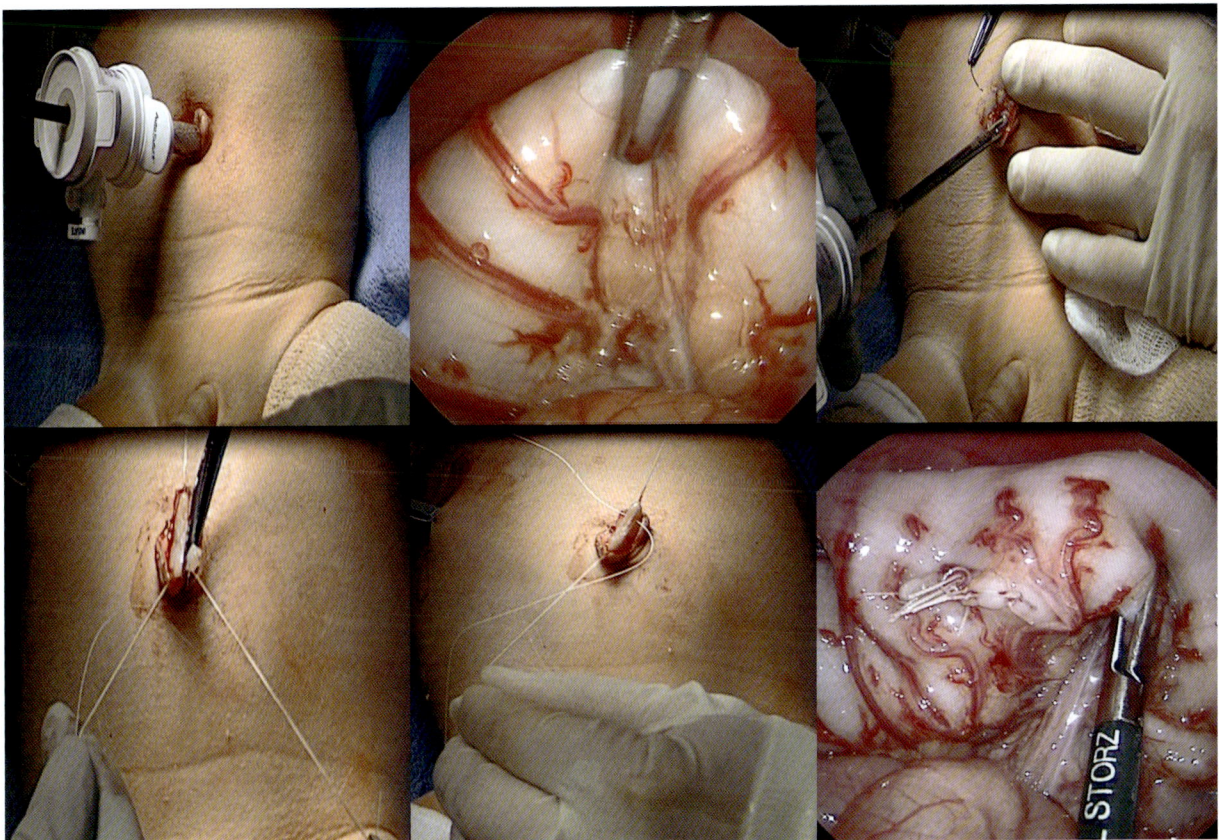

▲ 图 10-8　通过脐孔进行全层活检

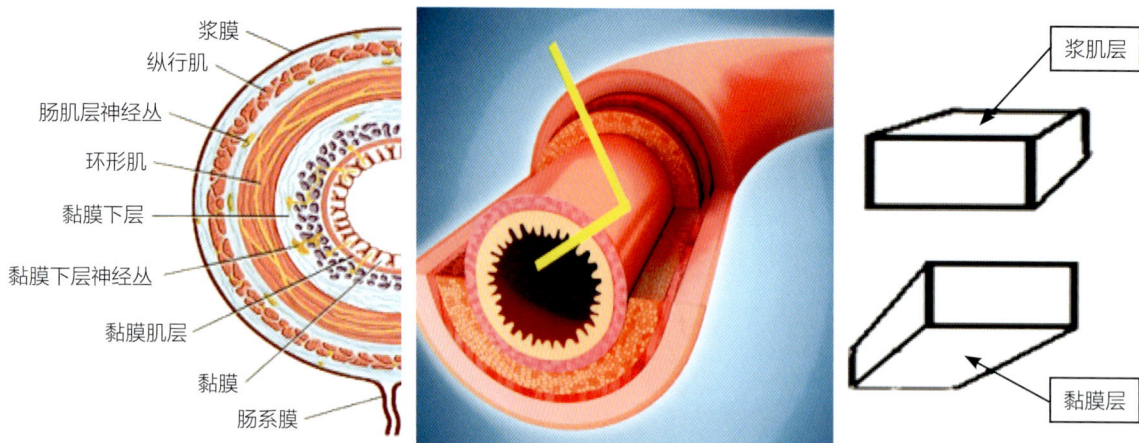

浆膜
纵行肌
肠肌层神经丛
环形肌
黏膜下层
黏膜下层神经丛
黏膜肌层
黏膜
肠系膜

浆肌层
黏膜层

▲ 图 10-9　活检标本应该是一个立方体形状的组织，而不是钻石样形状

五、用于造口和经脐活检的 Hegar 扩张器使用技巧

在资源有限的国家，由于缺乏有效治疗感染性腹泻和先天性巨结肠相关肠炎（Hirschsprung-associated enterocolitis，HAEC），回肠造口的并发症较高。因此，如果没有施行结肠拖出手术，先天性巨结肠患者更适合结肠造口。先天性巨结肠结肠造口不需要进行大的中线剖腹手术，可以在左下象限作圆形切口，使用静脉输液套管牵拉结肠进行减压，以便于通过较小的切口使视野清楚（图 10-10）。

通过肛门放置 Hegar 扩张器有助于识别乙状结肠的近端和远端部分（图 10-11）。

在没有腹腔镜检查的情况下，这种方法可以识别乙状结肠，也可以通过脐孔小切口上拉乙状结肠，进行全层活检。可以通过一个小的脐部切口完成乙状结肠和横结肠的活检，以便在结肠拖出式手术前对先天性巨结肠的范围进行结肠标测。

六、冰冻切片活检在先天性巨结肠中的应用

冰冻切片不能用来诊断先天性巨结肠，但可以用来排除先天性巨结肠。换句话说，可以通过冰冻切片"排除"先天性巨结肠，但不能"确诊"先天性巨结肠。先天性巨结肠明确诊断需要 100 张组织切片，用 HE 染色、乙酰胆碱酯酶或钙视

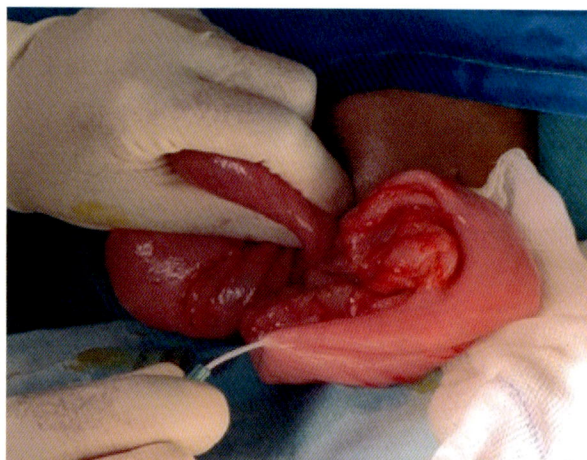

▲ 图 10-10　先天性巨结肠结肠造口

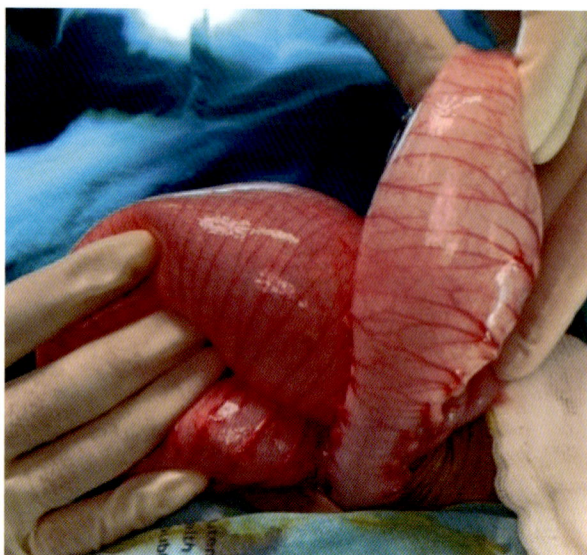

▲ 图 10-11　识别乙状结肠的近端和远端

网膜蛋白染色，确定组织学上的必要特征，即缺少神经节细胞和存在肥大神经丛（＞ 40μm）。冰冻切片只允许短时间内对有限数量的切片进行显微镜评估，以寻找神经节细胞。一旦病理学家识别出一个神经节细胞，就可以排除先天性巨结肠（图 10-12）。

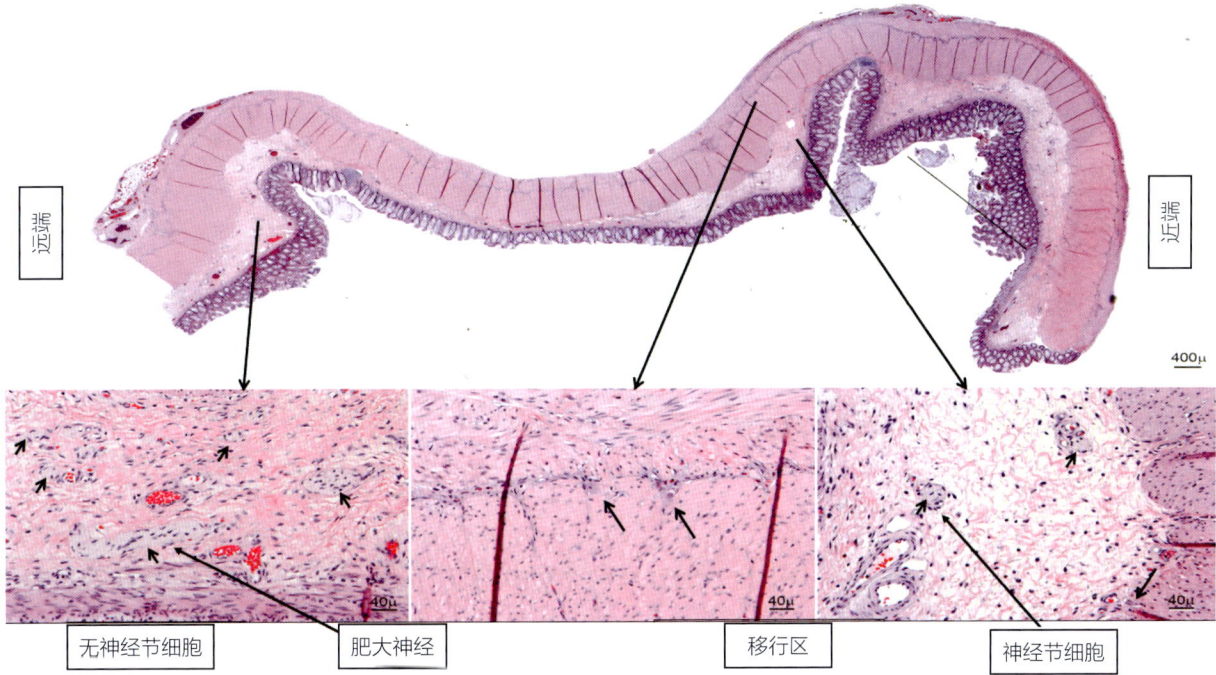

▲ 图 10-12　肠段显示无神经节细胞、移行区和正常肠组织

第11章 拖出式手术

THE PULL-THROUGH

纪 昉 译 傅传刚 校

一、先天性巨结肠新生儿的手术治疗

一例以腹胀为主，直肠活检病理证实为先天性巨结肠的新生儿，灌肠治疗有一定效果，但患儿仍感腹胀，钡灌肠造影结果如图 11-1 所示。

是否行根治性手术？下一步选择是下列哪一项？

1. 继续灌肠，选择性门诊手术。
2. 造影显示结肠脾曲—移行区域，行拖出式手术，术中冰冻切片病理检查。
3. 结肠活检确定，结肠双腔造口或回肠造口位置。

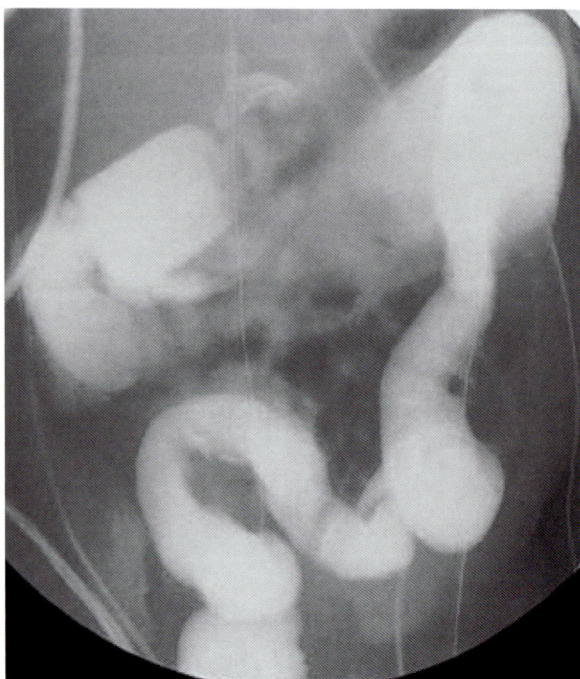

▲ 图 11-1 先天性巨结肠患者造影检查

虽然移行区看起来是在脾曲，但要记住，造影只有参考价值，约 10% 的病例移行区的判断是错误的。灌肠只起到部分效果，说明这种方法有局限性。移行区可能在乙状结肠的更近端，灌肠管无法达到扩张的肠管处。

需要对患者的结肠进行标记以便在结肠扩张处行结肠双腔造口（如果条件允许，需要冰冻切片来证实），或者通过转流性回肠造口行结肠减压。如果通过活检的方法标记结肠造口的位置，应在每一个活检的点用不吸收线标记，以便将来更方便地找到定位的点。对于结肠脾曲近端部分，不能过分依赖于冰冻切片结果，石蜡切片结果更准确。如果有良好的冰冻切片能力，结肠任何部位神经节细胞存在的结果都可以信赖，但肥厚性神经并不出现在左半结肠近端（没有更多来自骶神经丛的影响），所以只有永久性标本检查，才能明确正常肠管的区域。如果在左半结肠中未发现神经节细胞，不应进行第一次拖出式手术，需进一步通过永久性切片来确定正常肠管的定位。

此外，从技术角度来看，如果移行区在结肠脾曲近端，需要做好旋转结肠的准备。结肠旋转使拖出的肠管位于右侧，而整个小肠将位于左侧。

推荐阅读

[1] Proctor ML, Traubici J, Langer JC, et al. Correlation between radiographic transition zone and level of aganglionosis in Hirschsprung's disease: Implications for surgical approach. *J Pediatr Surg*. 2003 May; 38(5): 775–778.v

二、先天性巨结肠手术从哪个位置开始经肛游离

最好从距肛隐窝顶部 0.5cm 处开始游离，以保护齿状线的完整性。齿状线的完整和避免括约肌的过度扩张是保证术后患者仍有一定控便能力的关键（图 11-2）。

钩针牵拉显示齿状线，然后向深部钩进以隐藏和保护齿状线。剥离线（紫色的 Lee 线）保留了肛管近端 0.5cm 的区域，这对控便功能很重要。切开 Lee 线后，钩针向深部钩进以便更好地解剖游离。

经肛解剖如图 11-3 所示。A 图可以看到齿状线，B 图可见齿状线已经被隐藏，C 图中紫线显示了计划的游离部位。图 11-4 显示另一个视角的紫色 Lee 线。

三、经肛入路时通过血管显露帮助远端肠管分离

经肛入路初次或再次手术时，为了获得足够的远端拖出长度，可用手借助纱布抓住肠管（图 11-5），在肠管后壁拉出一定的张力，显露支撑肠管于盆腔的血管。用手指轻轻旋转牵拉，显示张力线，血管下方用 Mixter 钳分离（图 11-6），凝断。凝闭血管前，需放松肠管，在无张力的情况下凝断。

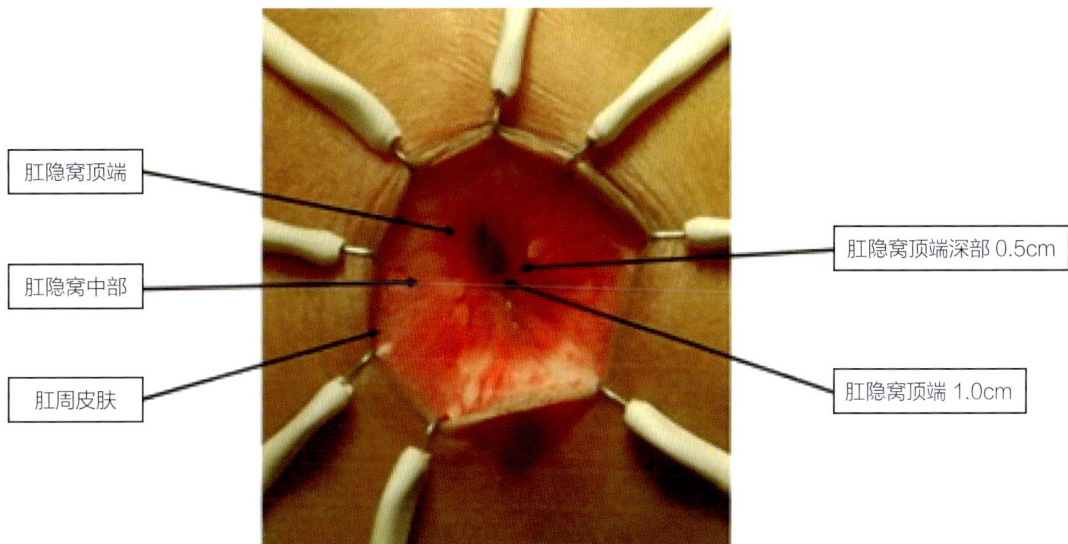

肛隐窝顶端

肛隐窝中部

肛周皮肤

肛隐窝顶端深部 0.5cm

肛隐窝顶端 1.0cm

▲ 图 11-2　经肛门入路视野及相关结构标识

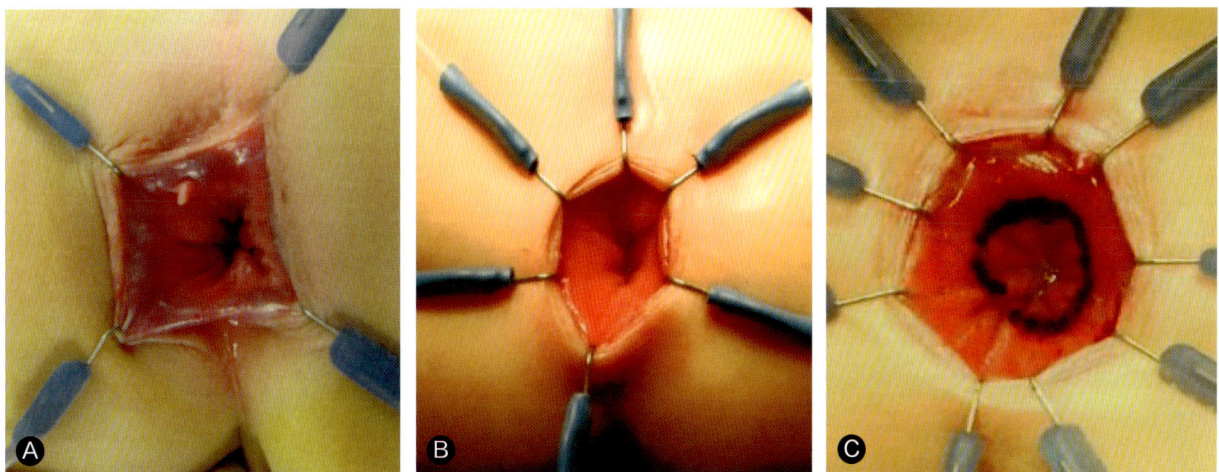

▲ 图 11-3　经肛解剖

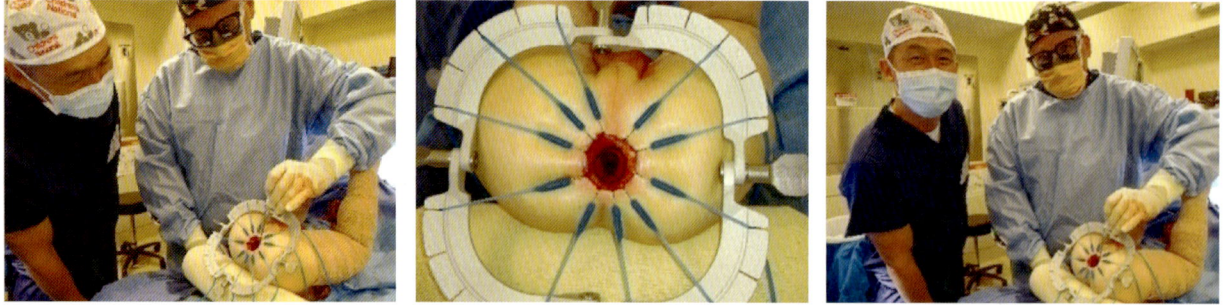

▲ 图 11-4 紫色 Lee 线，由命名者 Timothy Lee 医生和 Levitt 医生共同展示

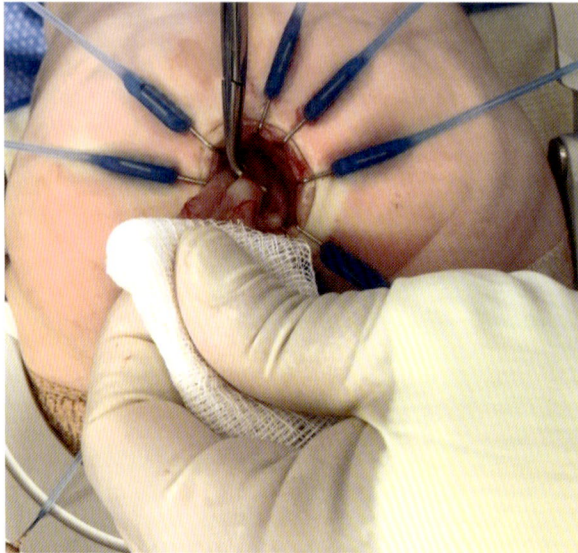

▲ 图 11-5 显露血管，为俯卧位

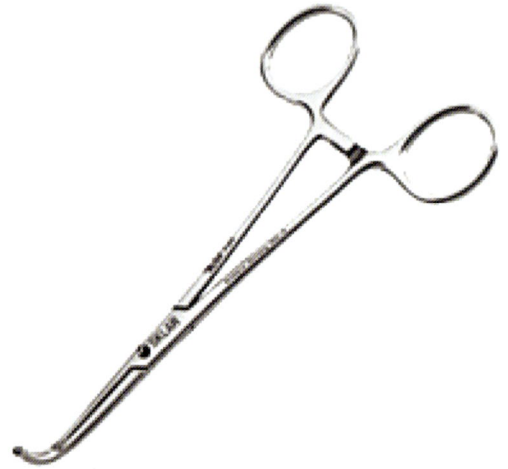

▲ 图 11-6 Mixter 钳

四、拖出肠管能否到达预期位置

判断拖出肠管能否到达会阴位置，比较好的标志是耻骨上缘向下 4cm 处。在耻骨上缘做一标记，测量标记尾侧 4cm，如果直肠可以到达测量点，拖出时肠管可以穿过骨盆到达肛门（图 11-7）。

五、增加长度：了解结肠血管弓

为了能够延长结肠系膜的长度，无张力地将肠管拖出到会阴部，了解哪一支血管可以结扎，从而保护结肠血供十分重要。

把血管想象成一排马提尼酒杯，玻璃杯的根部作为连接点，提供了额外的血供。酒杯柄可以被结扎，保持玻璃杯的 V 形结构完整。再把马提尼酒杯想象成一连串的组合，当束缚着的根部被释放，V 形结构延展变宽并提供了额外的长度。用缝线结扎血管，避免电凝烧灼引起热损伤。V

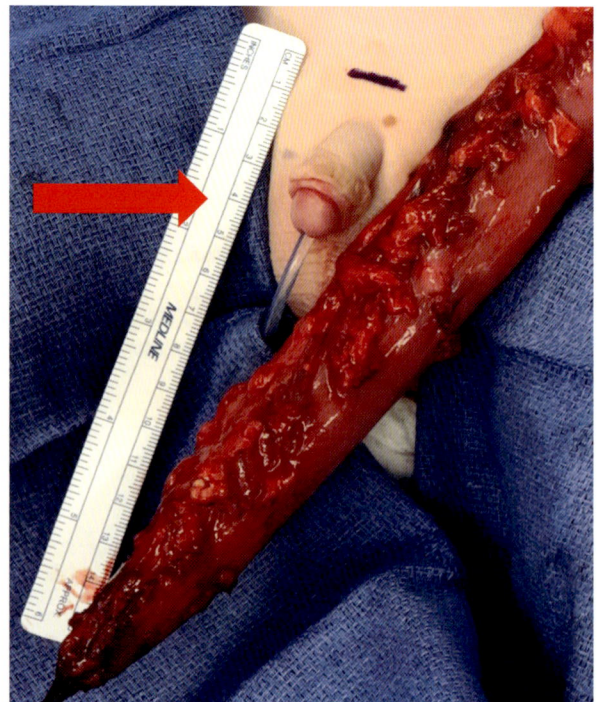

▲ 图 11-7 从耻骨联合上缘标记线开始向下测量 4cm，确定拖出来的肠管能否到达会阴

形维持血管供应的完整边缘血供（图 11-8）。

在结肠穿刺，以及在需要移动结肠段进行阴道或食管置换时，这种方法十分有利。

六、在不引起十二指肠梗阻的情况游离肝曲

对于移行区位于横结肠中段或结肠肝曲的病例，需要逆旋转结肠并拉至右下盆腔，小肠置于左腹部。如果将结肠拖出至左下盆腔，中结肠动脉或者回结肠动脉会使十二指肠第三段扭转，并造成梗阻，必须避免。为了使右半结肠更好的被拖出，需要结扎中结肠动脉和右结肠动脉，拖出部分肠管的血供依赖于回结肠血管及其发出的平行于结肠的边缘支。反向旋转放置结肠，盲肠朝向肝脏，右半结肠朝向盆腔，并被拉向至右腹部（图 11-9 至图 11-11）。

如果回结肠血管没有发出边缘支，需要保留右结肠血管（图 11-12）。

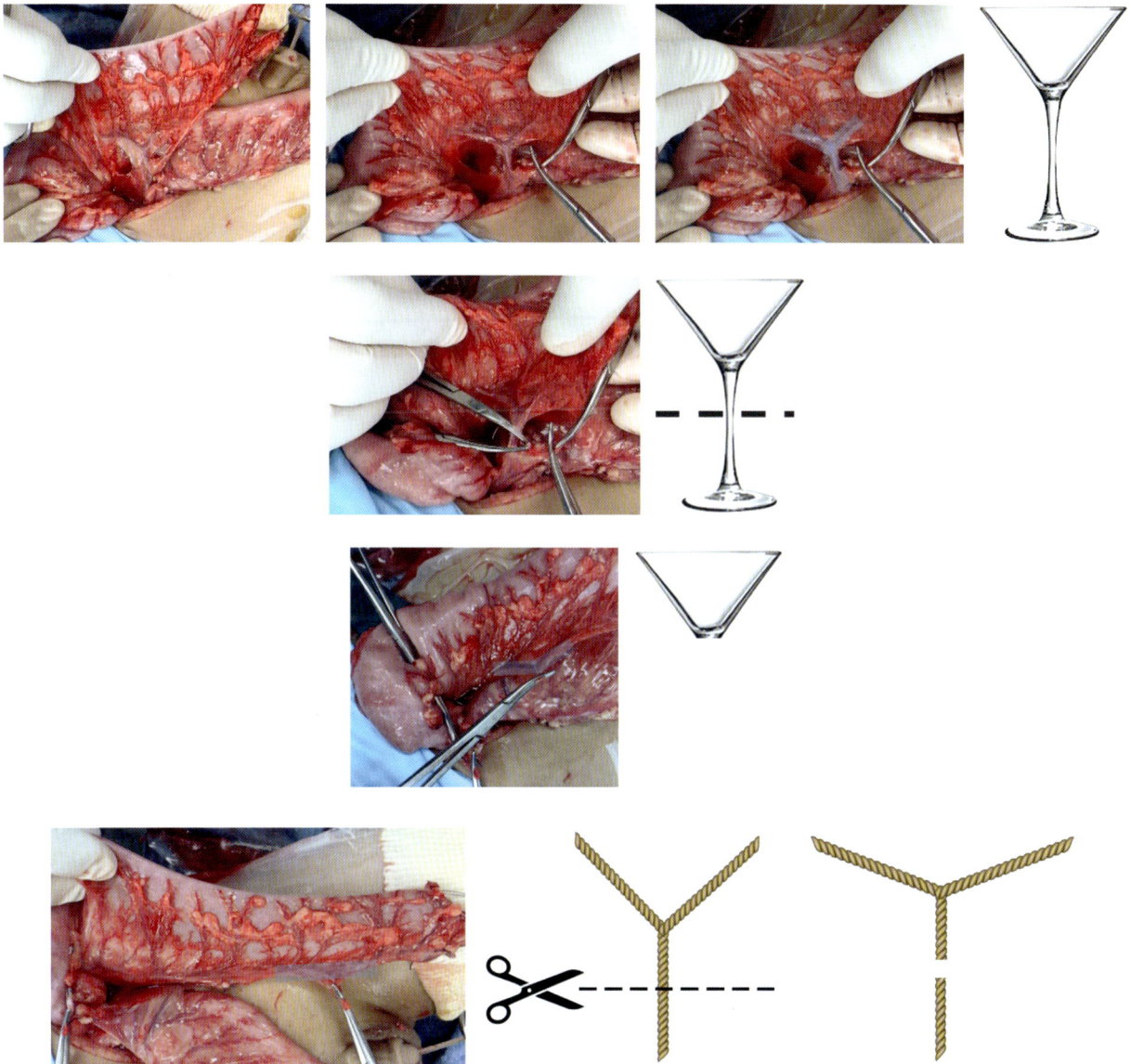

▲ 图 11-8　结肠血管弓

移行区

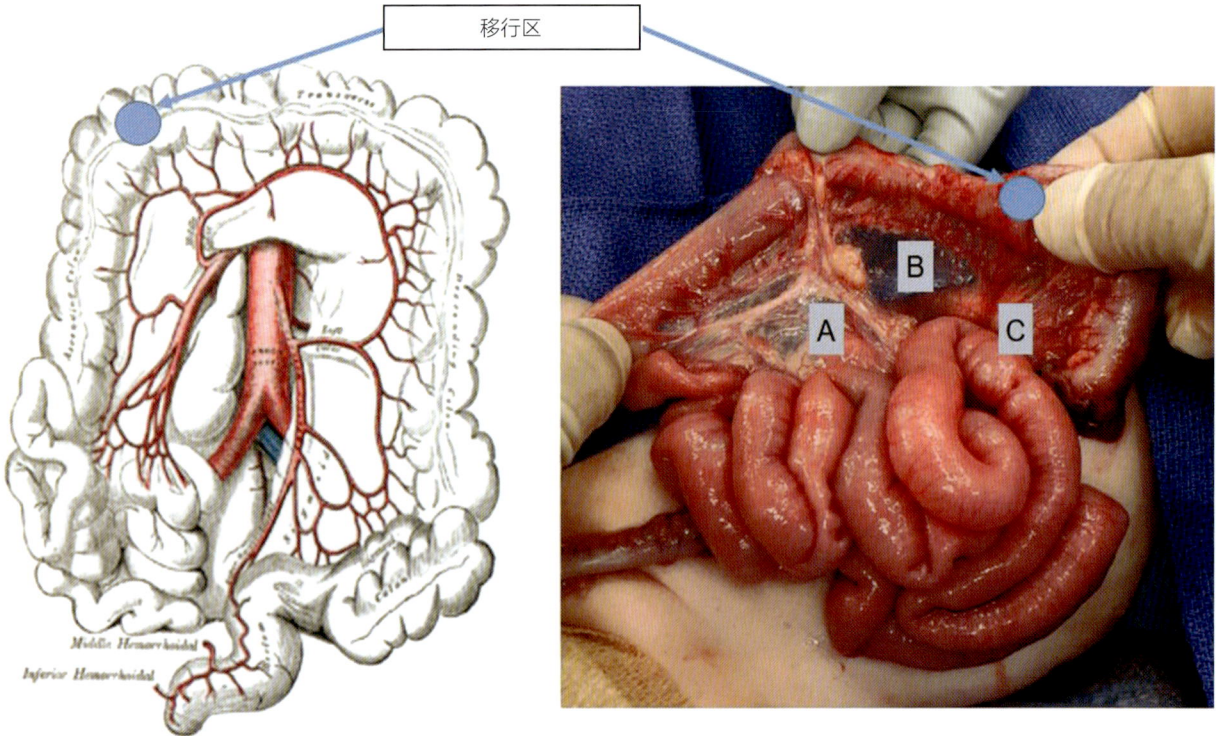

▲ 图 11-9　结肠肝曲移行区的解剖标识
A. 回结肠血管；B. 边缘支；C. 右结肠血管

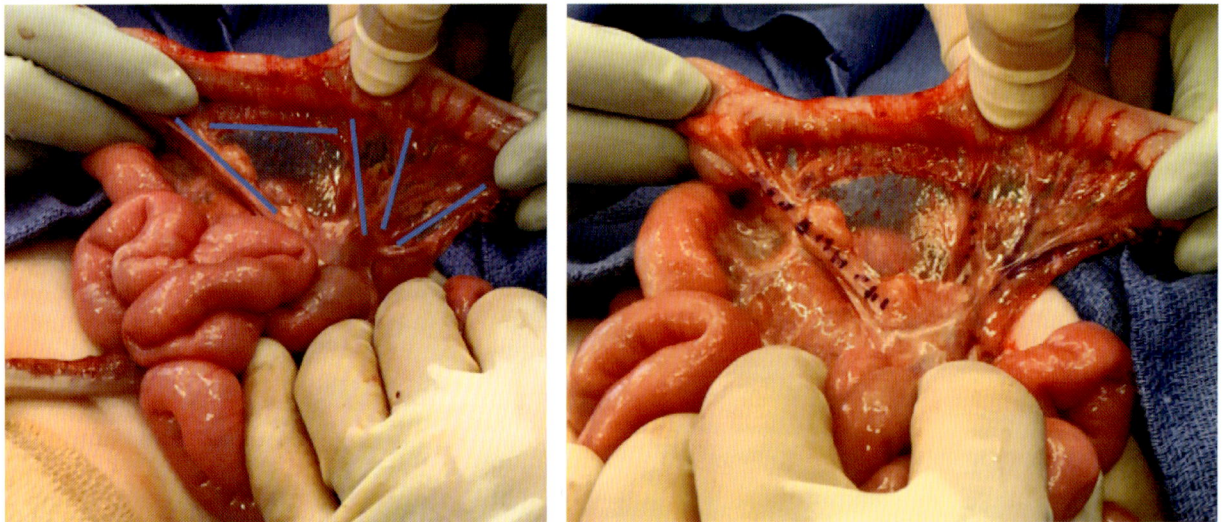

▲ 图 11-10　主要血管标识，可以结扎中结肠动脉和右结肠动脉

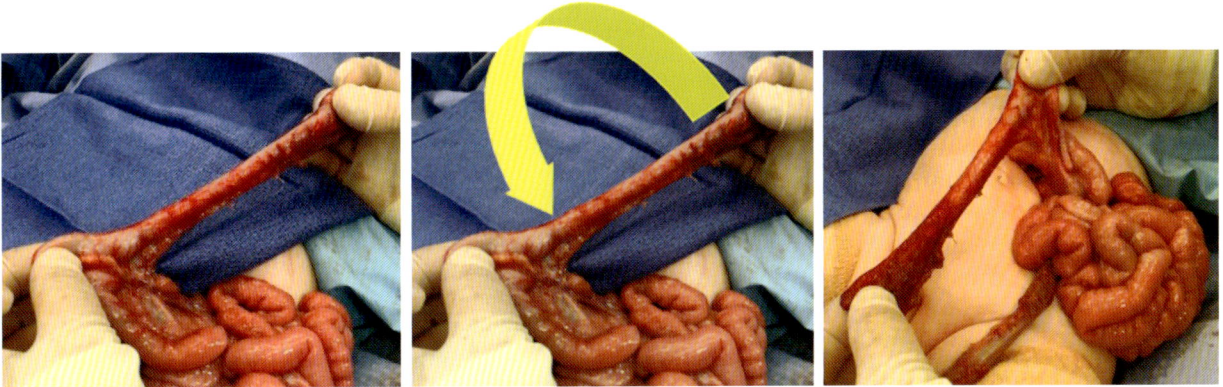

▲ 图 11-11 逆行翻转结肠，盲肠移至腹腔右上象限，右半结肠向下移至右侧盆腔

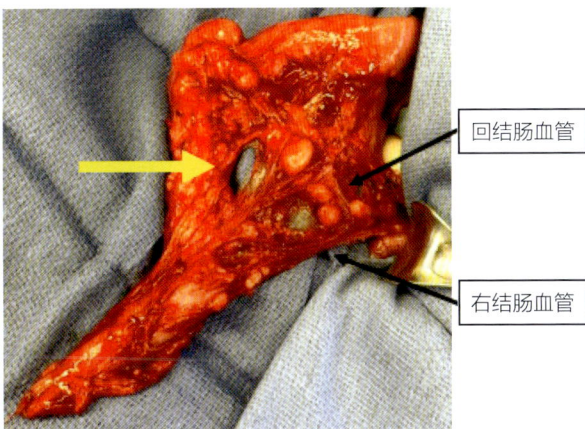

▲ 图 11-12 黄箭显示没有边缘支的区域，所以保留了右结肠血管

七、避免拖出时发生扭转

为了避免拖出时发生肠管扭转，解剖游离的过程中，需要沿肠管纵轴 6 点钟或 12 点钟方向缝合。

这个动作有助于避免在拖出过程中发生的扭转。吻合完成后，经肛门放置一根 24 号导尿管向上到达盆腔，再一次确认有无扭转。无论是腹腔镜或者开腹手术，最后需要再探查一下拖出的肠管，确保是垂直的，没有张力（图 11-13）。

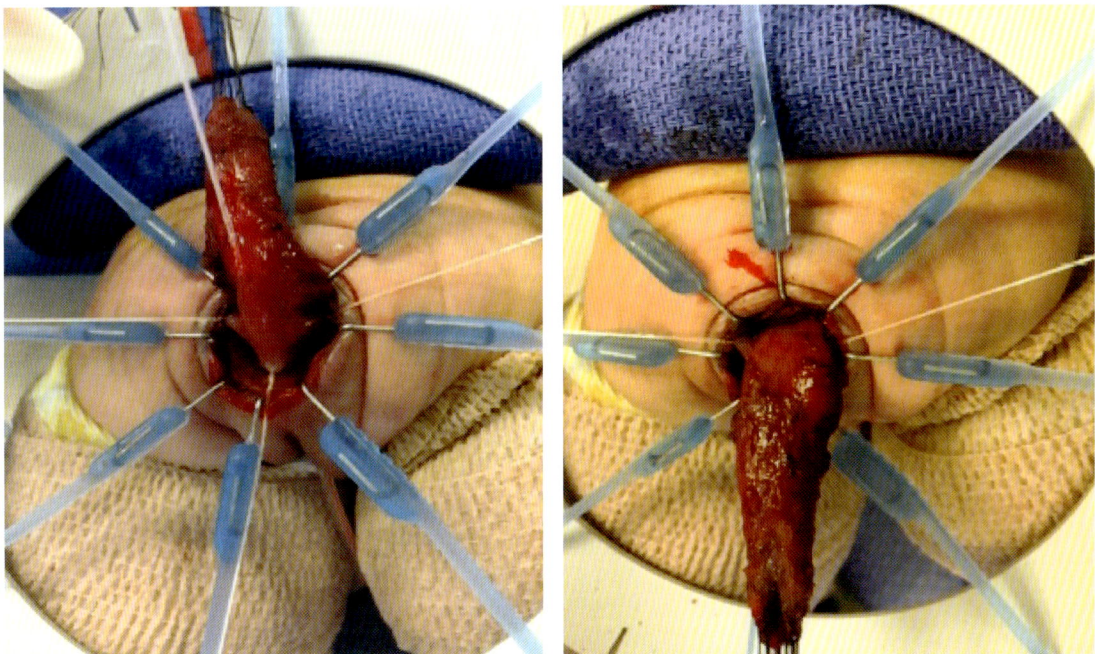

▲ 图 11-13 在 6 点钟和 12 点钟方向作缝线标记，避免拖出时发生扭转

八、结肠－结肠吻合时的肠管粗细差异问题

先天性巨结肠拖出吻合时，通常会发现肠管粗细有明显差异。要解决这个问题，将一个大圆与一个小圆进行吻合，先在 3 点钟、6 点钟、9 点钟、12 点钟位置用缝线缝合、结扎。用蚊式钳钳夹。提起两把相邻的蚊式钳，分开牵拉，在中间部位进行缝合，将这段吻合段分为两段。不停地利用缝合来分割组织，这样就可消除冗余堆积的黏膜组织，这项技术也可以应用于小肠－小肠吻合（图 11-14）。

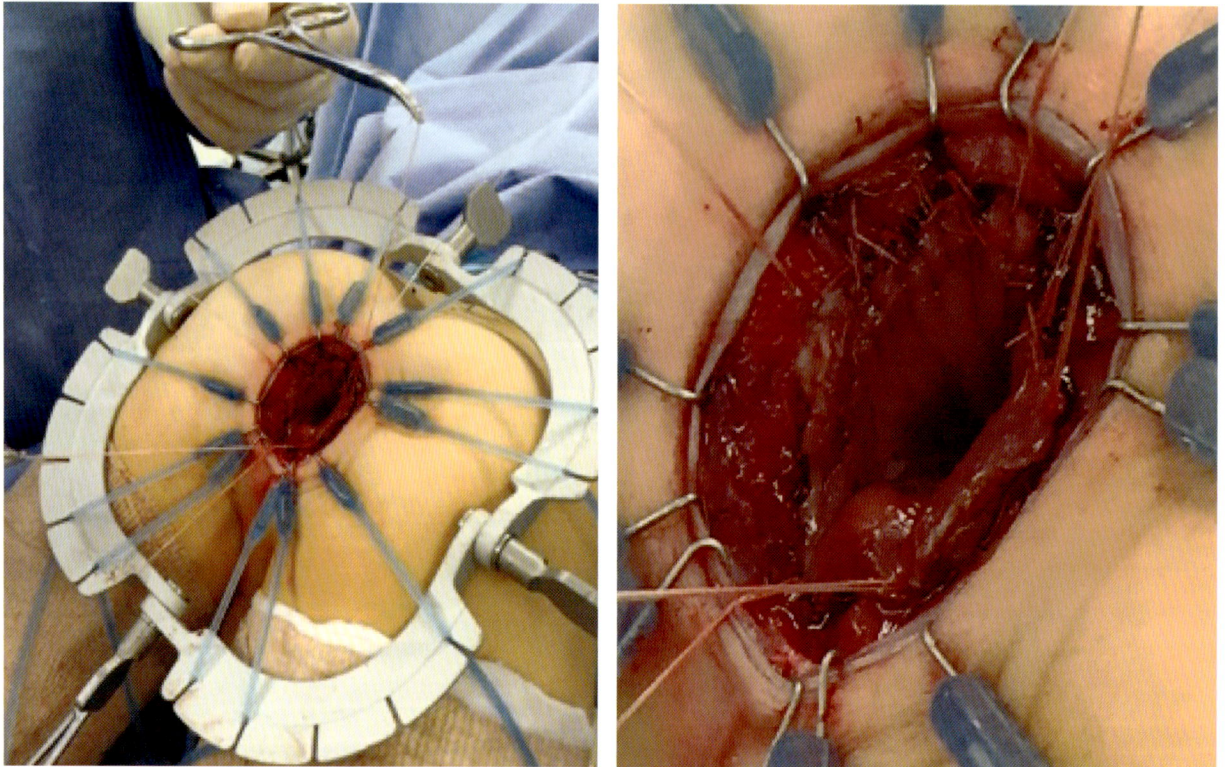

▲ 图 11-14　两端尺寸不一致的结肠 - 结肠吻合

第 12 章　先天性全结肠巨结肠
TOTAL COLONIC HIRSCHSPRUNG DISEASE

纪　昉　**译**　傅传刚　**校**

一、先天性全结肠巨结肠

对于先天性全结肠巨结肠（图 12-1）患者，手术如何安排？

患儿必须符合什么标准才能安排拖出式手术？哪个年龄段适合做拖出式手术？选择做哪种类型的拖出式手术？

回答如下。

1. 粪便成形，发育良好，无须静脉营养或肠内营养。尿钠检查在 20mmol/L 以上，如果低于这一数值，全身的钠消耗导致生长发育迟缓，需要口服补钠来帮助更有效地吸收葡萄糖。

2. 患儿通常可以在 6—18 月龄时手术，是否接受过便盆排便训练与皮肤损伤没有关系。超过 4 岁的患者因收缩肛门括约肌过紧，会导致肛门

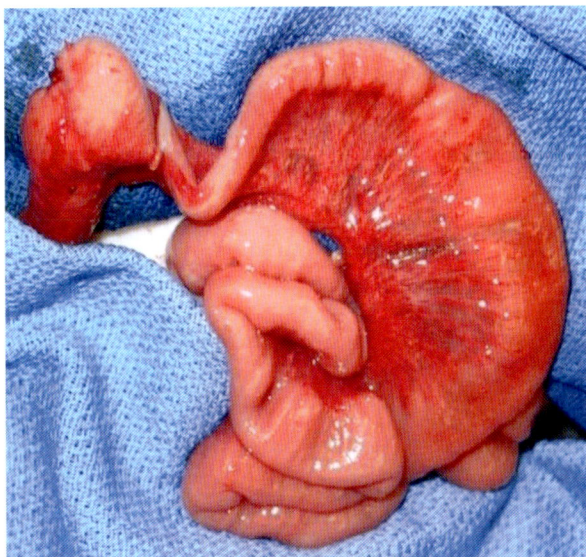

▲ 图 12-1　移行区在回肠的全结肠神经节细胞缺失

痛（严重的肛门括约肌痉挛），婴儿不会出现这种情况。

3. 直接的回肠 - 肛管拖出式手术或者回肠 -Duhamel 拖出式手术同时，做一个短储袋，是最好的手术选择。

推荐阅读

[1] Vilanova-Sanchez A, Ivanov M, Halleran DR, Wagner A, Reck-Burneo CA, Ruth B, Fisher M, Ahmad H, Weaver L, Nash O, Buker D, Rentea RM, Hoover E, Maloof T, Wood RJ, Levitt MA. Total colonic Hirschsprung's disease: The hypermotility and skin rash protocol. *Eur J Pediatr Surg.* 2020 Aug; 30(4): 309–316.

二、误区：先天性全结肠巨结肠拖出式手术必须在便盆排便训练后进行

先天性全结肠巨结肠患者根治性拖出式手术后，无论手术时年龄多大，都会出现排便次数增多，并出现会阴皮疹（图 12-2）。但即便没有经过排便训练，如果术前通过使大便成形及延缓排便的治疗，以及术后会阴部皮肤护理，症状也可以降到最低。通过该方案，可以对 6—18 月龄的先天性全结肠巨结肠患儿进行拖出式手术。

胃肠蠕动功能亢进的治疗方案

1. 会阴部皮肤护理。

- 氰基丙烯酸酯基阻隔液，2～3 天重复一次。
- 质子泵抑制药降低粪便酸性。
- 灌肠液 / 生理盐水小剂量灌肠（约 120ml）。
- 水溶性纤维（果胶）。

2. 胃肠功能亢进药物治疗。

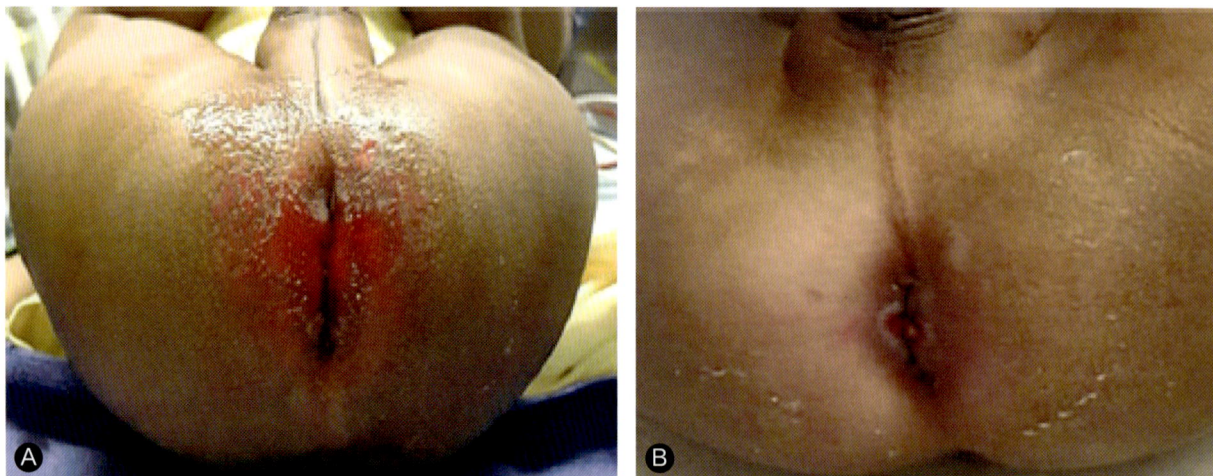

▲ 图 12-2　会阴皮疹
A. 拖出式术后 1 个月；B. 先天性全结肠巨结肠患者皮肤护理 3 个月后

- 如果每日排便＞ 5 次或＞ 30ml/kg：洛哌丁胺 0.5～0.8mg/（kg•d）。
- 考来烯胺，每日最大剂量 8g。
- 莨菪碱（硫酸莨菪碱），0.125mg，每 6 小时 1 次。
- 地芬诺酯 / 阿托品。

3. 监测生长曲线。

4. 监测尿钠（保持在 20mmol/L 以上）。

三、钠丢失会造成长期造口患者体重难以增加吗

回肠造口会导致钠和碳酸氢盐的丢失，结肠造口也会引起，但程度较轻。钠是人体必需的（图 12-3），可以帮助更有效的吸收葡萄糖，因为钠 / 葡萄糖协同转运蛋白在缺乏钠的情况无法工作。此外，随着钠的消耗，醛固酮刺激大部分的钠在肾脏重吸收，使得只有有限的钠可用于钠氢

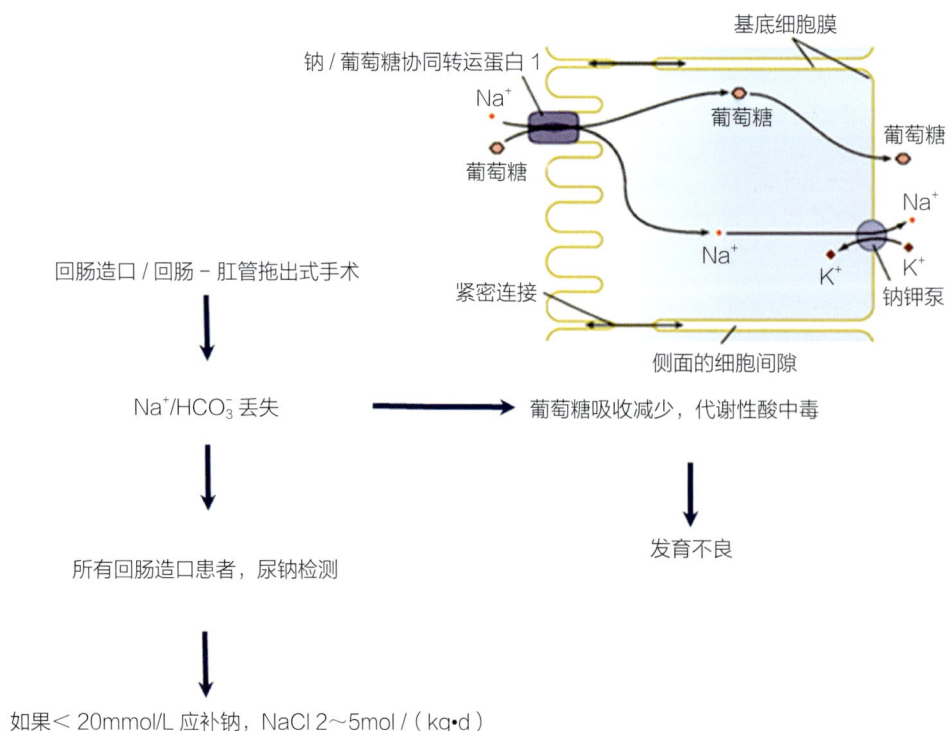

▲ 图 12-3　补钠

离子交换，导致代谢性酸中毒。葡萄糖吸收减少和代谢性酸中毒可导致发育不良。肠腔内如果钠缺乏，等量的葡萄糖也不能被吸收。

所有长期回肠造口（或结肠造口）和回肠 - 肛管拖出式手术后的患者，连续的尿钠检查至关重要。如果尿钠低于 20mmol/L，开始补钠（图 12-3）。为了补充钠的丢失，每天额外增加 3mol/kg 的钠，并在 1～2 个月后复查。补钠的方案为 1 茶匙（5ml）的盐配 40ml 的水，等于 2.5mol/L 的钠。一旦尿钠改善（超过 20mmol/L），可以看到体重的增加。体重的增加是葡萄糖吸收更好的结果（由于肠腔内的钠含量增加）。而静脉补钠不能解决这个问题。此外，尽管尿钠很低，血清钠仍可以处于正常范围。因此，尿钠为全身钠的消耗提供了更好的证据。

推荐阅读

［1］O'Neil M, Teitelbaum DH. Total body sodium depletion and poor weight gain in children and young adults with an ileostomy: A case series. *Nutr Clin Pract*. 2014 Jun; 29(3): 397–401.

［2］Schwarz KB. Sodium needs of infants and children with ileostomy. *J Pediatr*. 1983 Apr; 102(4): 509–513.

四、先天性全结肠巨结肠致发育不良

先天性全结肠巨结肠的 2 岁女童，做了末端回肠造口，体重增长困难。使用营养管喂食后出现了急性腹胀。X 线图像如图 12-4。

发生了什么？扩张是什么结构？

如图 12-4 X 线所示，可以看见一团扩张的结构，内有气液平面，但是不明确是哪一段结构，可能是小肠或者失用的结肠。这个患者最有可能的病因是造口狭窄，导致了近端小肠的扩张，但是不要遗忘失用的结肠，远端结肠内的气体也可能来源于细菌的过度生长，导致结肠炎或者中毒性巨结肠。

如何处理？

逆行灌肠（通过造口及直肠）后症状没有改善，因此进行了手术，术中发现小肠造口近侧极度扩张，与初次手术时未经发现的筋膜水平狭窄有关。小肠活检提示存在神经节细胞，造口旁的筋膜进行了修缮。由于患者为先天性全结肠巨结肠，因此做了结肠次全切除术，保留上段直肠作为 Hartmann 储袋。随着造口的修缮及结肠的切除，患者恢复了生长发育，并为未来的拖出式手术做好了准备。

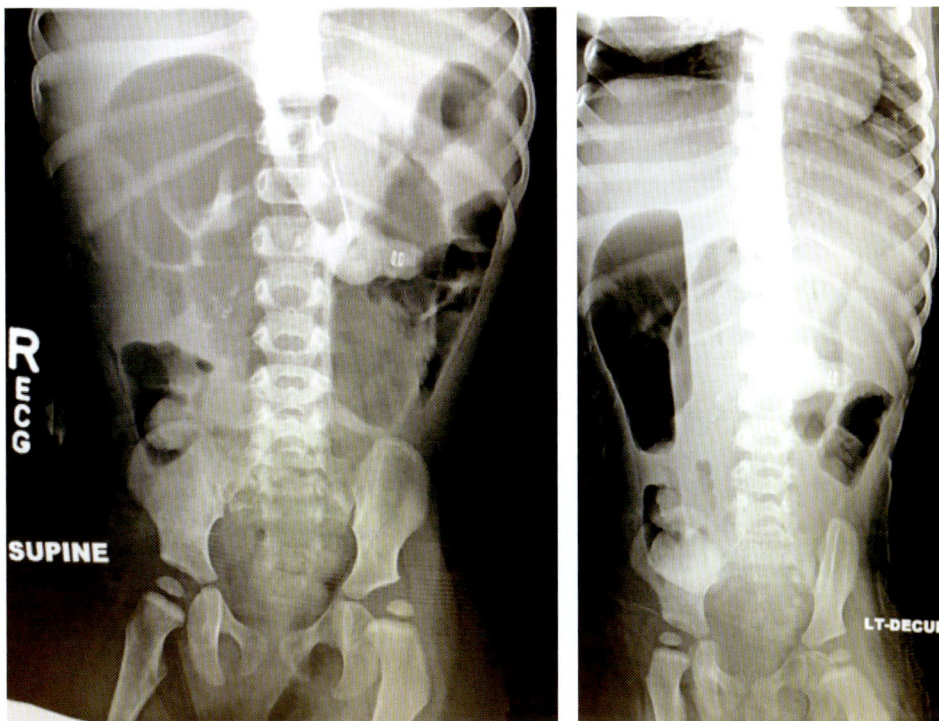

◀ 图 12-4 X 线显示胀气

第 13 章　后期诊断的先天性巨结肠
LATE DIAGNOSIS HIRSCHSPRUNG DISEASE

朱　哲　译　傅传刚　校

一、后期诊断的先天性巨结肠

患有唐氏综合征的 4 岁男孩出现严重便秘，但无肠炎病史，气钡双重造影见图 13-1。

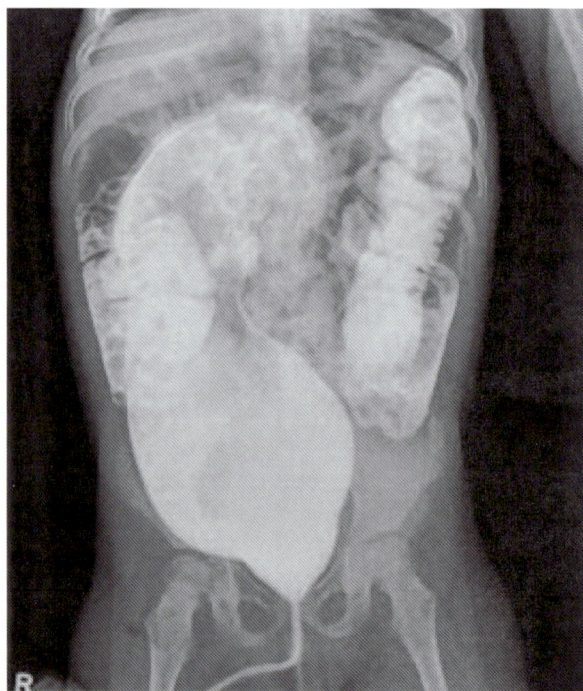

▲ 图 13-1　唐氏综合征合并严重便秘患者的气钡双重造影图像，便秘可能是由潜在的未经诊断的先天性巨结肠引起

如何诊断？

先天性巨结肠是导致唐氏综合征患者便秘的重要原因。肛门直肠压力测定（anorectal manometry，AMAN）是排除这种可能性的关键第一步。

● 如果直肠肛管抑制反射（recto-anal inhibitory reflex，RAIR）缺失，患者需要进行直肠组织活检。如果直肠活检显示没有神经节细胞并且伴有神经纤维肥大，就可诊断为先天性巨结肠。

● 如果活检显示存在神经节细胞，但 RAIR 缺失，那可能是内括约肌失弛缓症，采用肛门括约肌肉毒杆菌毒素注射可获益。

● 如果括约肌正常且存在 RAIR，则无须活检。可能的病因为功能性便秘，可用泻药、灌肠或顺行灌洗治疗。

如果确诊先天性巨结肠，手术计划是什么？

如果确诊是先天性巨结肠，先直肠灌洗 1～2 个月，然后才能实施拖出式手术（腹腔镜手术联合经肛活检或完全经肛手术）。如果患者不能耐受灌洗，或者结肠扩张非常严重，需要先行转流性回肠或结肠造口。年龄较大的患儿，当移行区非常低（位于直肠）时，可考虑俯卧位下完全经肛拖出式手术（图 13-2）。

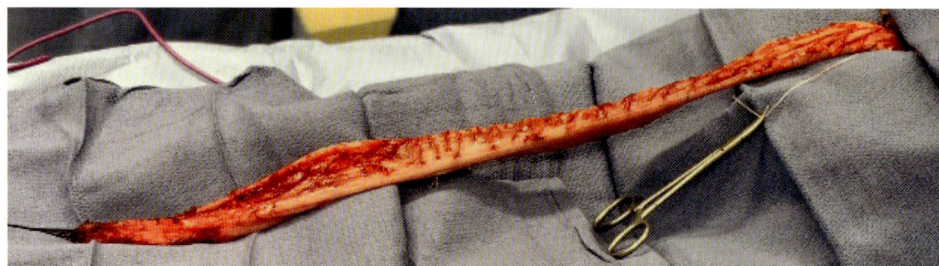

◀ 图 13-2　完全经肛拖出式手术所切除的直肠乙状结肠，长度为 45cm

二、14 岁先天性巨结肠

这是一个类似的病例：慢性腹胀和发育不良的 14 岁男孩前来就诊，未发生过肠炎。直肠肛门测压显示直肠肛管抑制反射（recto-anal inhibitory reflex，RAIR）缺失。直肠活检神经节细胞缺失，同时伴有肥大的神经，证实先天性巨结肠的诊断（图 13-3）。

如何安排诊疗计划？

- 腹腔镜辅助经肛拖出式手术。
- 结肠造口。
- 回肠造口及结肠活检，择期经肛拖出式手术。
- 泻药治疗（如有需要，可进行灌洗）。
- 灌洗治疗 3～4 个月，择期进行腹腔镜辅助拖出式手术。
- 其他。

这种情况下，最好先行回肠造口和结肠活检，使结肠减压，再择期行经肛拖出式手术。先行数个月灌洗治疗也是一种选择，但大龄患者可能无法很好地耐受。

图 13-4 和图 13-5 展示的是一些后期诊断为先天性巨结肠患者的腹部形态，这是一些极端的病例，在发展中国家并不罕见。这些先天性巨结肠患者的表现完全超出预期。大龄先天性巨结肠常表现有慢性便秘、腹胀和发育不良，通常不伴有肠炎。

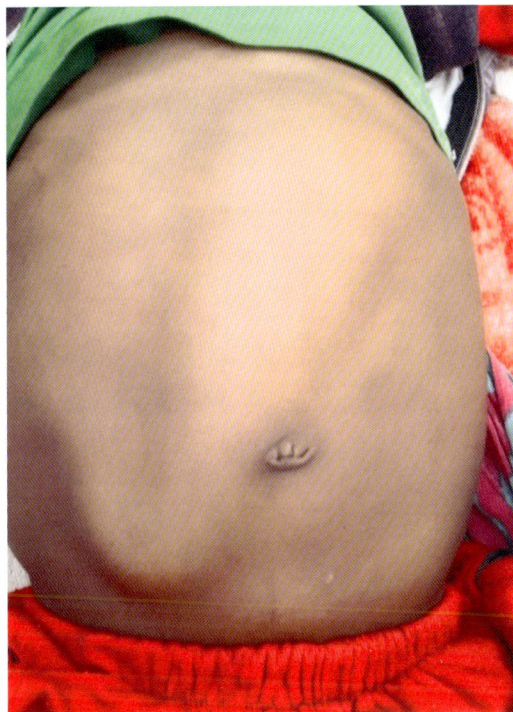

▲ 图 13-3　大龄先天性巨结肠病例

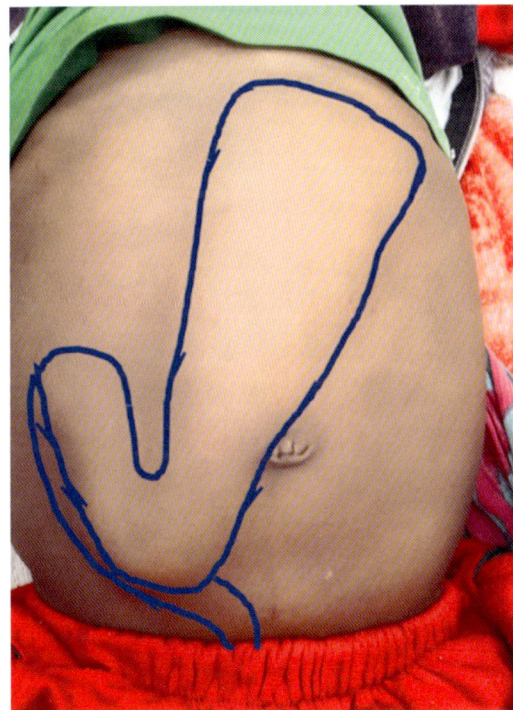

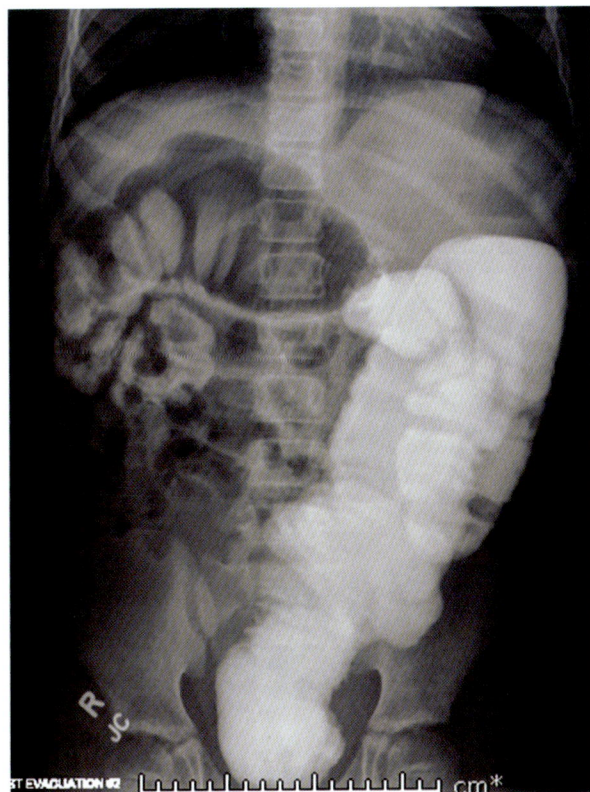

▲ 图 13-4　先天性巨结肠患者的腹部形态（一）

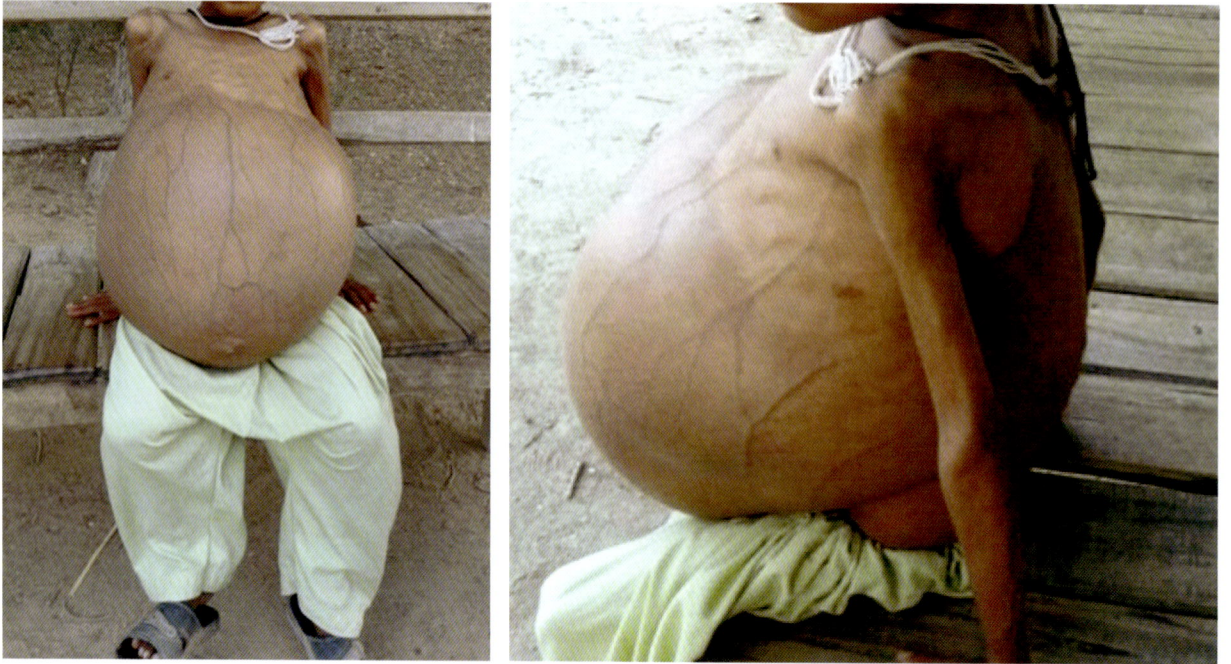

▲ 图 13-5　先天性巨结肠患者的腹部形态（二）

第 14 章　先天性巨结肠的误区
HIRSCHSPRUNG DISEASE MYTHS

朱　哲　译　傅传刚　校

一、误区：腹腔镜下浆肌层活检就能确定切除拖出平面

全层活检能给病理科医生更多的组织（2 个神经丛），减少病理检查时遗漏移行区的机会。当活检标本中仅有浆肌层，没有黏膜下层时，病理检查不能发现黏膜下层中与移行区特征一致肥大的神经，造成误诊。在移行区中，粗大的神经纤维常与黏膜下无神经节共存。多根大神经存在（如在 400 倍镜下视野中有 2 个以上的神经 >40mm）是移行区的诊断标准，由此帮助确定切除更多的神经解剖学异常的肠管（图 14-1）。虽然腹腔镜技术良好，但仅能进行浆肌层采样，如果使用该技术来确定拖出的肠管平面，在拖出吻合之前需要进行肠管全层活检。

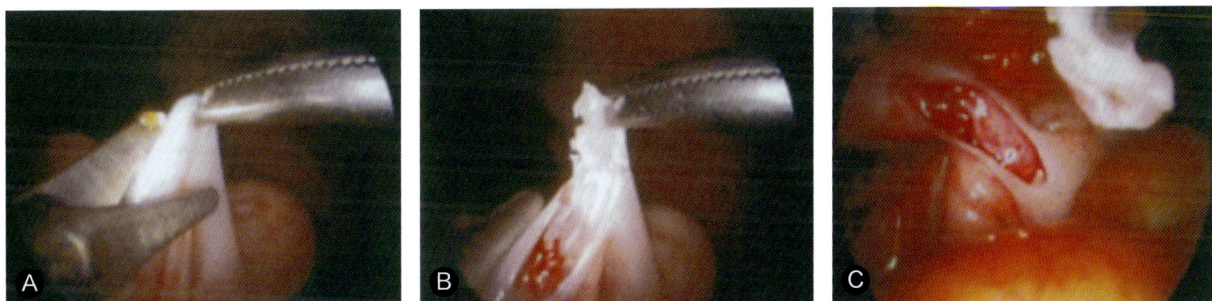

▲ 图 14-1　腹腔镜下使用剪刀进行腹腔镜浆肌层活检

推荐阅读

［1］ Kapur RP. Histology of the transition zone in Hirschsprung disease. *Am J Surg Pathol*. 2016 Dec; 40(12): 1637–1646.

［2］ Smith C, Ambartsumyan L, Kapur RP. Surgery, surgical pathology, and postoperative management of patients with Hirschsprung disease. *Pediatr Dev Pathol*. 2020 Jan–Feb; 23(1): 23–39.

［3］ Veras LV, Arnold M, Avansino JR, Bove K, Cowles RA, Durham MM, Goldstein AM, Krishnan C, Langer JC, Levitt M, Monforte-Munoz H, Rabah R, Reyes-Mugica M, Rollins MD 2nd, Kapur RP, Gosain A, American Pediatric Surgical Association Hirschsprung Disease Interest Group. Guidelines for synoptic reporting of surgery and pathology in Hirschsprung disease. *J Pediatr Surg*. 2019 Oct; 54(10): 2017–2023.

第三篇

功能性便秘和大便失禁

FUNCTIONAL CONSTIPATION AND FECAL INCONTINENCE

第 15 章　肠道管理
BOWEL MANAGEMENT

朱　哲　**译**　傅传刚　**校**

一、如何对儿童进行肠道管理

肠道管理的目标是使孩子能够每天规律性顺利排便，保持肠道清洁，其他时间则没有排便，也没有意外排便或者漏粪污染衣裤。这种方案包括使用药物（泻药），可以促使有控便能力的儿童结肠排空。或者，在一定时间段使用灌肠机械性地排空结肠。肠道管理可以显著改善患者的生活质量，让他们摆脱尿布，像普通儿童一样上学，并参加课外活动。一旦成功地进行了肠道管理，自尊心就会受到巨大的鼓舞。与孩子谈论肠道管理时，父母应该使用孩子容易理解的词语和句子，同时解释肠道管理是正常生活的一部分。在解释肠道管理的过程中，使用与年龄相适应的、有同理心的、积极的词语，向孩子表明这是一个可行的过程。一旦孩子有能力，就可以让他们收集灌肠的用品并参与灌肠管理的过程，这可以让他们对灌肠操作拥有部分主导权。减少灌肠期间的焦虑有助于孩子对灌肠的期待，减轻孩子灌肠前后的压力。这可以通过有趣的活动或最喜欢的玩具来实现，这些活动或玩具只在灌肠时进行。

二、大便失禁和粪便溢漏者的肠道管理

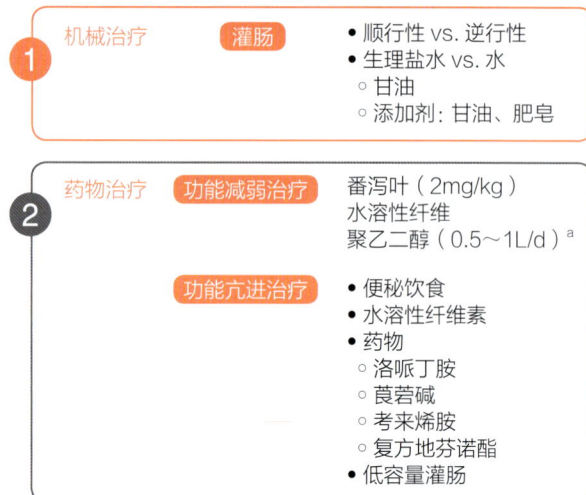

先天性巨结肠或先天性直肠肛门畸形患儿手术修复后常出现控便不佳的情况，肠道管理计划（bowel management program，BMP）能够使这些有便秘或大便失禁的患儿获益。同样，患有脊柱或盆腔病因（脊柱裂、骶尾部畸胎瘤）的大便失禁患者也会受益。常用的肠道管理方法主要有药物治疗和机械治疗两种（图 15-1）。

医疗措施包括调节肠道运动功能低下或运动功能亢进的治疗。对于肠道动力不足的患者，番泻叶（一种刺激性泻药）和水溶性纤维是很好的组合，这种治疗方法仅适用于解剖学上具有自主排便能力的患者。对于肠道运动功能亢进的患者，需要使用"便秘饮食"和水溶性纤维减缓肠道运动，实现每天 1~2 次成形大便。必要时加服洛哌丁胺。如果患者仍存在肠道运动功能亢进，可以使用低容量灌肠帮助患者进行肠道清洁。机械治疗方法采用灌肠法，通过肛门逆行灌肠或通过腹壁阑尾造口顺行灌肠。灌肠液由生理盐水或者水与甘油或者肥皂等刺激物混合而成。

大便失禁和粪便溢漏者的肠道管理

1 机械治疗　灌肠
- 顺行性 vs. 逆行性
- 生理盐水 vs. 水
  - 甘油
  - 添加剂：甘油、肥皂

2 药物治疗　功能减弱治疗
番泻叶（2mg/kg）
水溶性纤维
聚乙二醇（0.5~1L/d）[a]

功能亢进治疗
- 便秘饮食
- 水溶性纤维素
- 药物
  - 洛哌丁胺
  - 莨菪碱
  - 考来烯胺
  - 复方地芬诺酯
- 低容量灌肠

▲ 图 15-1　肠道管理方法选择
a. 通常仅在术后 1 个月内使用以软化大便

第 16 章　便秘的评估和手术辅助治疗
EVALUATION OF CONSTIPATION AND SURGICAL ADJUNCTS

尚媛媛　译　傅传刚　校

一、药物治疗失败的功能性便秘的治疗方案

功能性便秘可以通过药物或手术进行治疗。药物治疗应优先从泻药或直肠灌肠开始。对长期有功能性便秘且药物治疗失败［泻药和（或）直肠灌肠］的患者，应首先选择对比剂灌肠，评估结肠扩张的程度以及是否有结肠扩张或结肠冗长。另外，患者应接受肛管直肠压力测定（anorectal manometry, AMAN）检查，检测直肠肛管抑制反射（recto-anal inhibitory reflex, RAIR），肛门括约肌静息压力和盆底反常收缩。

如果直肠肛管抑制反射缺失，患者最好在接受肛管直肠压力测定时进行直肠活检，排除先天性巨结肠。对于直肠肛管抑制反射消失（排除先天性巨结肠后）和外括约肌高静息压力的患者，应考虑注射肉毒杆菌毒素治疗内括约肌失弛缓症。如果肛管直肠压力测定显示盆底痉挛，患者也可从盆底物理治疗获益。值得注意的是，对于年龄太小（1 岁以下）或在肛管直肠压力测定检查期间不能遵循指导的患者，肛管直肠压力测定的结果可能不可靠。这些患者可能在没有肛管直肠压力测定数据的情况下，凭经验进行直肠活检和肛管注射肉毒杆菌毒素治疗。通常情况下，这种治疗是需要的，由于括约肌可以促进直肠排空，经治疗后对泻药会有更好的反应。

具有完整直肠肛管抑制反射或肛门括约肌静息压力低的患者，既不需要活检，也不需要肉毒杆菌毒素治疗。这些患者应通过结肠测压仪（colonic motility by colonic manometry, CMAN）、原位标记或核素显像对结肠运动能力进行评估。对于手术干预，腹壁阑尾造口可为顺行灌洗提供一个通道，并根据个人情况自行制订持续滴注冲洗方案。该方法适用于绝大多数对药物治疗无效的便秘患者，对肠道自主蠕动有障碍的患者也是一个很好的选择。成功接受上述灌洗治疗 6～12 个月后，大多数患者可以过渡到泻药治疗。如果灌洗不能改善患者的便秘，极少的情况下，可能需要手术干预，切除运动评估中肉眼可见的任何运动障碍的结肠肠段。盆底物理治疗是切除手术前重要的辅助治疗手段。

手术切除结肠前，排除无效灌洗的重要方法是通过对比剂评估灌洗是否回流至回肠末端，这可能是患者灌洗无效或不耐受的原因。如果手术，切除的范围取决于结肠运动的评估结果，如果是局灶性节段功能障碍，可选择节段性乙状结肠切除，如果结肠存在明显扩张或冗长，需进行结肠扩大切除，如果全结肠蠕动性差，需行全结肠切除（图 16-1）。

二、严重便秘的 9 岁男孩

9 岁男孩因严重便秘、每天痉挛性疼痛、漏粪污染衣裤而就诊。虽已尝试多种药物治疗，使用泻药和大便软化药，但症状没有改善。直肠灌肠也尝试过，但没有效果。X 线片和对比剂灌肠后结果如图 16-2 所示。

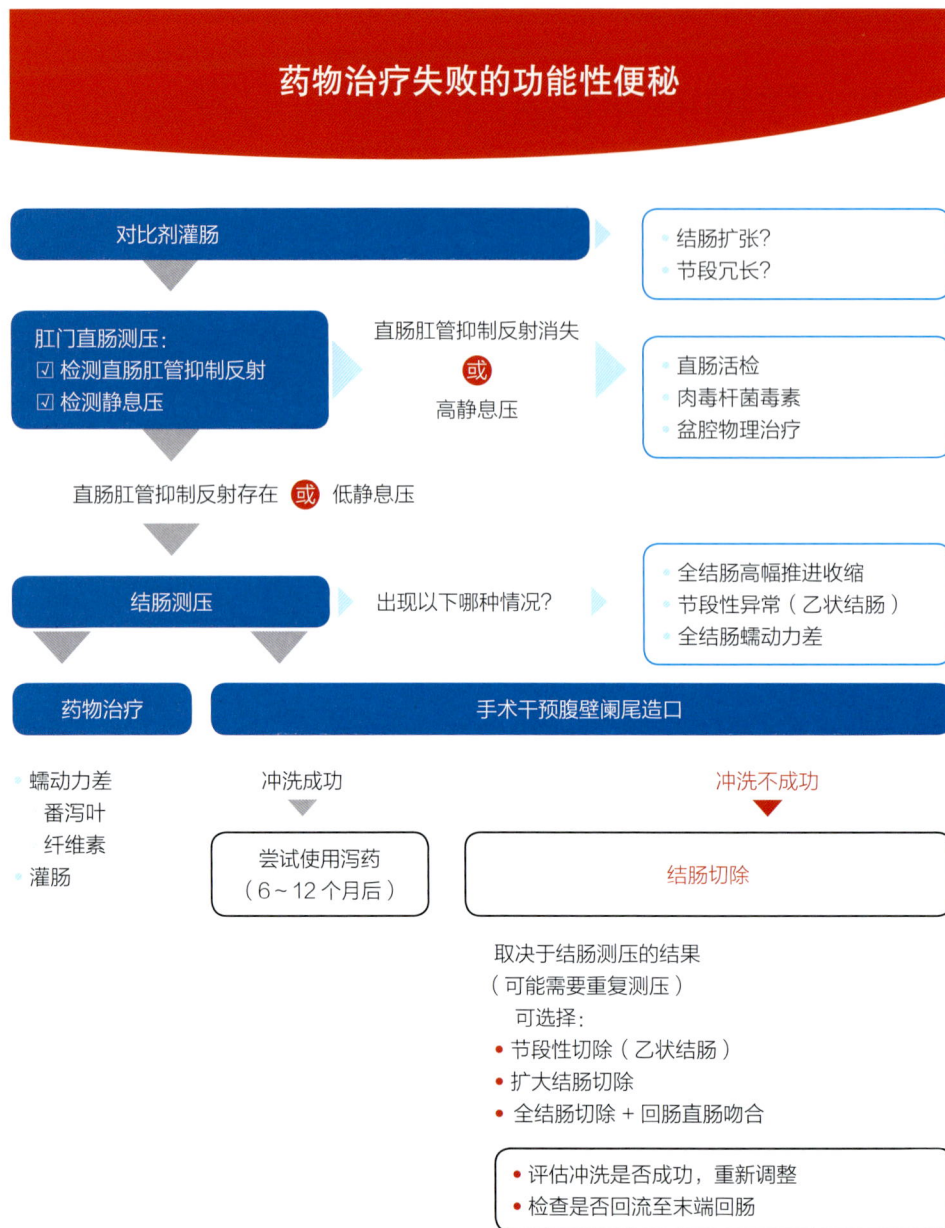

◀ 图 16-1　功能性便秘的治疗流程

药物治疗失败的功能性便秘

对比剂灌肠 →
- 结肠扩张？
- 节段冗长？

肛门直肠测压：
☑ 检测直肠肛管抑制反射
☑ 检测静息压

直肠肛管抑制反射消失 **或** 高静息压 →
- 直肠活检
- 肉毒杆菌毒素
- 盆腔物理治疗

直肠肛管抑制反射存在 **或** 低静息压 →

结肠测压 → 出现以下哪种情况？ →
- 全结肠高幅推进收缩
- 节段性异常（乙状结肠）
- 全结肠蠕动力差

药物治疗 ｜ 手术干预腹壁阑尾造口

- 蠕动力差
  番泻叶
  纤维素
- 灌肠

冲洗成功 → 尝试使用泻药（6~12 个月后）

冲洗不成功 → 结肠切除

取决于结肠测压的结果
（可能需要重复测压）
　可选择：
- 节段性切除（乙状结肠）
- 扩大结肠切除
- 全结肠切除 + 回肠直肠吻合

- 评估冲洗是否成功，重新调整
- 检查是否回流至末端回肠

下一步诊断步骤是什么？　需要手术干预吗？

　　病情描述显示，患儿药物治疗失败。药物和灌肠治疗都不起作用，是一个具有明显症状的严重的便秘患者。下一步，需要做肛管直肠压力测定，看是否存在直肠肛管抑制反射，如果存在，基本可以排除先天性巨结肠（图 16-3）。如果直肠肛管抑制反射消失，要么是先天性巨结肠（可能性较低），要么是内括约肌失弛缓症，需要进行直肠活检和肉毒杆菌毒素注射治疗。有时，可能会遇到年龄更大一些的先天性巨结肠病例，便秘多年但从未发生肠炎。如果排除先天性巨结肠，很多时候可以先治疗括约肌问题，避免手术治疗（因为这是一个出口问题，不是结肠动力问题），括约肌功能逐渐正常后，减少泻药的使用。括约肌的治疗使用肉毒杆菌毒素，通常会有效，可能需要在 3~4 个月内重复注射。100U 肉毒杆菌毒素溶于 1~2ml 生理盐水中肛管注射。盆底物理治疗也可能起到一定的作用。

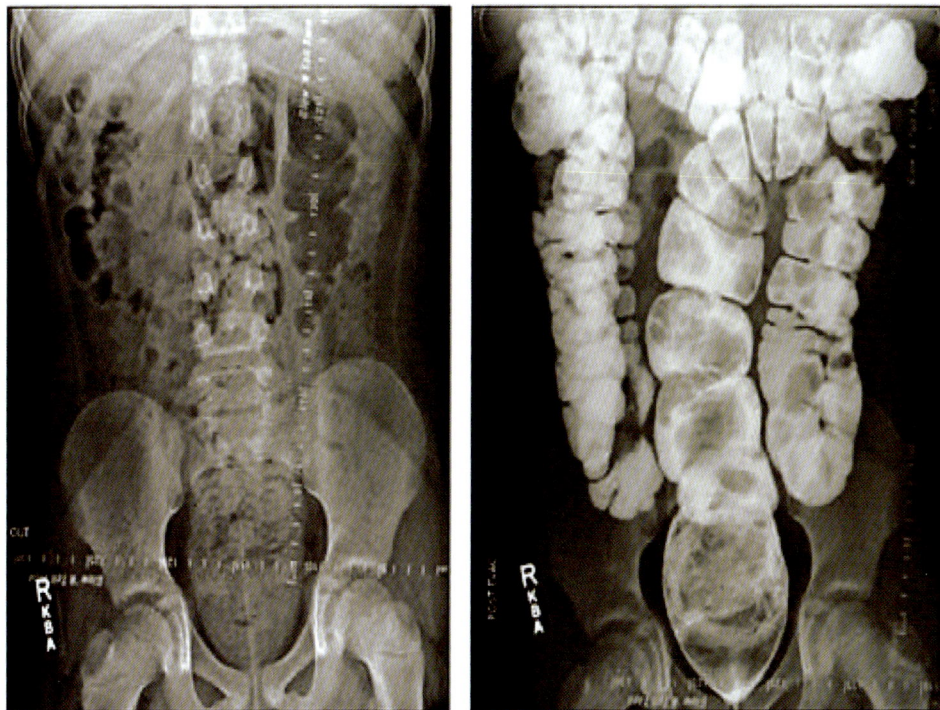

◀ 图 16-2 X 线片和对比剂灌肠

◀ 图 16-3 诊断步骤

诊断	先天性巨结肠	内括约肌痉挛	功能性便秘
肛管直肠压力测定结果	直肠肛管抑制反射消失	直肠肛管抑制反射消失	直肠肛管抑制反射存在
活检结果	神经节细胞缺失，肥大神经存在	神经节细胞存在	神经节细胞存在
治疗	全结肠切除	肉毒杆菌毒素	结肠测压仪，可能需要腹壁阑尾造口或结肠切除

如果肛管直肠压力测定值正常，下一步诊断步骤如何安排？提供什么手术干预？

如果导致便秘的不是括约肌问题，需要评估结肠动力。为了提高准确性，可以选择原位标记检查、放射性核素检查或结肠测压法。了解以下 3 种结肠运动异常。

● 结肠动力差，但整个结肠存在活力。

● 节段性动力异常（通常是乙状结肠）。

● 弥漫性结肠运动障碍，整个结肠没有活力。

上述 3 种情况，应该最先选择顺行冲洗（腹壁阑尾造口或盲肠造口术）（图 16-4）。顺行冲洗后，绝大多数患者会好转。对于结肠蠕动慢，但整个结肠有高幅推进性收缩（high amplitude propagated contraction，HAPC）的患者，这是一

动力检测	起始治疗	手术切除（如果顺行冲洗失败）
弥漫性运动缓慢但整个结肠高幅推进性收缩	腹壁阑尾造口	乙状结肠切除
节段性动力差（乙状结肠）	腹壁阑尾造口	乙状结肠切除
弥漫性动力差	腹壁阑尾造口	扩大切除 *

* 对于弥漫性动力差的患者，如果球囊逼出试验成功，需要行结肠次全切除 + 回肠直肠吻合；反之，如果球囊逼出试验失败，行腹腔镜结肠次全切除（Deloyers 术）联合顺行冲洗。术前行盆底物理治疗

▲ 图 16-4 进一步诊断

个非常可靠的选择。对于节段性动力异常的患者，单纯顺行冲洗通常能够起效（＞ 90%）。

对于弥漫性结肠运动障碍的患者，冲洗通常不起作用（10% 有效）。如果顺行冲洗失败，可能需要手术切除。盆底物理治疗通常应在术前进行，这通常是一个潜在的问题。相关研究正在通过小儿结肠直肠和盆腔学习联盟（PCPLC；www.pcplc.org）进行，具体的数据和各种情况所对应的确切数字正在研究中。这些都是相对较新的理念，强调了在胃肠道 / 动力方面与同事合作的重要性。

图 16-5 所示为腹腔镜结肠次全切除步骤，扩大乙状结肠、左半结肠、横结肠、部分右半结肠切除及腹壁阑尾造口。右半结肠与直肠吻合，在下方做腹壁阑尾造口。如果患者可以排空直肠（球囊逼出试验成功），可以选择次全结肠切除加回肠直肠吻合。

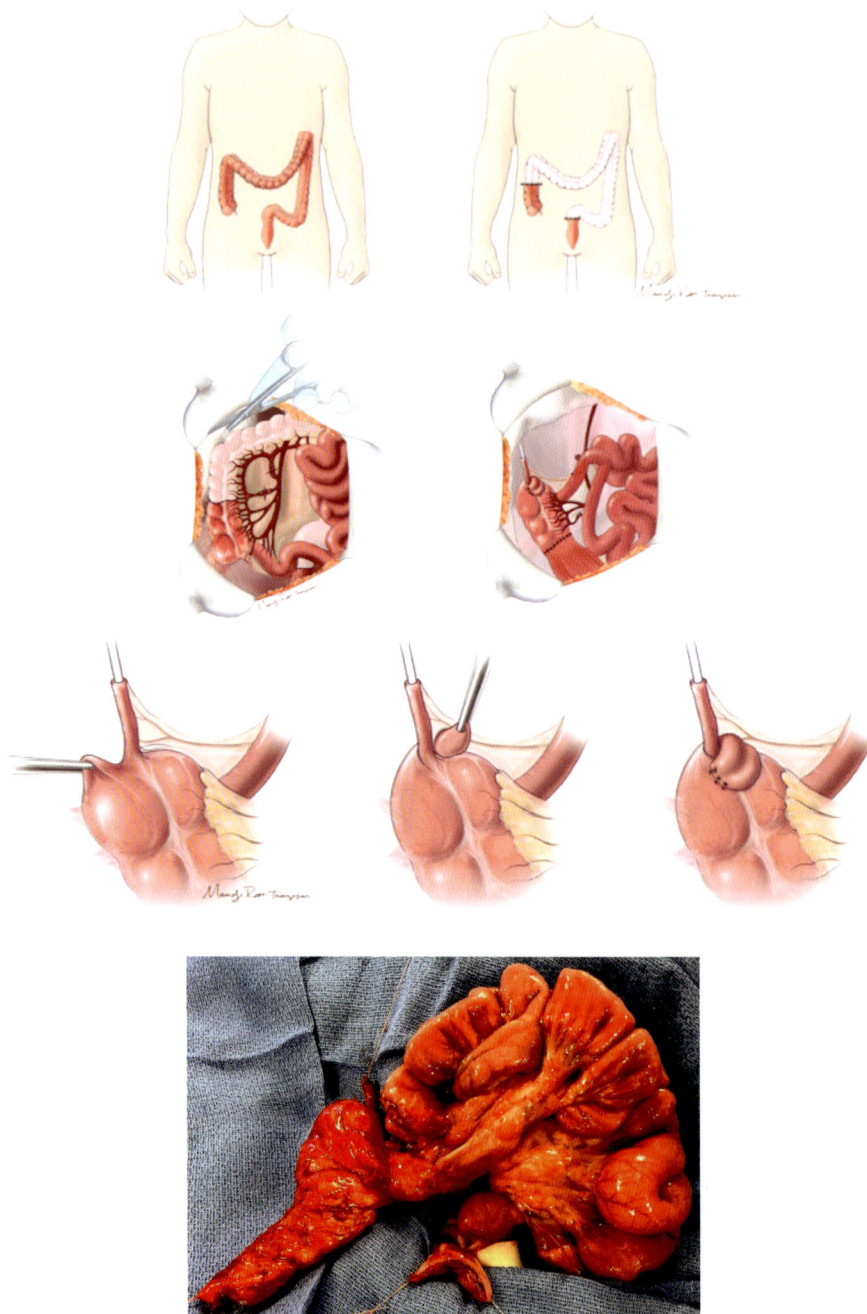

▲ 图 16-5　扩大切除（腹腔镜结肠次全切除术）+ 腹壁阑尾造口

三、活检显示神经肥大的先天性便秘

9 岁女童因先天便秘、肛管直肠压力测定正常和直肠肛管抑制反射正常就诊。患儿正在服用大剂量泻药,有痉挛性腹痛和漏粪污染衣裤。直肠活检显示神经节细胞和肥大神经。对比剂灌肠结果如图 16-6 所示。

根据肛管直肠压力测定活检结果和影像学检查能排除先天性巨结肠吗? 治疗计划是什么?

肛管直肠压力测定结果正常,同时直肠肛管抑制反射存在,可以排除先天性巨结肠。有了这些结果,不需要进行活检。神经节细胞的存在进一步证实患者没有先天性巨结肠病。肥大神经不一定与先天性巨结肠有关,可能是由排空不畅和长期便秘导致的直肠扩张引起。

结肠对比剂灌肠显示乙状结肠和横结肠冗长,临床表现与对药物治疗不敏感的便秘最为一致。由于药物治疗失败,而且不是括约肌问题,该患者的下一步治疗步骤为通过腹壁阑尾造口或直肠灌肠顺行冲洗。绝大多数功能性便秘患者只需要通过灌肠治疗即可见效无须进行结肠切除。

如果患者上述治疗失败,只能考虑结肠切除,需要进行肠道动力评估和对比剂灌肠观察有无结肠冗长。在这个独特的病例中,乙状结肠和横结肠都冗长。因此,切除乙状结肠和左半结肠,横结肠与直肠上段吻合是最佳的选择。

四、便秘是否由于先天性巨结肠引起

10 岁男孩因严重便秘、对各种泻药不敏感就诊。患儿每天都有痉挛性腹痛,食欲不振,有排便。对比剂灌肠结果如图 16-7 所示。

在清醒状态下完成肛管直肠压力测定检查,直肠肛管抑制反射缺失。直肠活检显示在观察的100 个不同层面上都没有发现神经节细胞。然而,可见钙视网膜蛋白表达。

为这个患者做些什么?

有以下可能考虑的情况。

● 患有先天性巨结肠,需要全结肠切除,但应首先重复进行活检。

● 患有内括约肌失弛缓症,需要注射肉毒杆菌毒素,使用泻药,并且可能需要腹壁阑尾造口。

● 功能性便秘,只需要腹壁阑尾造口。

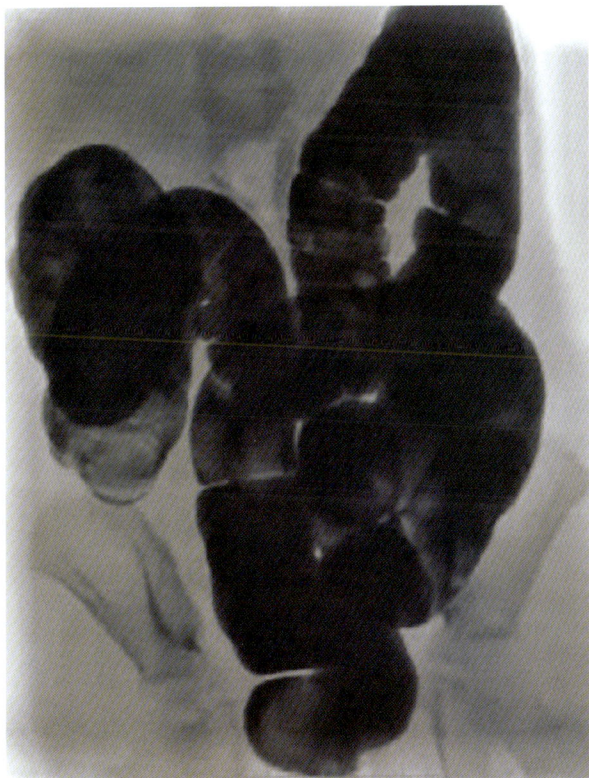

▲ 图 16-6 对比剂灌肠结果

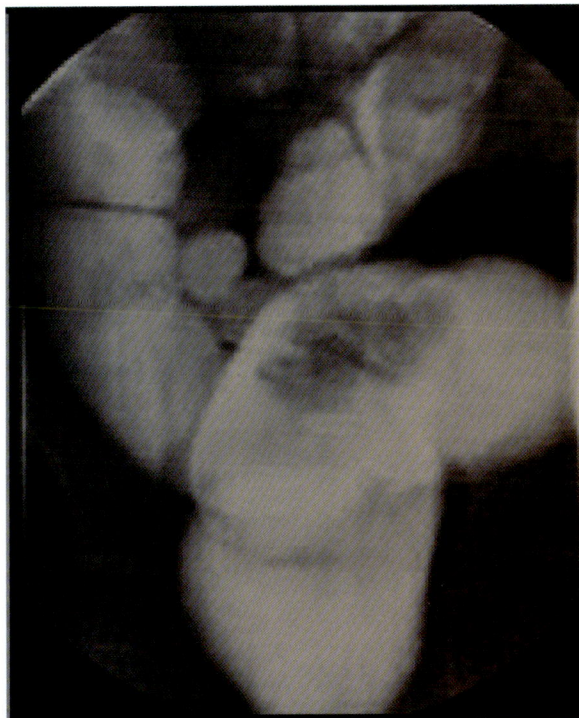

▲ 图 16-7 对比剂灌肠结果

● 虽然没有神经节细胞，但钙视网膜蛋白的存在意味着存在神经节细胞，可排除先天性巨结肠病。

如果没有神经节细胞，意味着患有先天性巨结肠（HD）吗？如果没有发现肥大的神经，那么答案是"否"。不应对单纯神经节细胞缺失的患者做手术，应有更多的证据。如果有钙视网膜蛋白的表达，意味着神经节细胞就在附近。如果钙视网膜蛋白染色呈阳性，则不是先天性巨结肠。该患者更有可能患有内括约肌失弛缓症，神经节细胞的缺失可能是与直肠扩张有关的取样误差。因此，肉毒杆菌毒素肛门括约肌注射，使用更多的泻药，腹壁阑尾造口顺行性冲洗是可选择的很好的治疗方法，不需要做结肠造口或先天性巨结肠全结肠切除。

为了确认结果，可以重复活检。另外，该患者没有慢性扩张、发育不良或肠炎，临床上不像先天性巨结肠，先天性巨结肠很少只有严重的便秘。

第 17 章　腹壁阑尾造口（顺行）或灌肠（逆行）结肠清洗

MALONE APPENDICOSTOMY (ANTEGRADE) OR ENEMAS (RETROGRADE) FOR COLONIC CLEANING

尚媛媛　**译**　傅传刚　**校**

一、腹壁阑尾造口手术角度了解阑尾系膜

在阑尾周围通过盲肠折叠行腹壁阑尾造口时，应仔细观察阑尾系膜，有 2 种不同的脉管系统解剖模式。

包含阑尾动脉及与阑尾平行的系膜情况见图 17-1。

折叠时，将阑尾和系膜拉直，在两者的底部周围折叠。

如阑尾动脉的系膜呈现孔状的情况（图 17-2）。阑尾系膜的穿支血管之间形成系膜开窗，应将包裹盲肠的侧边系膜拉过来，通过开窗来进行折叠。

二、腹壁阑尾造口折叠：避免阻塞末端回肠

在阑尾周围折叠盲肠时，一定要拉直阑尾，这样回肠末端便不会打折（图 17-3 和图 17-4）。

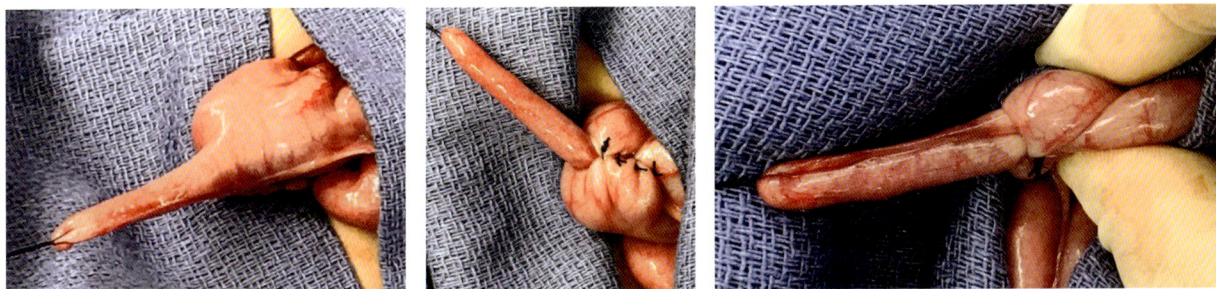

▲ 图 17-1　与阑尾平行的阑尾系膜

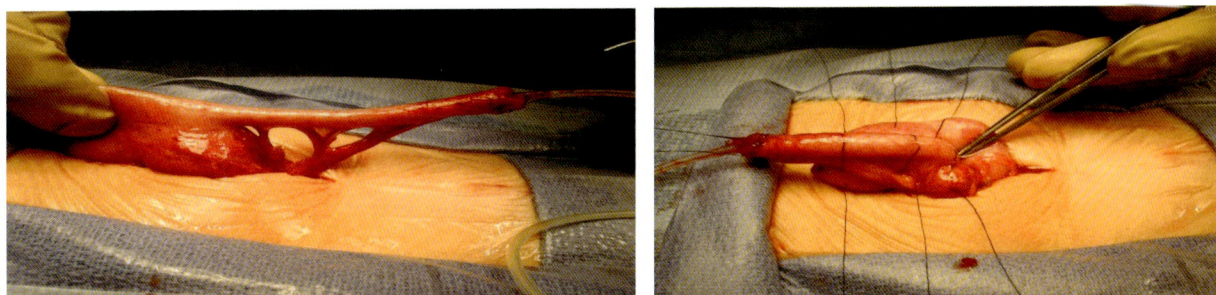

▲ 图 17-2　具有膜孔的阑尾系膜

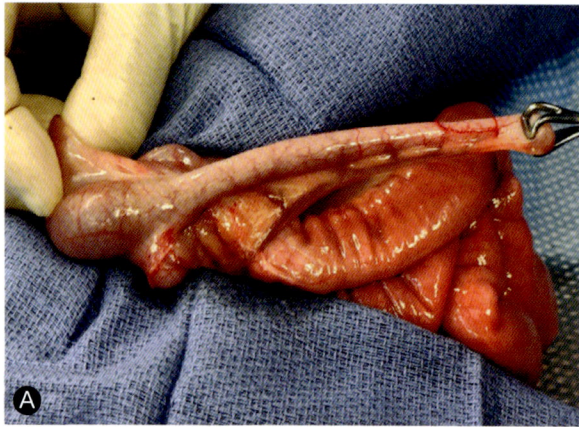

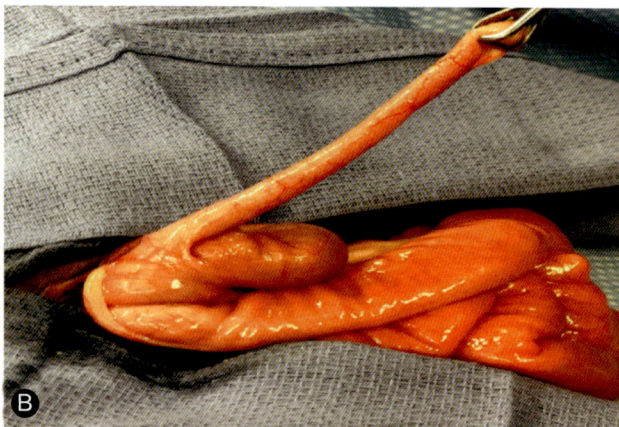

▲ 图 17-3 A. 错误的选择：向回肠末端方向折叠；B. 更好的选择：远离回肠末端方向进行折叠

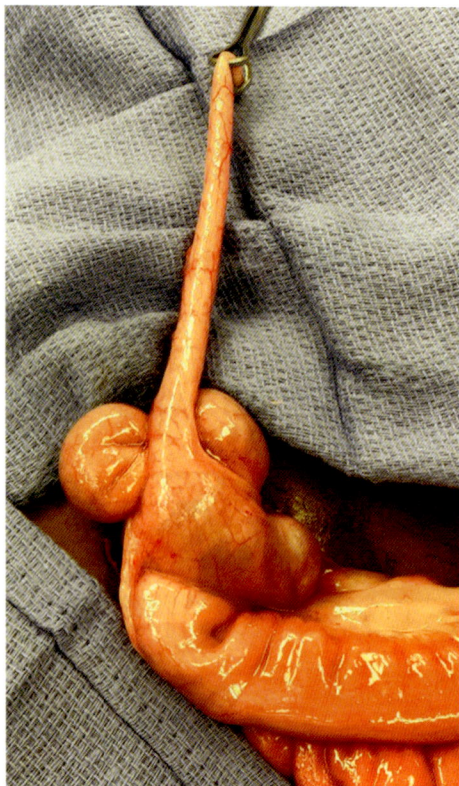

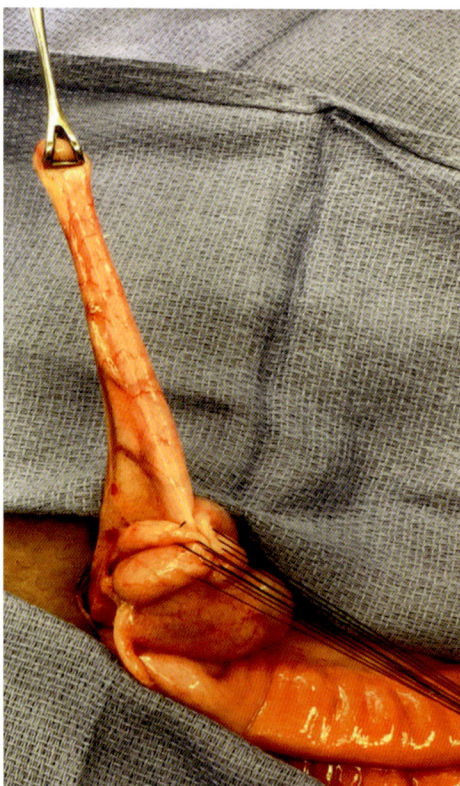

◀ 图 17-4 避开回肠末端进行折叠

三、新腹壁阑尾造口

如果患者没有阑尾，或阑尾需要用于其他用途（如用于阑尾膀胱改道），可以将部分盲肠或右半结肠管状化，形成一个新的腹壁阑尾造口。在结肠血管的任意一侧标记一个长方形，横跨于结肠血管的两侧（图 17-5）。然后，提起皮瓣（图 17-6）。

注意管状化皮瓣的方向。皮瓣做成管状结构后（图 17-7），在结肠上进行折叠，让新建管道开口的朝向位于肚脐或右下腹的腹壁开口。

四、腹壁阑尾造口环状吻合

腹壁阑尾造口脐部吻合时，可选择在脐的底部进行环形吻合。这是一种可重复的技术，尤其当腹部已有另一个切口，用于盲肠折叠时，非常理想。将脐外翻，在脐皮肤上做一圆形切口，将

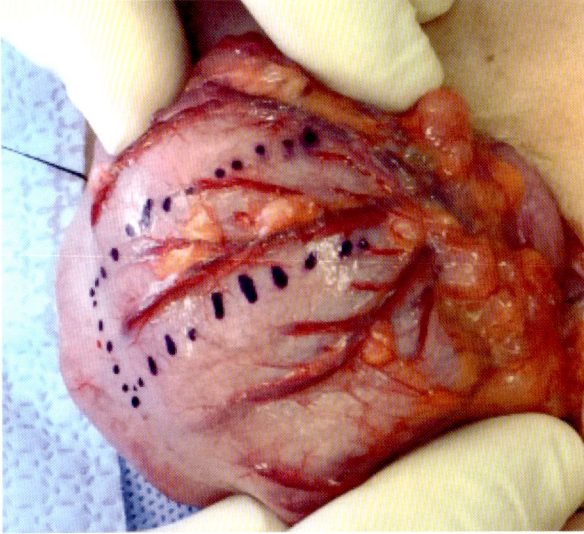

▲ 图 17-5　在盲肠血管周围绘制的长方形

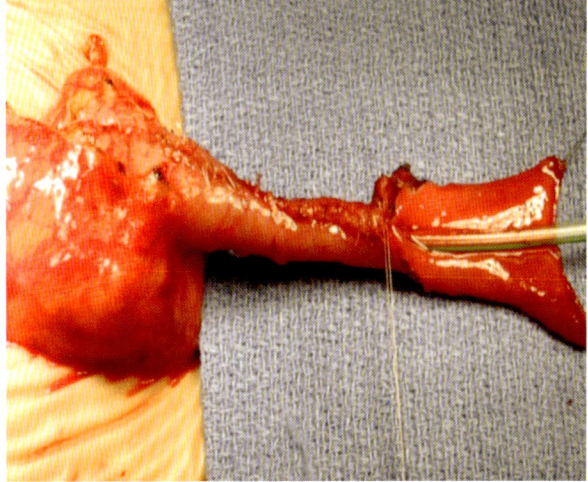

▲ 图 17-7　盲肠皮瓣管状化处理

切开的阑尾圆形残端与皮肤上的圆圈缝合，将脐缩小成隐形的开口（图 17-8）。

五、腹壁阑尾造口：Y-V 吻合

腹壁阑尾造口，脐部吻合的另一种选择是 Y-V 吻合。做一个三角形的皮瓣覆盖开口，使脐看起来更自然。这是腹腔镜腹壁阑尾造口中的首选技术，脐筋膜可以切开，盲肠可以提到体外进行折叠，不需要做脐下皮肤切口。

阑尾与脐皮肤 Y-V 吻合的步骤如图 17-9 所示。步骤：1. 脐；2. 在 V 形点底部缝合；3. 牵拉 V 形顶点；4. 做好 V 形标记；5.V 形切开；6. 将 V 形延伸形成 Y 形；7. 切开呈 V-Y 形切口；8. 推移 V 形切口；9.V 形切口准备与阑尾吻合；10~14. V-V 缝合；15.V-V 缝合完成，准备关闭 Y 形底部切口。

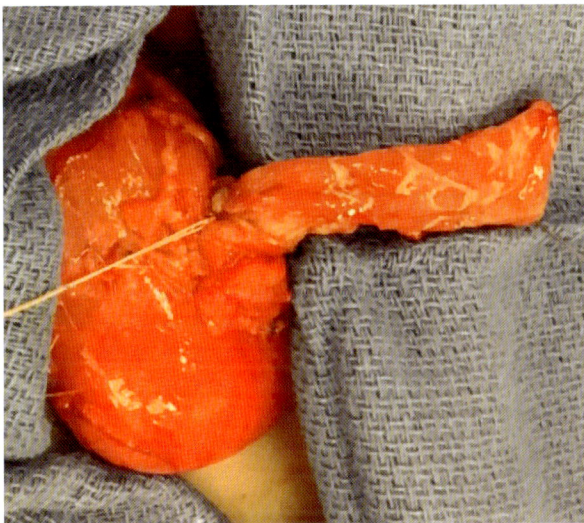

▲ 图 17-6　提起盲肠皮瓣进行管状化处理

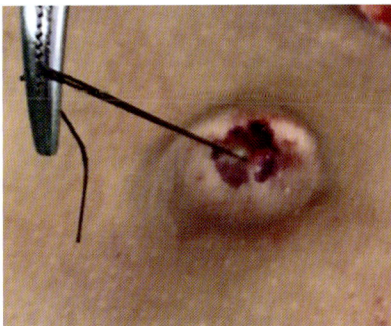

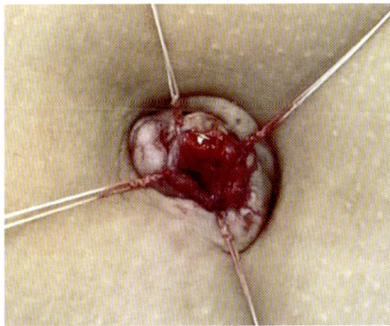

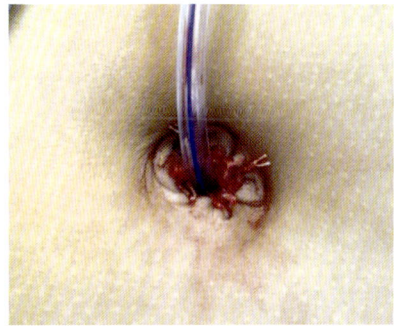

▲ 图 17-8　将阑尾与脐部皮肤环形吻合

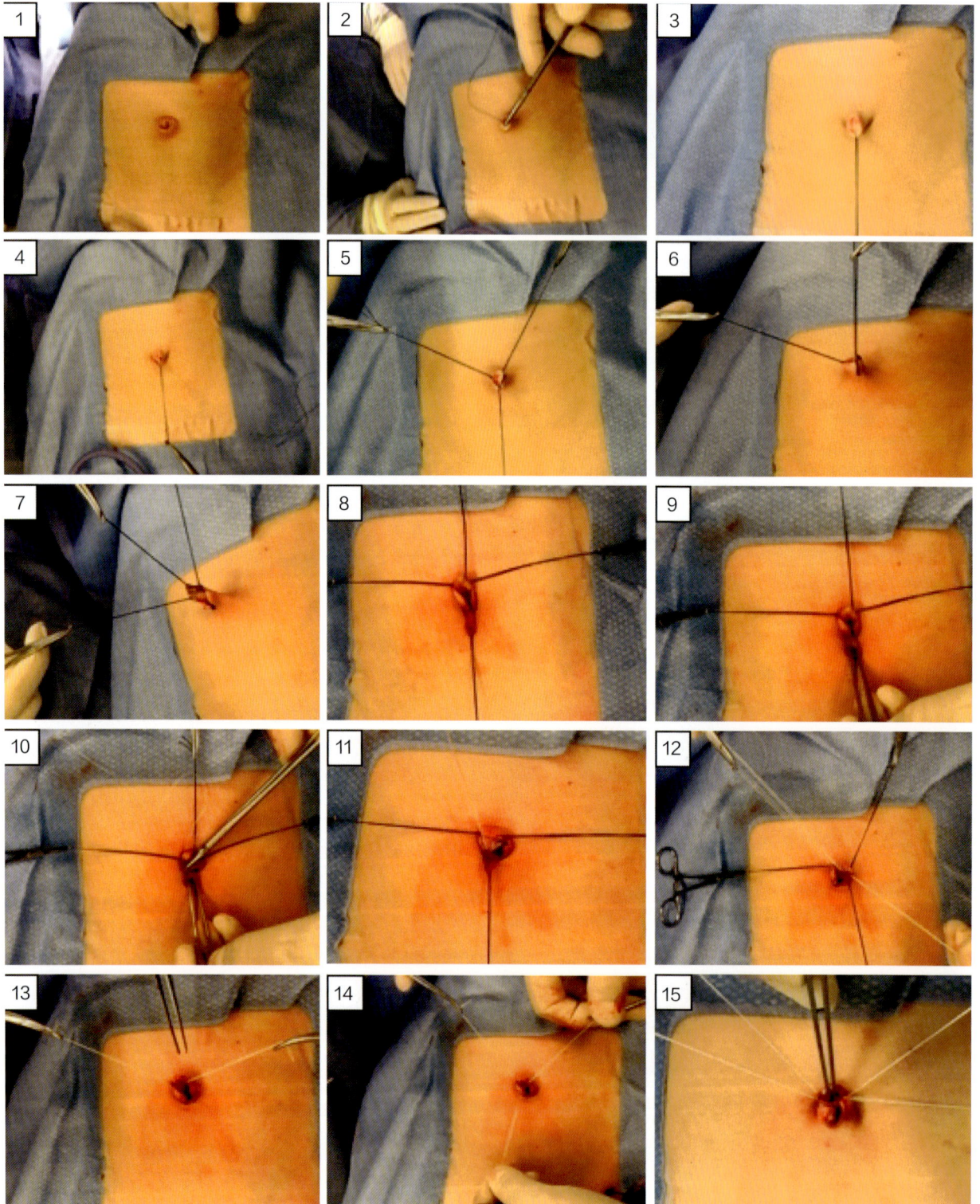

▲ 图 17-9　Y-V 吻合术的操作步骤

六、腹壁阑尾造口最后步骤：避免并发症的小细节

腹壁阑尾造口后，经阑尾 – 脐吻合口放置一根喂养管或 Foley 导管（图 17-10）。导管放置 1 个月，术后 1 天或 2 天（恢复正常饮食后）即可用于每日顺行灌洗。

1 个月后，家属学习如何从腹壁阑尾造口插入导管。Coudé 导管最简单，尖端的硬度和角度使它更容易通过管道，并且不会造成损伤（图 17-11）。

门诊随访中，应给家属提供硅胶塞或替代品，使用简单的塑料敷料将其固定到位（图 17-12）。自控顺行灌肠塞子放置 6 个月，保持管道通畅，

避免早期狭窄。也可采用留置球囊，如用于胃造口术的导管。或者，患者可以每天放置导管 2 次，以保持通道通畅。

七、自控顺行灌肠塞替代品

自控顺行灌肠（antegrade continence enema，ACE）可以通过腹壁阑尾造口、盲肠皮瓣阑尾或管状盲肠造口进行。使用组织导管如腹壁阑尾造口或盲肠皮瓣阑尾时，可使用塞子防止气体和粪便漏出，并可作为支架以防止肠 – 皮肤吻合口狭窄。硅胶自控顺行灌肠塞子可替换为柔软的 8Fr 鼻胃管，顶部打 2～3 个结缩短长度，或者用切断并打结的 Coudé 导管代替（图 17-13）。

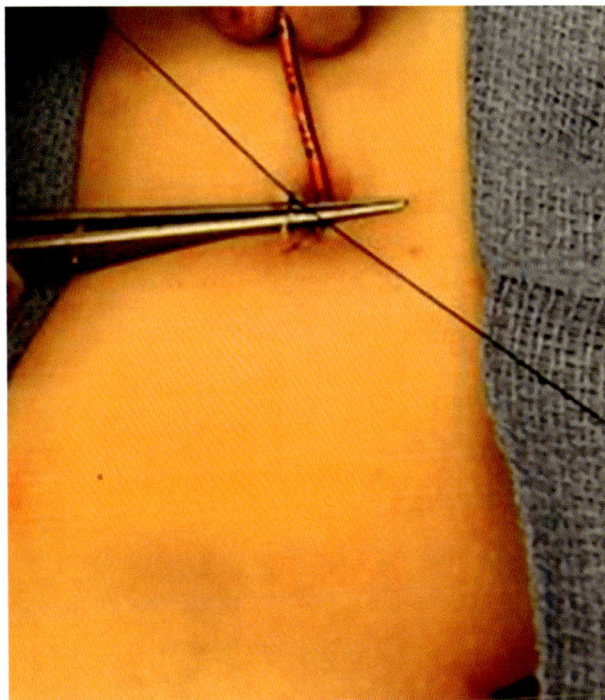

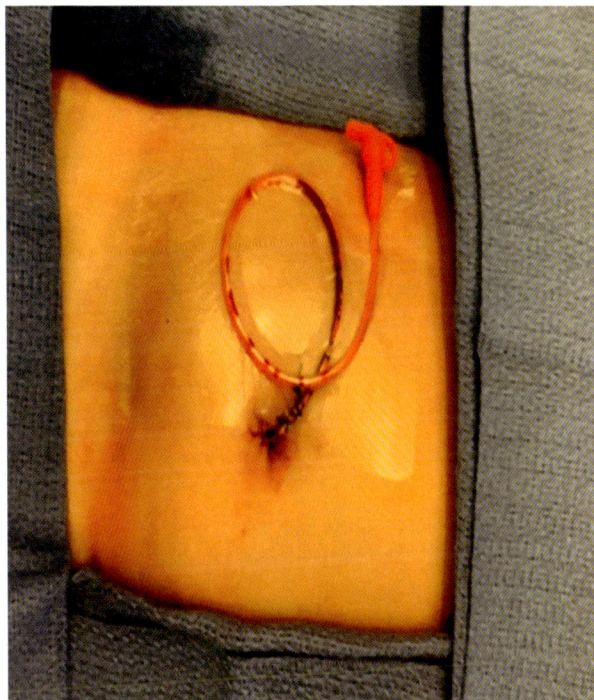

▲ 图 17-10　导管留置在脐部

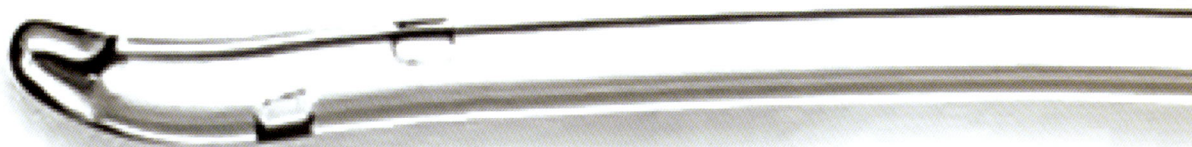

▲ 图 17-11　Coudé 导管

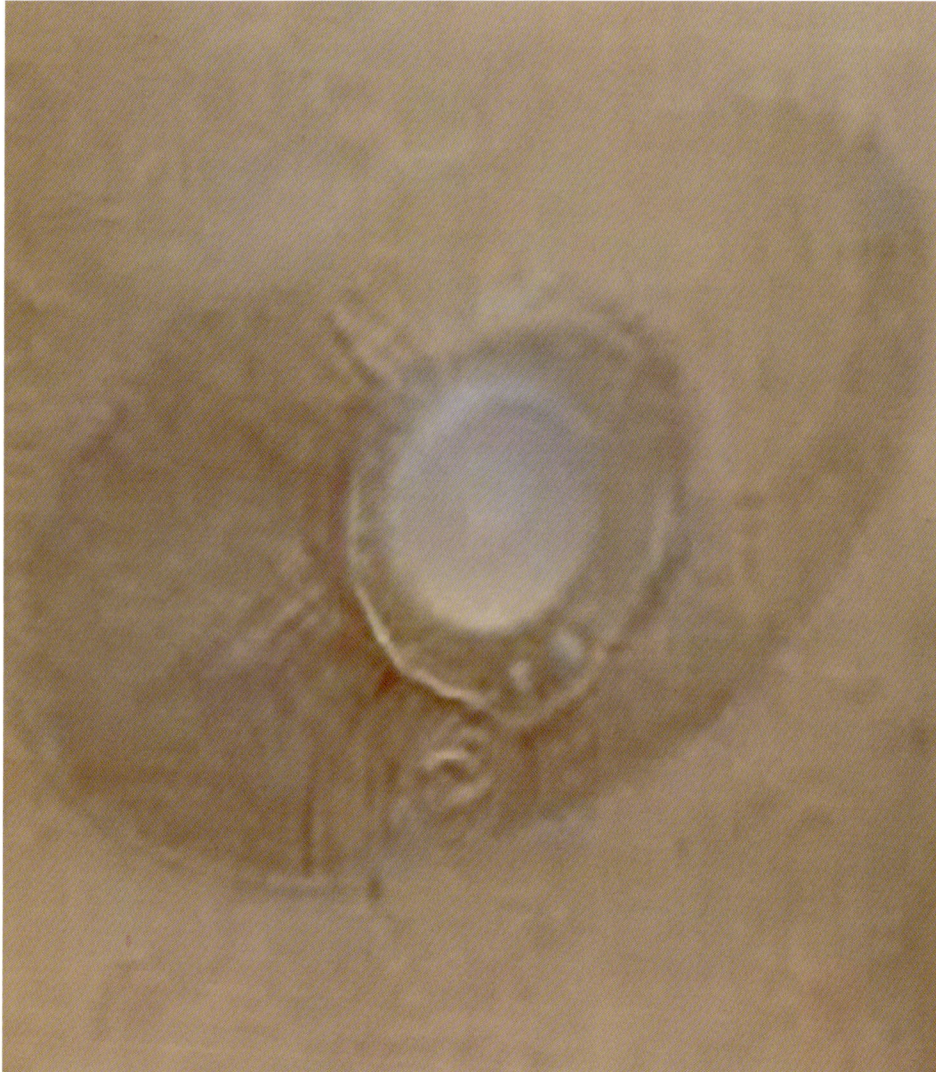

◀ 图 17-12　腹壁阑尾造口塞就位并用胶带固定

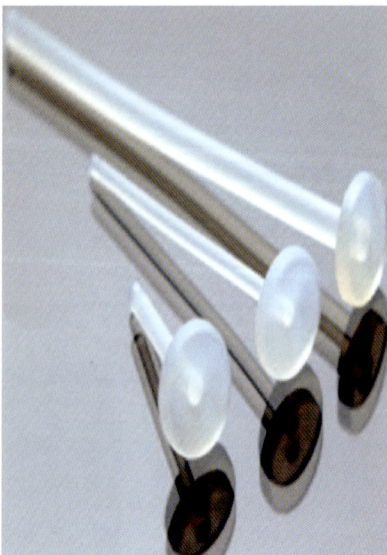

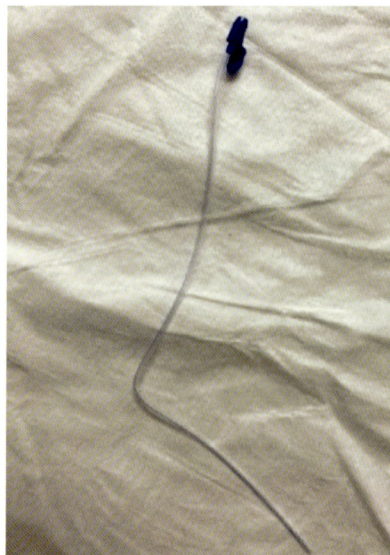

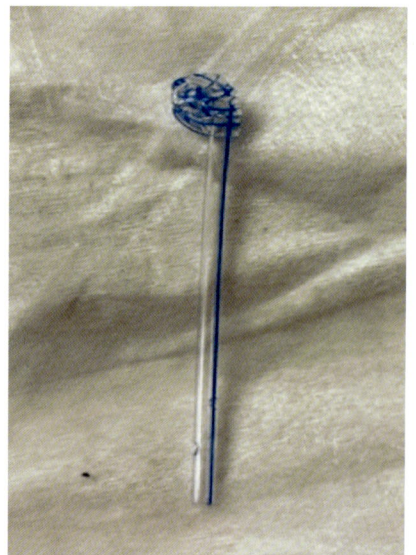

▲ 图 17-13　自控顺行灌肠开口的可选物品

第 18 章 腹壁阑尾造口手术并发症及处理
MALONE COMPLICATIONS AND TROUBLESHOOTING

杨　飙　译　傅传刚　校

一、腹壁阑尾造口脱垂

经腹壁阑尾造口有时可能会脱垂，通常是由于筋膜开口过大引起。简单的治疗方法是游离远端阑尾造口，切除脱垂部分，缩紧筋膜开口，合并缝入阑尾浆膜防止再出现脱垂。

图 18-1 示意了腹壁阑尾造口脱垂的修复。上排从左至右的图片显示游离冗长的黏膜，围绕多余的黏膜环形缝制牵引线，游离阑尾。下排从左到右的图片，依次显示裁剪多余阑尾黏膜，新的阑尾圆形残端与脐部皮肤完成吻合。

二、自控顺行灌肠的塞子或导管被卡住，该怎么办

这是一个很常见的问题。手术结束后，患儿

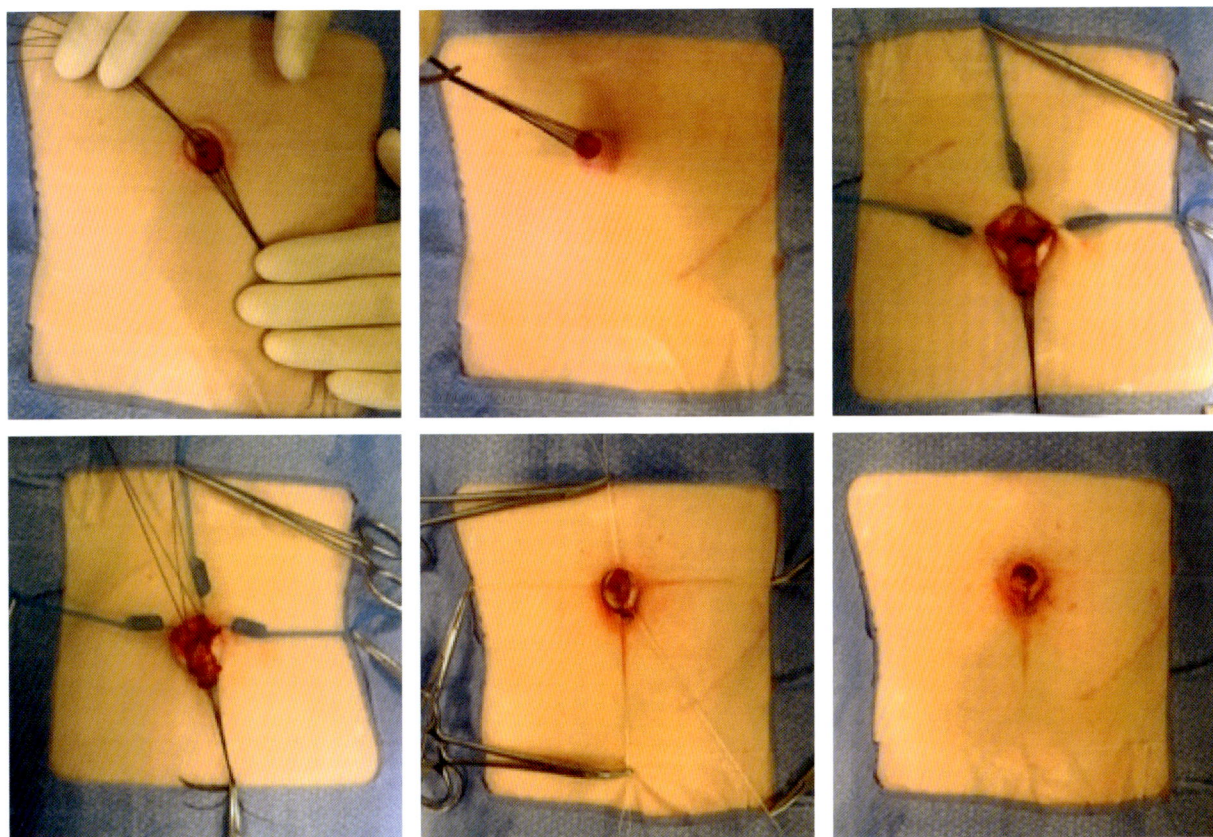

▲ 图 18-1 腹壁阑尾造口脱垂的处理

回到家里，开始常规的冲洗程序。一切都按计划进行，然后自控顺行灌肠（ACE）的塞子或导管突然卡住了。家人惊慌失措地寻求帮助，想知道是否正常，是否曾发生在其他人身上。是的，这个问题很常见。不知为什么，塞子或导管在患者体内打成一个结。指导家属切断自控顺行灌肠塞子缠绕的部分或体外的部分导管，将润滑的 Coudé 导管穿过顺行灌洗通道，就像通常进行冲洗程序的步骤那样。向患儿家属解释，自控顺行灌肠塞子上的微小硅胶片或残留的导管末端对人体不会造成任何伤害，下次冲洗时会从大便中排出。

三、顺行灌肠或经直肠灌肠无效

如果直肠灌肠效果不佳或不符合预期，需通过腹壁阑尾造口或盲肠造口进行造影检查，评估患者的解剖结构，并通过对比剂模拟冲洗（图 18-2）观察先前结肠造口闭合部位是否存在妨碍灌肠效果的狭窄，如果有狭窄，造影显示会很明显。可通过手术切除狭窄的结肠解决该问题。

四、解决顺行冲洗问题的关键步骤

通过腹壁阑尾造口或盲肠造口每日顺行灌洗遇到困难时，观察灌洗的有效性很重要。通过腹壁阑尾造口或盲肠造口进行造影可以"模拟"灌洗，显示整个灌洗过程。

注意，某些患者的灌洗液会回流到回肠末端，而不是流入大肠（图 18-3）。因此，灌洗效果不佳，经常会出现恶心和腹部不适等症状。大量的灌洗液未进入结肠，所以灌洗无效。如果确定是这个问题，可以通过将一根更长的导管插入腹壁阑尾造口，将冲洗液引向结肠。该操作由介入放射科医生完成，如果患者已有从腹壁阑尾造口插入的导管，可以将导管插得更深一点，放射造影确认导管正确进入右半结肠深部。

五、尿潴留引起梗阻

17 岁女性，患有功能性便秘，其评估结果显示弥漫性结肠动力不足，直肠肛管抑制反射（RAIR）正常，但全结肠测压均没有高幅推进性

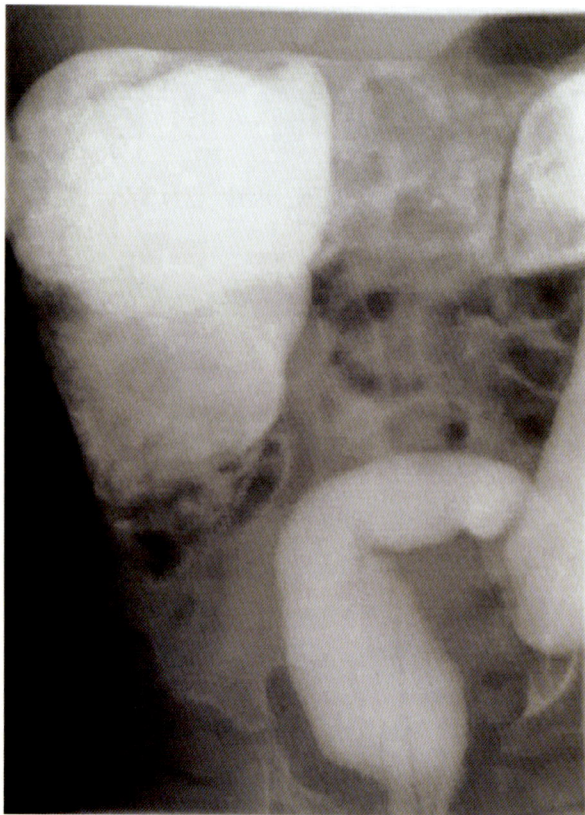

▲ 图 18-2　结肠造口关闭部位的左半结肠狭窄，阻碍了顺行冲洗

收缩（HAPC）。肛门直肠压力测定（AMAN）时，球囊逼出试验（balloon explusion test，BET）正常。尽管多次尝试治疗，包括使用泻药和灌肠药，但病情未好转。因此，进行了结肠次全切除，回肠直肠吻合手术。患者一开始表现良好，但 3 个月后，出现明显腹胀，腹部 X 线片如图 18-4 所示。

造成患者病情的原因是什么？需要如何治疗？

为了排除吻合口问题，进行了对比剂灌肠，显示吻合口无狭窄。但在 X 线片上可以看到巨大的盆腔肿块。研究发现是严重膨胀的膀胱，患者处于尿潴留状态。膀胱引流后，症状明显改善。此后，通过定时排放尿液，问题不再出现。

六、顺行或逆行灌肠后仍持续便秘

逆行或顺行灌肠是治疗便秘的有效方法。一般不建议灌肠同时口服泻药，会改变灌肠引起排便的可预测性。尽管对灌肠液进行了优化，但一些结肠动力差或严重便秘的患者，灌肠时仍会持续感到困难和（或）疼痛（图 18-5）。发生这种

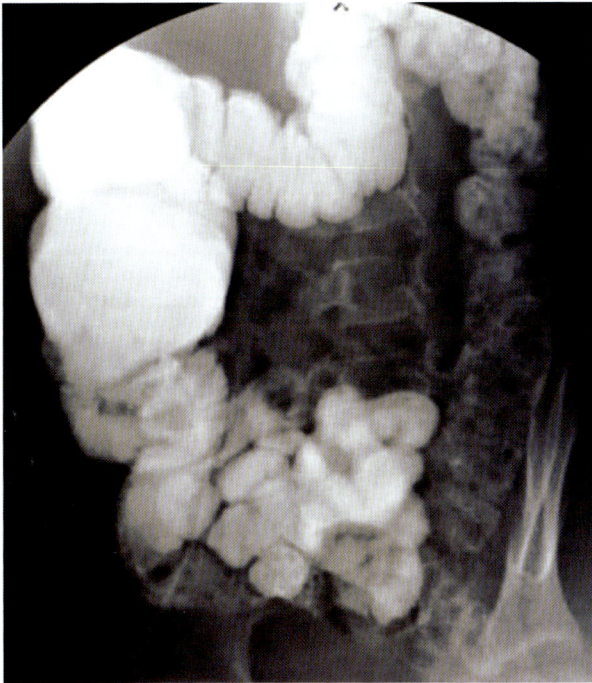

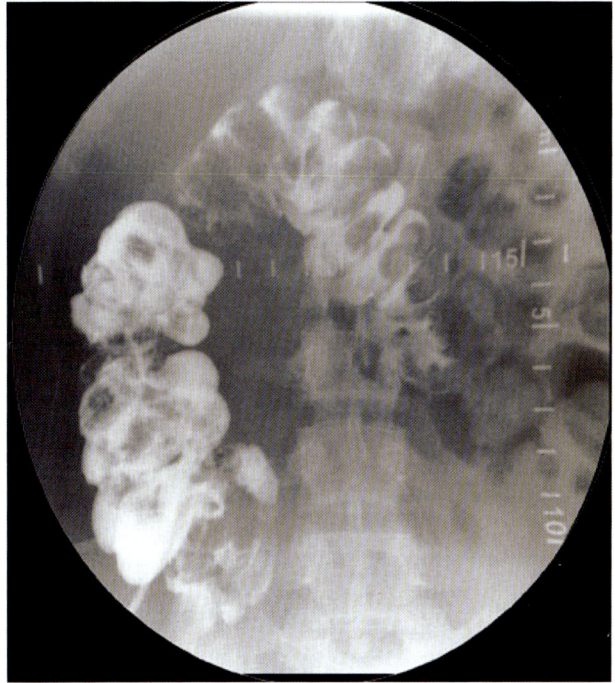

▲ 图 18-3 灌洗液流入末端回肠

情况时，每天口服半杯或 1 杯聚乙二醇（PEG）3350 有助于软化粪便，使灌肠液 / 粪便更容易排出，提高灌洗效果。可根据需要确定 PEG 3350 的剂量以达到效果。此外，给药时机是避免灌肠前出现渗漏的关键。

七、右半结肠粪便潴留

因泄殖腔畸形接受腹壁阑尾造口治疗 6 年的 9 岁女性患儿。采用的灌洗方案是 400ml 生理盐水（NS）+30ml 甘油 +30ml 橄榄油皂，效果良好。但如果当灌肠无效时，偶尔会出现夜间粪便溢漏和呕吐。对比剂灌肠和腹部 X 线检查显示，右侧结肠扩张，积存大量粪便（图 18-6）。

灌肠液进行以下更改，以尝试排空右侧结肠：冲洗液浓缩至 100ml 生理盐水 +30ml 甘油 +30ml 橄榄油，给药后，患者右侧卧位保持 10～20min，然后给予剩余的 300ml 生理盐水。

其父母反映，应用最初的方案后患儿感到恶心、抽筋和出汗。再次调整初始灌洗液为 200ml 生理盐水 +30ml 甘油 +30ml 橄榄油，然后再给予 200ml 生理盐水，家人报告粪便排出量有所增加，仅偶尔会有一点粪便溢漏。1 个月后的腹部 X 线检查显示不再有大便积存（图 18-7）。

这种肠道管理的关键是让患儿右侧卧位时，用低容量浓缩液体，将右侧结肠的粪便液化，然后用盐水冲洗。

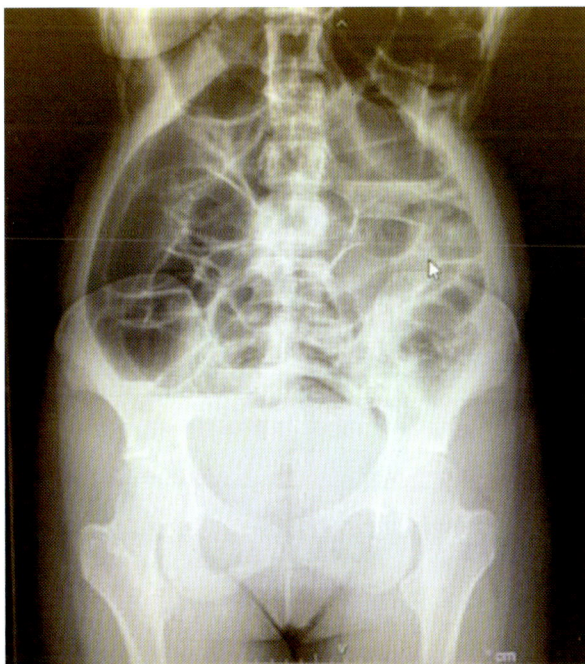

▲ 图 18-4 小肠扩张，盆腔内透明肿块

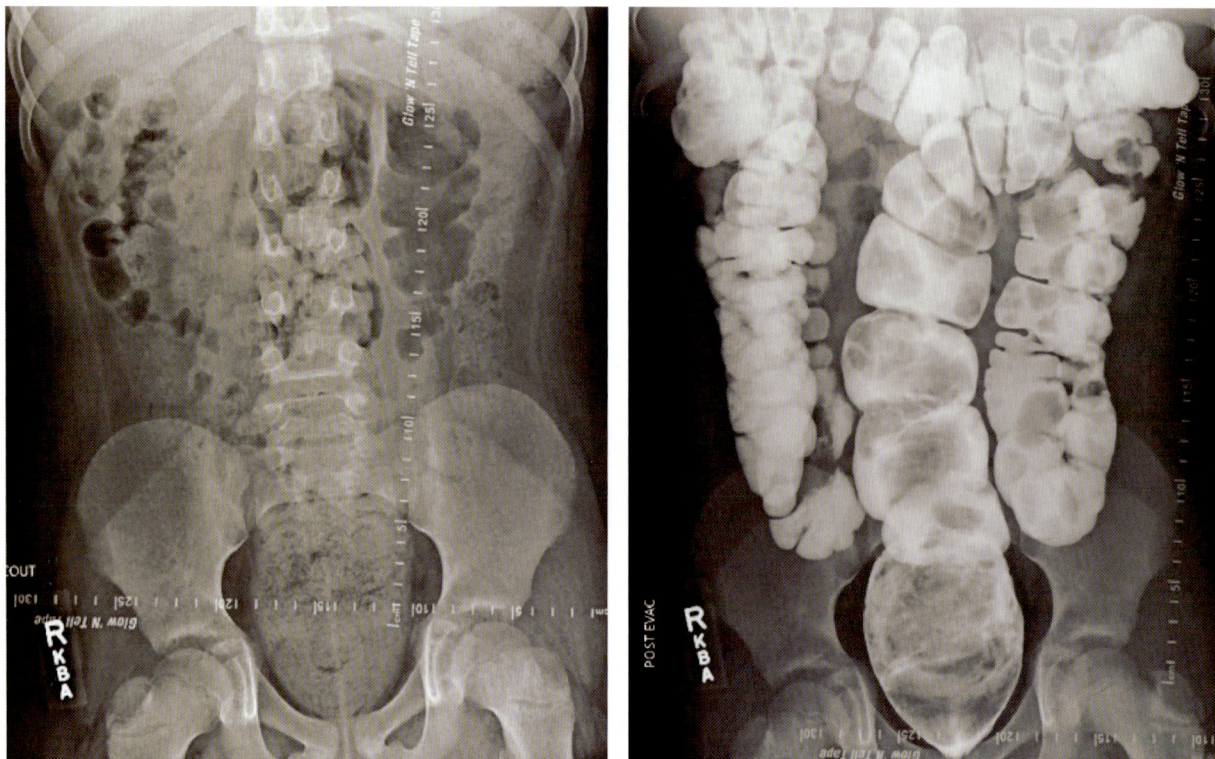

▲ 图 18-5　严重便秘患者的腹部 X 线片和对比剂灌肠影像

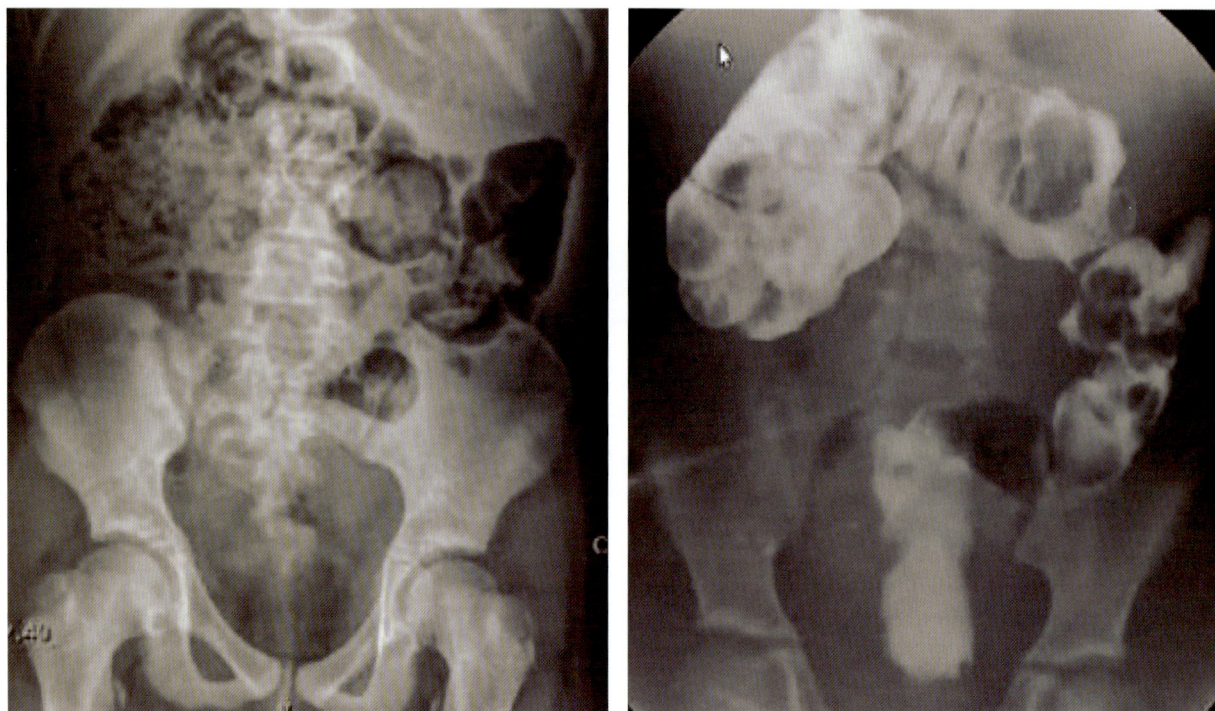

▲ 图 18-6　对比剂灌肠和腹部 X 线检查

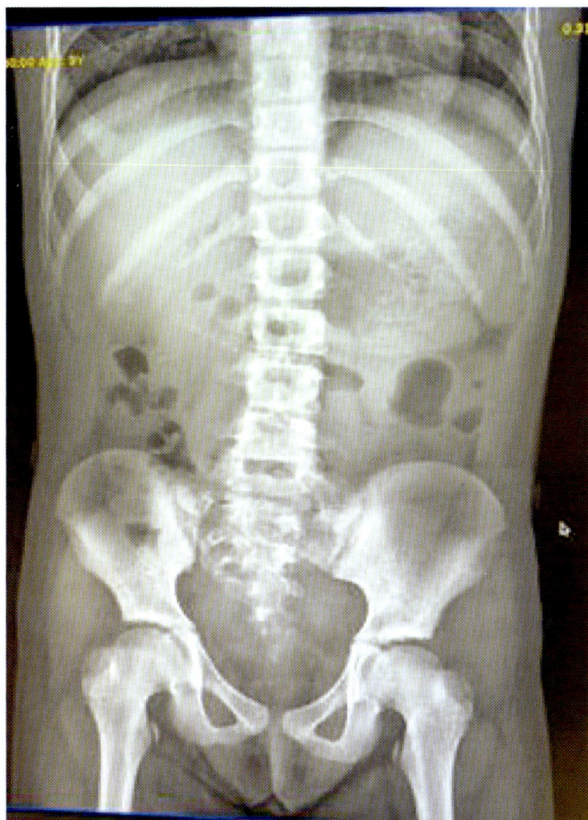

▲ 图 18-7　采用新冲洗方案后的 X 线随访检查

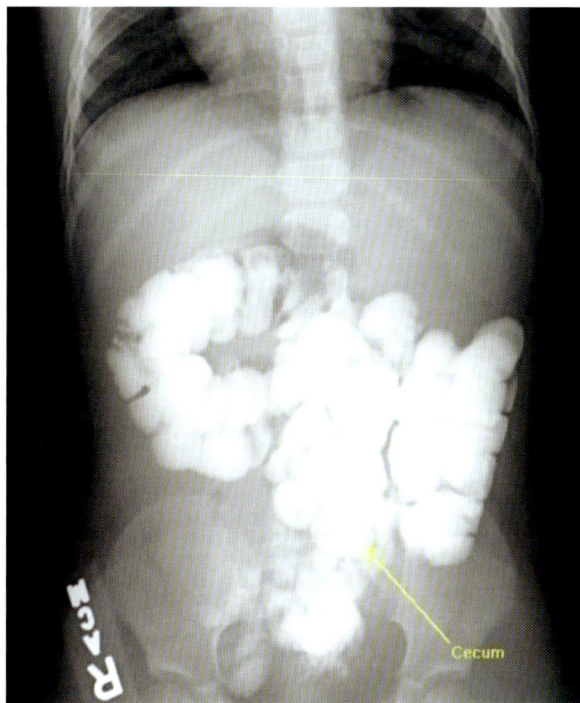

▲ 图 18-8　腹部普通 X 线片

连续几年进行顺行灌洗的患儿可能会出现右侧结肠扩张和粪便积聚，从而影响冲洗效果，具体原因未明，可以通过前面描述的策略来解决。

八、中线盲肠

患儿盲肠位于中线，这种情况时有发生。护理这些患者时，必须牢记这一解剖变异，因为腹部普通 X 线片上显示的盲肠中的大便，可能被误认为是直肠乙状结肠中的粪便。可能成功地彻底清洁直肠和乙状结肠，但没有意识到盲肠中的粪便被错误地认为是直肠乙状结肠中的粪便（图 18-8）。

九、鸡尾酒式的混合顺行灌洗效果会太强吗

如果患者自诉腹壁阑尾造口后经过一段时间的灌洗，在两次顺行灌洗之间出现粪便溢漏，应通过腹部 X 线片评估灌洗的有效性。需要注意的是，随着结肠习惯于长达数月的顺行灌洗，灌肠配方可能需要调整，以防止灌肠液的过度刺激。如果患者自诉出现新发的粪便溢漏，并且 X 线显示没有粪便积聚，应减少刺激物的剂量（图 18-9）。

例如，500ml 生理盐水 +30ml 甘油的顺行冲洗可能会过度刺激结肠。可将此混合灌洗液稀释至 500ml 生理盐水 +20ml 甘油。调整后 3～5 天重新评估症状和 X 线片，确保无须进一步修改。

十、直肠灌肠给药增加患者舒适度

直肠灌肠的患者，每次需要保留灌肠 10min，长时间坐着不动对许多儿童来讲很有挑战性，而且 Foley 导管上连接笨重的灌肠袋也会使给药方式变得复杂。灌肠袋必须保持比孩子更高的高度，会将孩子"拴"在某个区域。

使用 Kelly 钳夹闭 Foley 导管，可以使儿童脱离灌肠袋四处活动（图 18-10 至图 18-12），让孩子在保留灌肠的时间内更舒适，从而提高灌肠给药的依从性。此外，塑料 Kelly 钳不会像金属止血器那样损坏导管，重复使用 Foley 导管时可以多次连接和断开管道。

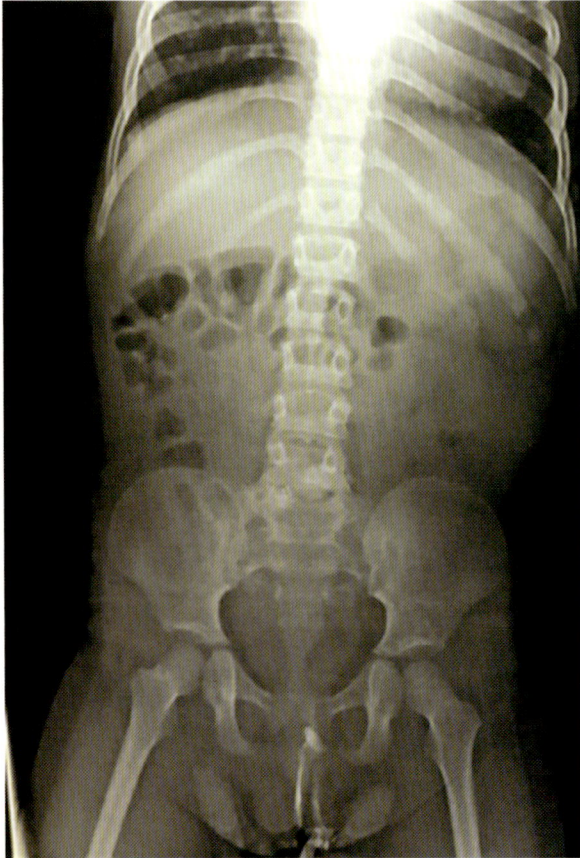

▲ 图 18-9 腹部 X 线片显示结肠干净

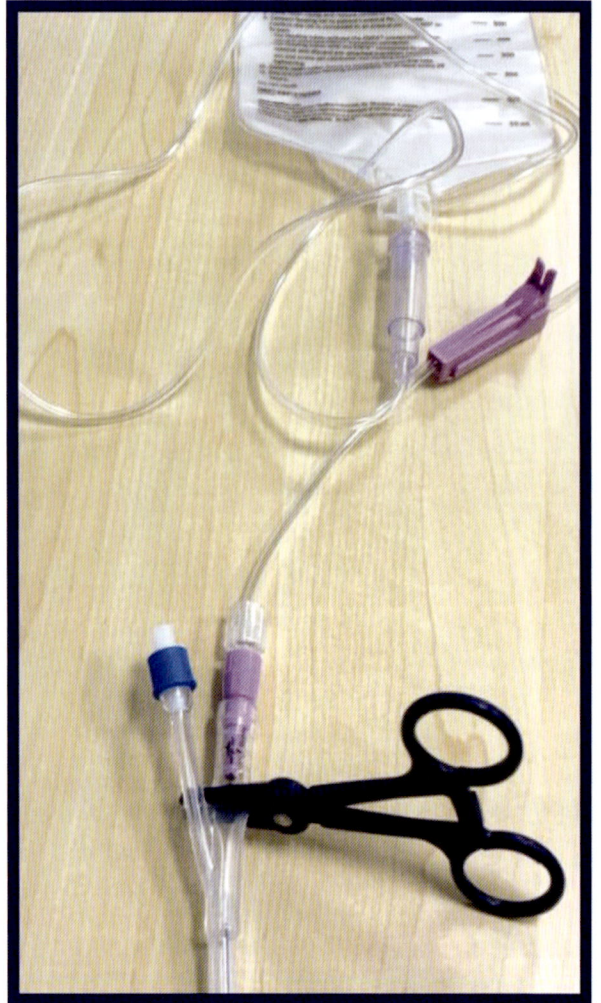

▲ 图 18-11 Kelly 钳夹闭塑料导管

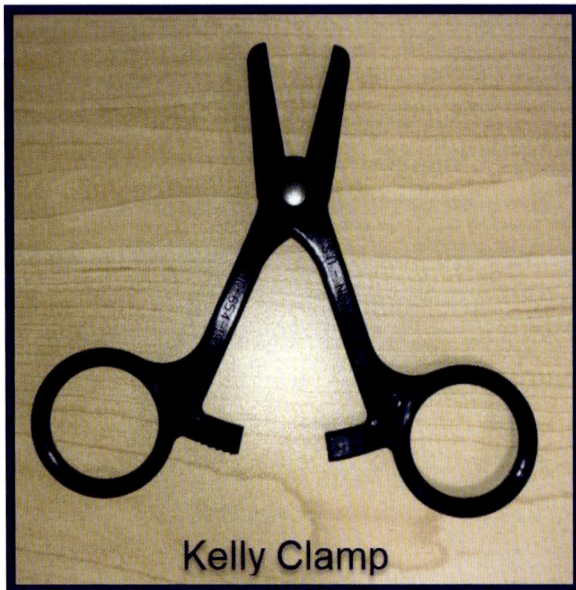

Kelly Clamp

▲ 图 18-10 用于密封导管的 Kelly 钳

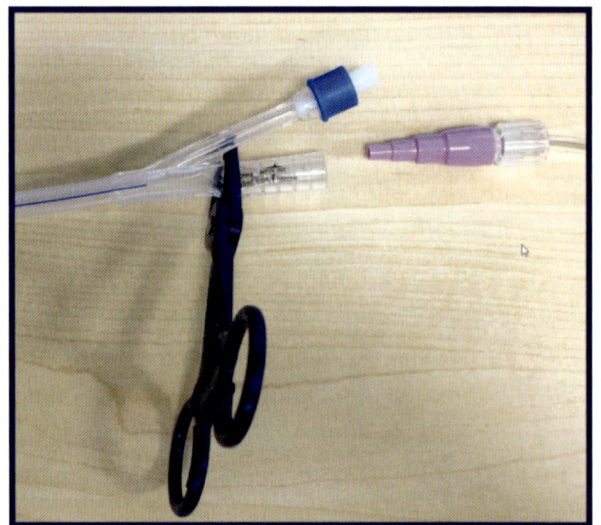

▲ 图 18-12 Kelly 钳夹闭塑料导管的另一视图

十一、大容量灌肠的处理

大容量灌肠是许多大便失禁儿童的有效治疗方式。然而，孩子可能需要几天时间才能适应，进行大容量直肠灌肠时的两个常见问题如下。

1. 灌注时腹部不适

如何解决这个问题，具体如下。

（1）缓慢灌注：通常情况下，操作指南要求在 5～10min 灌输。但第一次开始灌肠时，家长可能需要将时间延长至近 15min。

（2）加热溶液：①大多数基础溶液都是室温，比人体平均温度低得多。这种温度变化会导致肠道痉挛。预先加热溶液，同时放慢速度，可帮助缓解这种不适。②注意：切勿在微波炉中加热。应将溶液放入灌肠袋或量筒中，再将其放入一个盛有热水的容器中加热。这种方法也常用于加热婴儿奶瓶。

2. 导管周围灌肠液渗漏（图 18-13 和图 18-14）

如何解决这个问题，具体如下。

（1）再次仔细检查气囊充气情况：检查导管末端的球囊是否存在缺陷，确认球囊内部在注入空气或水后是否保持不漏。通常，注入 10～20 ml 的空气或水即可；根据患者的肛门直肠解剖结构，也可能需要更大的导管和更大的球囊（最多 90ml）。

（2）制造张力：经肛门插入导管，球囊注水膨胀后，向肛门外拉动导管，在导管末端保持恒

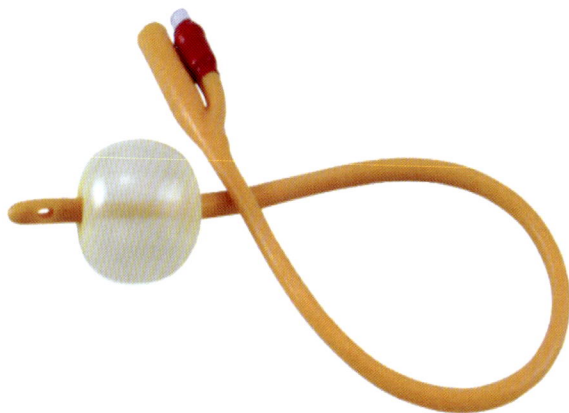

▲ 图 18-14　带球囊的 Foley 导管

定的压力，形成封闭作用，减少渗漏。

十二、自控式排便方法

手术（顺行）选项（图 18-15）

● 通过腹壁阑尾造口进行导管插入：将导管通过阑尾管腔进入结肠。开口隐藏在肚脐或右下腹。这个选择给年龄较大的孩子提供了操作自主性，可坐在马桶上进行灌洗，但需要坐在马桶上 1h 进行操作。腹壁阑尾造口手术可与阑尾膀胱改道手术联合用于间歇性导尿。如果阑尾不可用，可以进行改良腹壁阑尾造口手术。潜在的并发症包括狭窄、脱垂、感染、假道和渗漏。

● 经腹壁阑尾造口或盲肠造口置入 Chait 管：用于冲洗的体表装置。导管可以让大一点的孩子坐在马桶上独立进行灌洗。将管道连接到设备上，坐在马桶上 1h，更换导管需要在介入放射科进行（不能在家更换管子）。有与胃造瘘管类似的潜在并发症，包括肉芽组织、渗漏和感染。此外，导管可能会脱落，需要更换。

● 腹壁阑尾造口或盲肠造口中的按钮装置：用于冲洗的体表装置。这种类型的导管能让年长的孩子坐在马桶上独立进行灌洗。将管道连接到设备上，需要坐在马桶上 1h。它具有气囊的优点，可以将装置固定在适当的位置，减少渗漏。可以学习在家里更换导管。存在与胃造瘘管类似的潜在并发症，包括肉芽组织、渗漏和感染。此外，导管可能会脱落，需要更换。按钮装置有时不在医疗保险范围内。

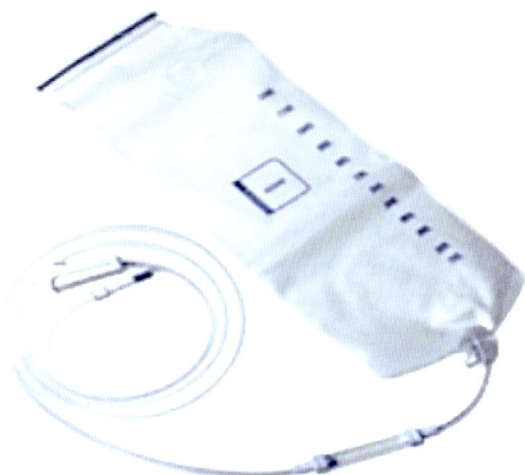

▲ 图 18-13　灌肠袋和导管

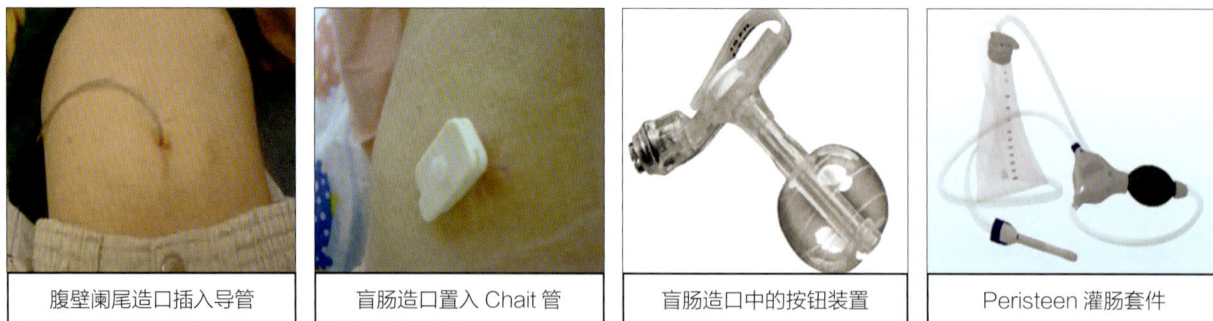

| 腹壁阑尾造口插入导管 | 盲肠造口置入 Chait 管 | 盲肠造口中的按钮装置 | Peristeen 灌肠套件 |

▲ 图 18-15　结肠冲洗选项

非手术（逆行）选项（图 18-15）

● Peristeen 灌肠套件：年长的孩子坐在马桶上能独立进行灌洗。提高大孩子坐在马桶上时的独立性。该选项使用一次性预润滑直肠导管，利用自来水灌洗，由于灌洗依赖于机械泵和空气压力，不是重力，坐在马桶上的时间减少至 20～40min，灌肠系统价格昂贵，保险审批往往困难，训练有素的供应商需要教家人如何使用该产品。不像使用 Foley 球囊的重力法那样有效进行肠道清洁〔可能需要添加肠道刺激药和（或）大便软化药，但不容易加入 Peristeen 灌肠系统〕。

十三、水超声辅助灌肠

优化肠道管理，另外一个选择是使用水超声。腹部超声检查的同时进行肠道灌洗。使用此技术，可以看到肠道中有多少粪便，以及需要多少容量才能正确地排出和灌洗肠道。图 18-16 显示了直肠腔内充满液体，直肠腔内右侧有一些粪便碎片，

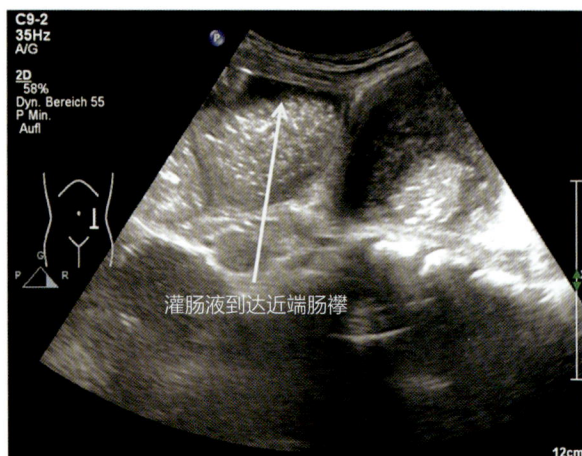

灌肠液到达近端肠襻

▲ 图 18-16　水超声辅助灌肠

乙状结肠充满粪便，肠腔内液体积聚已达到左侧结肠。

十四、正确的直肠灌肠方法

父母给孩子直肠灌肠时应遵循以下步骤（图 18-17）。

1. 测试导管上的球囊确保无泄漏

向后拉注射器柱塞，使其充满 10～20ml 空气，然后将其拧到导管的小端口上，将柱塞推入，用空气填充球囊。如果球囊不膨胀，不要使用导管。向后拉动柱塞，将空气从球囊中抽出。将注射器从端口上取下之前，确保球囊能完全膨胀。

2. 配制规定的灌肠配方

在测量容器中放入规定量的生理盐水和添加剂，确保测量准确。将生理盐水和添加剂倒入灌肠袋之前，向下滚动灌肠袋输液管上的滚轮夹，以掐断或"夹紧"关闭输液管道。将袋子前后倾斜，轻轻混合，然后将袋子挂在挂钩或淋浴杆上。用力挤压液袋，使管道内充满液体，然后卷起滚轮夹打开通道；让流体流过输液管道，直到从末端滴落，然后关闭滚轮夹（向下滚动）。

3. 插入导管

（1）将孩子放在膝盖上，臀部朝上，腹部下方放一条卷起的毛巾，头枕在枕头上，让父母看到患儿的状态。如果父母可以舒服地给孩子灌肠，孩子喜欢，也可以侧卧。

（2）将导管浸入水溶性胶状润滑剂中润滑，然后插入直肠 4～6 英寸（10.16～15.24cm），随后将注射器轻轻拧到导管的小端口上。向下推注射器柱塞，轻轻地使球囊充气。按住柱塞，拧松并取下注射器。

正确的直肠灌肠方法

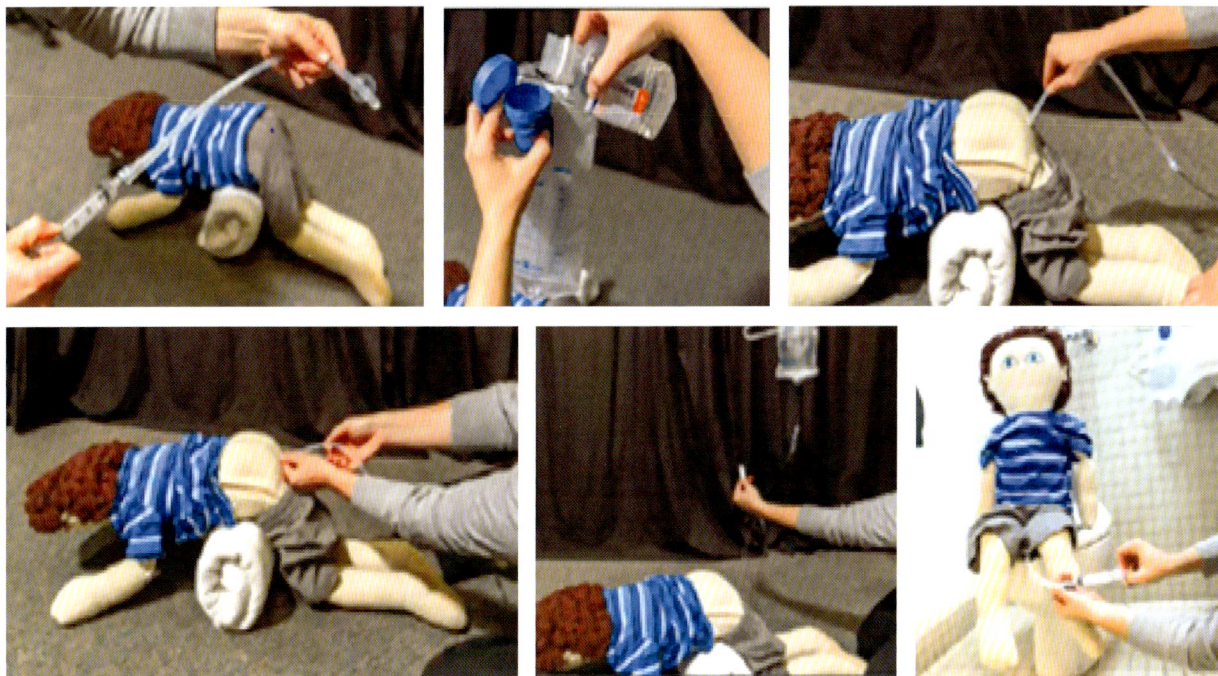

▲ 图 18-17　灌肠技术

4. 灌肠

轻轻回拉导管直到感觉有阻力，将球囊拉向肛门侧，实现密封并有助于防止泄漏，将灌肠袋的管道连接到导管上的大端口，将其紧紧推入，以免泄漏。打开灌肠器上的滚轮夹让灌肠液滴入超过 5～10min。半关闭滚轮夹或降低悬挂袋的高度可减慢流动速度，液体顺流而下。灌肠完毕后，关闭滚轮夹。如果灌肠液从孩子身上漏出来，要么是导管没有很好地封闭直肠（再往后拉一点）。要么是球囊没有充分膨胀（下次再多加点空气）。

5. 保留灌肠药在直肠内

（1）为了使灌肠效果最佳，孩子必须在灌肠液完全进入直肠后将其保留在直肠内 10min。在"保留"的这段时间里，孩子抱怨肚子饱胀或腹部绞痛是正常的。肥皂水会刺激孩子的结肠，促使结肠排空粪便。

（2）如果孩子有剧烈疼痛或呕吐，放慢灌肠速度或在灌肠前将灌肠袋放在温水中加热。千万不要用微波炉加热灌肠袋。

6. 把孩子移到厕所

7. 去除导管

将注射器连接到小导管端口，然后将柱塞拉回。去除球囊中的空气并使其软化。让导管从肛门滑出，灌肠液和粪便也会开始排出。

8. 坐在马桶上

（1）让孩子坐在马桶上约 40min，让所有的粪便和灌肠液排出。如果孩子在灌肠后 1～2h 内出现大便失禁，可能是没有坐足够长的时间。

（2）对不能久坐的幼儿，可在静坐在 20min 后先洗脸 / 刷牙，然后再坐下，不要离开卫生间。

9. 清理

用肥皂水冲洗灌洗袋，然后挂起来晾干。使用 60ml 注射器用肥皂水冲洗导管。

十五、有效排便的正确姿势

对于所有便秘或大便失禁的患者，首先要评估的是排便的姿势。姿势和体位可能会对盆底肌肉产生重大影响，盆底肌肉负责将粪便和尿液保持在体内并排出。坐在马桶上时，理想的姿势是膝盖分开与臀部同宽，略高于臀部，双足放在凳子上，手肘放在膝盖上，身体稍微前倾（图 18-18）。这种姿势可以让保持直肠"旋紧"的肌肉放松，让直肠变直并完全排空。骨盆的其他肌肉也会放松。

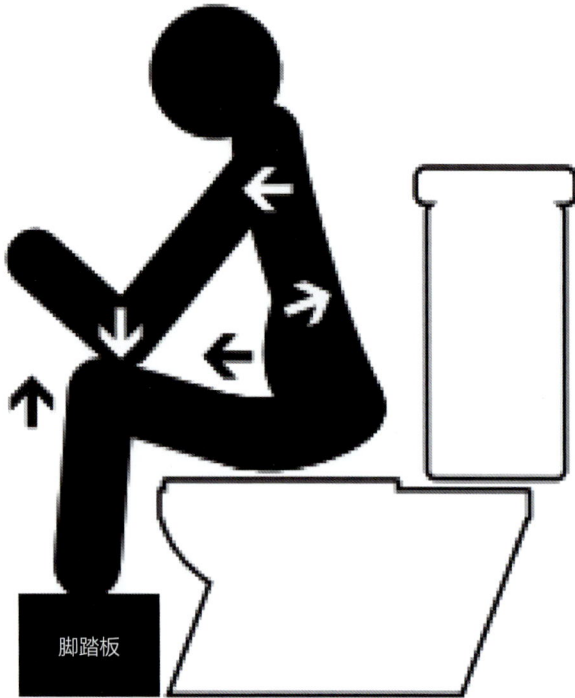

▲ 图 18-18　排便姿势

适当的呼吸也有助于放松盆底肌。使用膈肌（腹部上方的肌肉）呼吸非常有用。患者可以通过将一只手放在腹部来练习横膈膜呼吸，呼吸方式可以使膈肌在吸气时上升，在呼气时下降。部分患者某种程度上难以放松盆底肌肉及协调呼吸以达到有效排便。

对于难以放松盆底肌肉的患者，可进行盆底理疗。盆底治疗师是专门针对盆底肌肉和许多常见肠道和膀胱问题进行训练的物理治疗师。可以帮助患者加强和放松这些肌肉，同时帮助他们协调呼吸和用力，以获得更舒适和完全排便。

十六、无法将导管插入腹壁阑尾造口开口时应采取的措施

无法将导管插入腹壁阑尾造口开口是患者的常见问题。建议采取以下步骤帮助插入导管。

1. 每次将导管插入腹壁阑尾造口管道时，确保都将足量的水溶性润滑剂涂抹到导管上。这将有助于引导导管进入并消除任何阻力。

2. 提供一个放松和平静的环境。哭泣和尖叫的孩子腹部紧张，会使导管插入非常困难。

3. 让患者平躺，做几次深呼吸。插入导管时，将导管推入通道时轻轻旋转导管。确保弯曲尖端（Coudé 导管）在最初进入通道时指向下方（图 18-19）。

4. 洗个温水澡，让患者在浴缸中浸泡 20min，温水有助于软化组织。重复步骤 1～3。多数情况下，热水浸泡腹壁阑尾造口开口会有所帮助。如果不能选择温水浴，可以在腹壁阑尾造口开口上放置一块温暖、湿润的毛巾，持续 20min。

如果这些步骤后仍不能插入导管，则不应强行插入，应由医生通畅管道，通常需要介入放射科的帮助。

十七、脊髓异常和感染的患者

畸形或脊柱闭合不全儿童的肠道管理需求取决于患者的年龄和病变程度（图 18-20）。确定其他影响肠道的参数也很重要，如家庭意愿、身体护理障碍、学校状况和活动状态。

肠道管理有多种选择，包括大便软化药、栓剂、逆行灌肠药、刺激性泻药和顺行泻药。第一个关键决定因素是评估患者自主排便的能力。通常，排尿控制是潜在肠道控制的极好预测指标。

许多这样的患者具有排便控制和自主排便能力。对于没有这种潜力的人，或者为了帮助他们实现这种潜力，机械排空计划（逆行性灌肠或顺行性灌肠）是有益的。

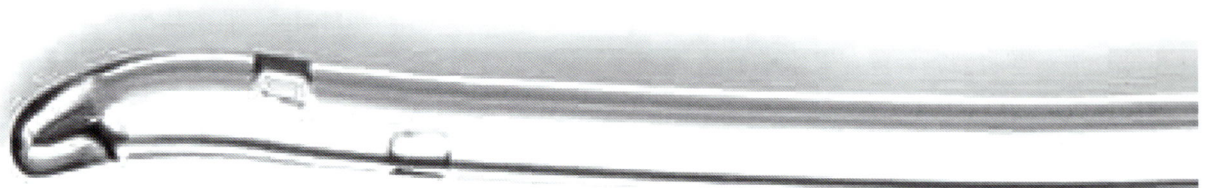

▲ 图 18-19　Coudé 导管的弯曲尖端指向下方，用于插入通道

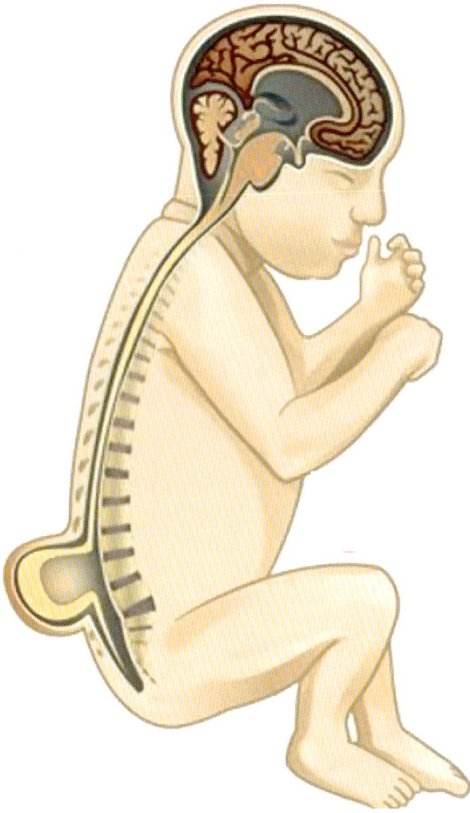

▲ 图 18-20　脊髓脊膜膨出的患者

十八、低容量灌肠药治疗肠蠕动亢进

　　肠蠕动亢进的患者通常可通过控便饮食、水溶性纤维补充剂和洛哌丁胺进行治疗。即使服用了这些药物，许多患者仍会频繁排便，尤其是在睡觉时，导致尿布疹。一旦达到"高运动通路"，建议服用更加有效的药物，尽管有显著副作用。在此之前，安全有效的替代方案是在睡前进行150～250ml 生理盐水 +10～20ml 甘油的小容量灌肠，通常会消除患者隔夜的人便，并减少第 2 天的排便次数，有时甚至不需要额外的药物。使用装有上述内容物的空灌肠瓶，可轻松进行低容量灌肠。如图 18-21 所示，肠蠕动亢进的证据是患者每天多次大便时结肠完全排空。

十九、严重的会阴皮疹

　　18 月龄男孩，有先天性巨结肠病史，患有严重的皮肤脱皮。全结肠型先天性巨结肠回肠拖出式手术后 6 个月。其检查结果如图 18-22 所示。

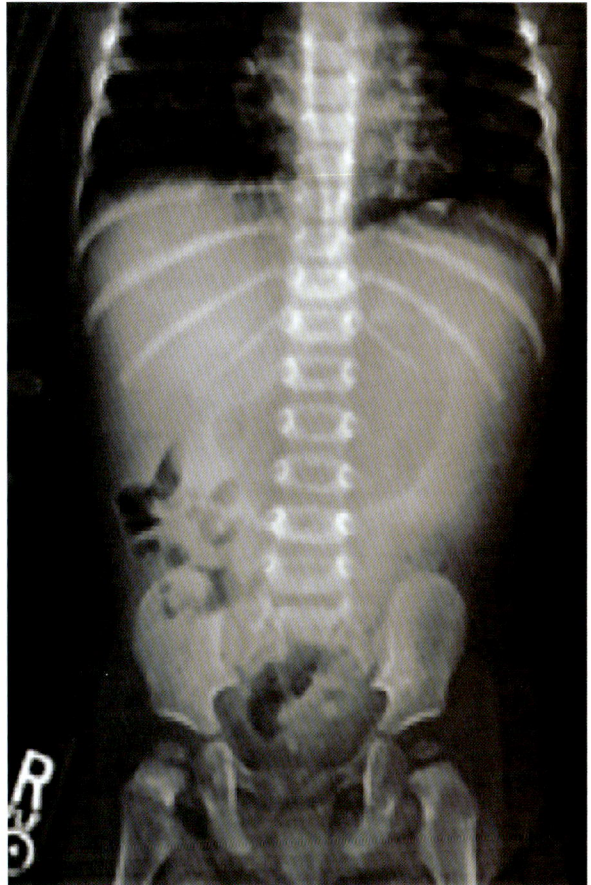

▲ 图 18-21　X 线显示完全清洁的结肠，符合肠蠕动亢进

怎么处理这个患者？选择以下哪些选项？
- 含有洛哌丁胺和水溶性纤维的控便饮食。
- 每日灌肠。
- 仅使用护肤品。
- 转流性造口。
- 肠蠕动亢进的其他药物治疗，如莨菪碱（硫酸莨菪碱）、考来烯胺（消胆胺）。

　　皮肤因不断排便严重擦伤。这种情况下，手术时括约肌和（或）齿状线可能已受到损伤。需要麻醉下检查（EUA），评估齿状线和括约肌。通过严格的控便饮食，添加膨胀纤维和洛哌丁胺，减缓和增厚排便。更强烈的抑制肠蠕动亢进药物，如莨菪碱和考来烯胺，也可改善这种情况。每天的灌肠方案非常有助于机械排空肠道，防止持续漏便。减少粪便与皮肤的接触和细致的皮肤护理是治愈皮肤破裂的必要条件。也可能需要回肠造口来控制症状。在这种绝望的情况下，可尝试通过手术收紧括约肌。

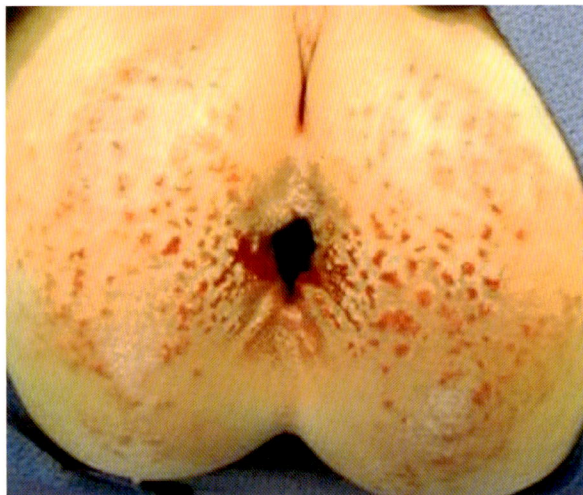

▲ 图 18-22　患者的会阴

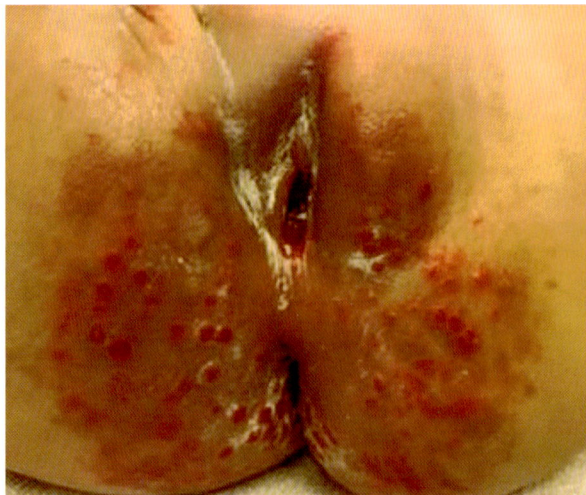

▲ 图 18-23　类似严重会阴皮疹患者的会阴

许多患者在结直肠手术后出现严重皮肤破裂，尽管严格遵守护肤指南，包括始终使用隔离霜（图 18-23）。处方三联膏［40% 氧化锌（管内含 30g 护臀霜），每勺 4g 考来烯胺，制霉菌素粉 10000U/g；15g 罐装］是一种非常有效的护肤霜，但也有许多其他护肤霜和软膏。担心酵母菌感染时，制霉菌素软膏是关键的第一步。首先应用制霉菌素软膏（抗真菌），确保软膏涂在皮肤上，然后放置隔离霜以防止摩擦。

其他选择是 40% 氧化锌（护臀膏）、克霉唑（抗真菌）和造口粉，都是非处方药，可以混合使用，

制成类似的糊剂，无须处方，经济负担较小（图 18-24）。

经后矢状入路肛门直肠成形术（PSARP）、经肛门拖出或造口关闭后，会阴表皮脱落可能是一个真正的问题。会阴护理应在术后立即开始，手术结束或患者返回病房时，即开始使用作为保护皮肤屏障的 Cavilon Advanced™ 或 Marathon™，用于清洁和保护皮肤预防性产品应放在床边，包括软性清洁剂、干纸巾和隔离霜。家中常备家居用品，以帮助治疗和预防尿布皮炎，了解何时使用这些产品的方法（图 18-25）。

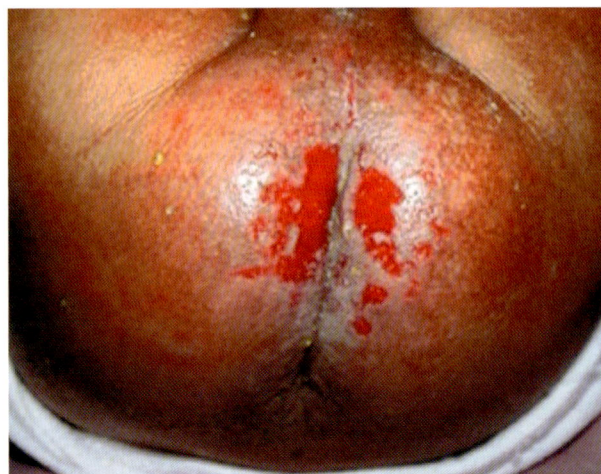

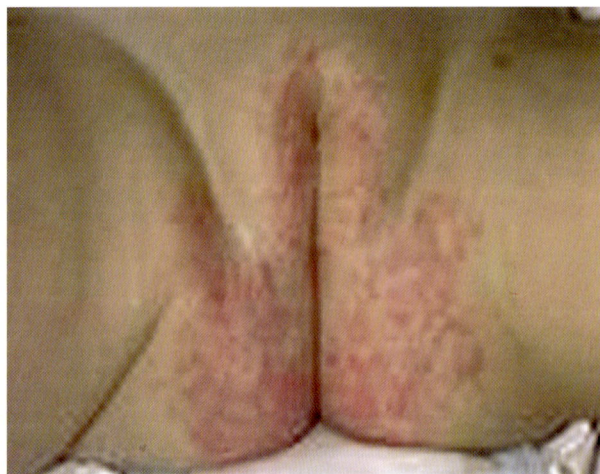

▲ 图 18-24　类似病例在护理前和护理 2 周后的会阴表皮脱落

结直肠患者的皮肤护理指南

对结直肠患者来说，仔细注意皮肤护理非常重要。手术后大便会变稀，排便频率的增加会刺激皮肤。需要经常更换尿布，并做好皮肤护理。

皮肤破溃预防方案
1. 用温水和温和的肥皂清洗
2. 用干布拍干，不要擦拭
3. 在皮肤上涂抹无刺激的液体敷料
4. 在液体敷料表层上再涂上一层防水乳膏或其他皮肤保护霜
5. 不要使用婴儿湿巾，因其会引起刺激

轻度皮肤破溃治疗方案
1. 用温水和温和的肥皂清洗
2. 用干布拍干，不要擦拭
3. 在皮肤上涂抹无刺激的液体敷料
4. 在液体敷料表层上再涂一层 Z-quard 或锌基尿布霜
5. 不要使用婴儿湿巾，因其会进一步刺激皮肤，导致更多的破溃

中至重度皮肤破溃治疗方案（如果皮肤开放、出血、潮湿或渗出）
1. 用温水和温和的肥皂清洗
2. 用干布拍干，不要擦拭
第一步：在干净的皮肤上撒一层造口黏合剂粉
第二步：涂抹无刺激的液体敷料，让造口粉产生结痂效果
第三步：涂抹一层三层对接膏（需要处方）
最后：可以在两侧臀部涂上一层非黏附的敷料，如凡士林纱布或非黏附绷带（telfa），以帮助将药膏固定到位，并使粪便远离该区域
3. 不要使用婴儿湿巾，因其会进一步刺激皮肤，导致更多的破溃

重要注意事项
1. 经结直肠医生局部清理后，可以把孩子放在装有温水和温和肥皂的浴缸里，有助于清洁皮肤并去除所有异物。
2. 换尿布时，尽量只擦去表层的乳膏，并根据需要重新涂抹药膏，不要刮除臀部的旧乳膏。

▲ 图 18-25　结直肠患者的皮肤护理指南
注意："三重黄油糊"由护臂膏、制霉菌素和考来烯胺组成

推荐阅读

［1］　Krois, Wilfried, et al. A technique to reconstruct the anal sphincters following iatrogenic stretching related to a pull-through for Hirschsprung disease. *J Pediatr Surg*. 2021; 56(6): 1242–1246.

第19章 泻 药

LAXATIVES

杨 飙 译 傅传刚 校

肠道管理计划中使用刺激性泻药的时机

对于解剖学上具有自控排便能力的儿童来说，泻药和大便软化药可有效治疗便秘和粪便溢漏（图 19-1）。大多数刺激性泻药（含有番泻叶或比沙可啶等成分）在服用后 8~12h 刺激肠道蠕动。对于不同个体来说泻药的起效时间有轻微差别，因此有必要先试用药物，观察其疗效。大便软化药的作用是软化大便而不是刺激肠道蠕动。

确定了预计排便时间后，下一步就是确定一天中让孩子不受干扰地上厕所排便的最佳时间。对一部分人来说，可以在早晨服用大便软化药或泻药，使儿童可以在放学后排便。另一部分人则会选择让儿童在睡前服用药物，以便在晨起时排便。这需要儿童与家人商讨，共同制订最适合家庭的排便计划。

刺激性泻药单独与水溶性纤维联合使用可产生良好的促进肠道蠕动，起到排便的作用，每天排便可控制在 1~2 次。添加大便软化药可以使大便黏稠度保持适中。

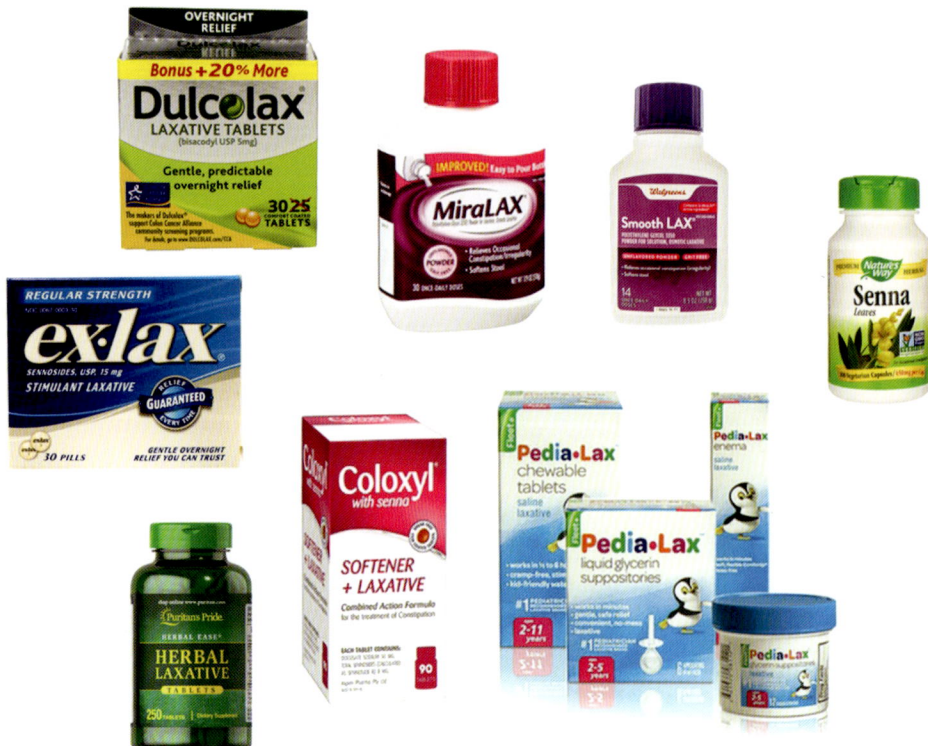

◀ 图 19-1 各种大便软化药和泻药

第 20 章 使用纤维素增稠粪便

THICKENING THE STOOL WITH FIBER

刘孟承 **译** 傅传刚 **校**

补充纤维素

从逆行灌肠或顺行灌洗改为口服泻药的患者，首次服用泻药前至少服用 3 天水溶性纤维素会有所帮助（图 20-1）。泻药会"推动"粪便通过结肠，但粪便过快通过会导致结肠不能吸收足够的水分。因此，粪便会变得稀薄。通过在日常饮食中添加水溶性纤维素，粪便中的水分会减少，粪便体积会更大（图 20-2）。添加纤维素可使粪便更成形，排便次数更规律。随着粪便稠度的提高，排便次数的减少，患者可以感觉到直肠中的成形粪便（本体感觉），因此控制排便的能力也更好。

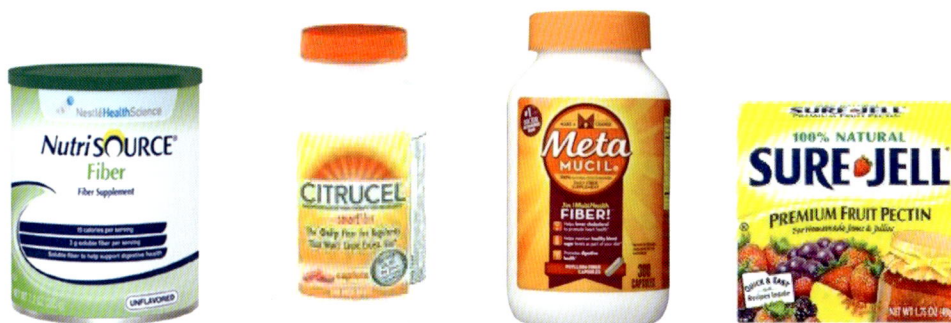

▲ 图 20-1 纤维素种类选择

种 类	使用剂量	购买渠道
果胶		
（Sure-Jell®）	1 汤匙 =2g 纤维素	可在商店的果冻 / 罐头区或网上（www.pacificpectin.com）购买 可选择无糖型
Ciltrucel®	粉剂：1 汤匙 =2g 纤维素 胶囊：2 粒 =1g 纤维素	可在药店或网上（www.citrucel.com）购买 可使用通用名或品牌名 可选择无糖型
Metamucik® （车前子壳）	粉剂：1 汤匙 =2g 纤维素 胶囊：2 粒 =1g 纤维素 粉状冲剂：1 包（2 块）=3g 纤维素	可在商店的药品柜台购买，或在网上（www.metamucll.com）购买 可选择无糖型
Nutrisource® （瓜尔豆胶）	1 汤匙 =3g 纤维素 * 可以被添加到食物或者饮料中	可在商店的药品柜台、网上或通过家庭护理公司购买

▲ 图 20-2 纤维素补充剂量

二、帮助儿童服用纤维素

水溶性纤维素是许多患者肠道调理的重要组成部分（图 20-3），有助于增加粪便的体积，减少排便次数，感觉更好。但是一些孩子很难坚持每天服用纤维素。许多纤维素味道不好或会改变食物的黏稠度。

以下是家长帮助孩子更愿意服用纤维素的一些小方法。

● 将纤维素混合在孩子最喜欢的饮料中，或尝试将其混合在更浓稠的饮料中，如冰沙或奶昔。确保混入纤维素后的液体量孩子能够喝完。

● 尝试将纤维素混合在食物中，如苹果酱、布丁、酸奶或冰淇淋。

● 不让孩子们知道这些食物里混有纤维素可能会更好。

● 尝试不同品牌、不同口味、不同形式的补充剂。有些纤维素被制成了胶囊或饼干状粉状冲剂。纤维素软糖几乎没有增加粪便体积的效果，不推荐使用。

● 放置太长时间会使纤维素饮品变得太稠，应尽早服用完。

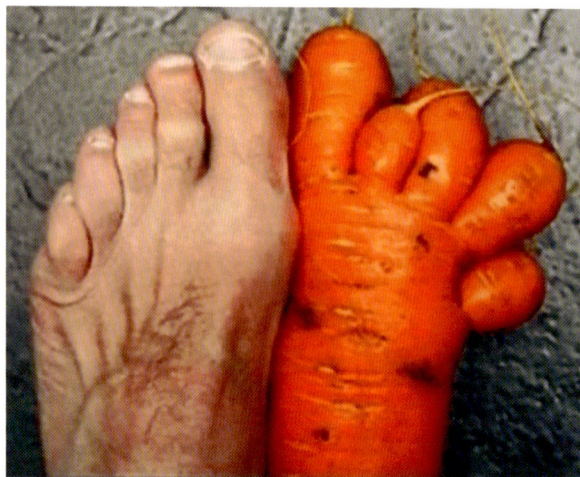

▲ 图 20-3　当一个人摄入过多纤维素时会发生什么（趣图）

第21章 细菌过度滋生
BACTERIAL OVERGROWTH

刘孟承 **译** 傅传刚 **校**

小肠细菌过度滋生（小肠淤积综合征）

小肠细菌过度滋生（small intestinal bacterial overgrowth，SIBO）会导致小肠菌群失调。多种原因可导致小肠细菌过度滋生，但通常与肠道运动能力减弱和（或）肠梗阻有关，在先天性巨结肠患者中很常见。菌群失调会导致正常菌群减少和潜在致病菌增加。

小肠细菌过度滋生的临床表现包括体重下降、脱水、腹泻和营养不良。先天性巨结肠患者合并小肠细菌过度滋生和小肠结肠炎的表现相似，为腹痛、肠管扩张并需要进行肠道灌洗（图21-1）。症状可能会反复发作，一个疗程抗生素治疗后可能还会复发。小肠细菌过度滋生治疗最好交替使用抗生素，如甲硝唑、阿莫西林或联合使用。

小肠细菌过度滋生的症状	
胃肠道症状	**全身症状**
腹痛	营养不良
腹泻	体重下降
腹胀	生长发育不良
胃肠胀气	巨幼红细胞性贫血（维生素 B_{12} 缺乏症）
脂肪泻	脂溶性维生素（A、D 和 E）缺乏症
糖吸收不良	低蛋白血症
	短肠综合征（SBS）患儿血行感染的风险增加

◀ 图 21-1 小肠细菌过度滋生的症状

推荐阅读

[1] Sieczkowska A, Ladowski P, Kaminska B, Lifschitz C. Small bowel bacterial overgrowth in children. *J Pediatr Gastroenterol Nutr*. 2016; 62(2): 197–207.

第 22 章 组织共享

SHARING TISSUES

刘孟承 译 傅传刚 校

一、阑尾分割技术

取决于阑尾的长度，可同时用于腹壁阑尾造口和阑尾膀胱改道手术。阑尾分割技术可将阑尾分段利用。用于阑尾膀胱改道手术的阑尾至少需要 5～7cm 长。用于腹壁阑尾造口的阑尾至少需要 2cm 长。如果患儿腹壁很厚，手术所需的阑尾长度更长。根据阑尾的总长度，可根据图 22-1 对阑尾进行分段利用。图 22-2 展示了一条长 7cm 的阑尾是如何被分段利用的。采用阑尾分割技术，远端 5cm 的阑尾用于阑尾膀胱改道手术，近端 2cm 的阑尾用于腹壁阑尾造口。最后一张图展示了腹壁阑尾造口中折叠缝合完成的样子。

≤ 5cm
阑尾 = 腹壁阑尾造口
小肠 = 阑尾膀胱改造术

5～7cm
阑尾 = 阑尾膀胱改造术
盲肠 = 改良腹壁阑尾造口

＞ 7cm
远端阑尾 = 阑尾膀胱改造术
近端阑尾 = 腹壁阑尾造口

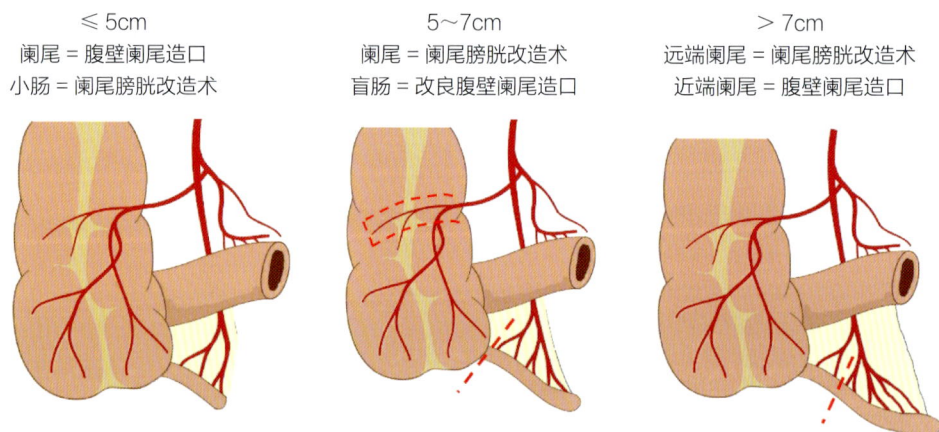

◀ 图 22-1　腹壁阑尾造口 / 阑尾膀胱改道术的不同阑尾共用方案

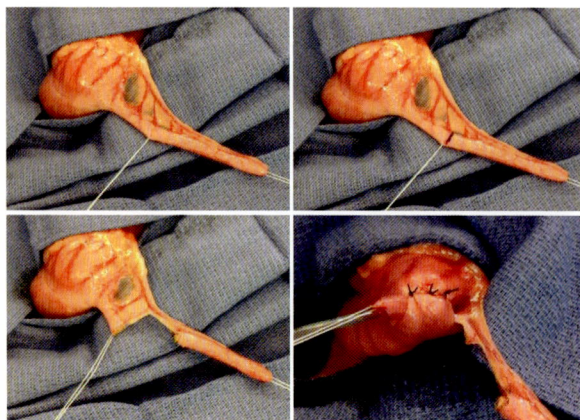

▲ 图 22-2　阑尾分割技术

推荐阅读

［1］ Halleran DR, Sloots CEJ, Fuller MK, Diefenbach K. Adjuncts to bowel management for fecal incontinence and constipation, the role of surgery: Appendicostomy, cecostomy, neoappendicostomy, and colonic resection. *Semin Pediatr Surg.* 2020 Dec; 29(6): 150998.

［2］ VanderBrink BA, Levitt MA, Defoor WR, Alam S. Creation of an appendicovesicostomy Mitrofanoff from a preexisting appendicocecostomy utilizing the spilt appendix technique. *J Pediatr Surg.* 2014 Apr; 49(4): 656–659.

二、利用乙状结肠进行膀胱扩容

对需要泌尿系统重建的患者，应该首先了解肠道基本情况，制订联合脏器重建手术计划，同时解决患者泌尿系统和肠道的治疗需求。如脊柱裂患者需要实施膀胱扩容手术。

在评估肠道和膀胱治疗需求时，需要考虑以下问题。

- 结肠是容易排空还是难以排空？
- 生活规律的需求如何？

- 结肠排空需要多少时间？

如果乙状结肠冗长或者扩张，而且患者需要大剂量泻药、频繁灌洗或者结肠排空时间延长，乙状结肠可用来扩大膀胱容积（图 22-3）。离断乙状结肠，保留其系膜完整。将乙状结肠翻转分别与置于上方与下方的膀胱进行吻合以增大膀胱容积。有效的"乙状结肠切除术"提高了顺行灌洗的效率，减少灌洗对生活的影响和"坐在马桶上"的时间。

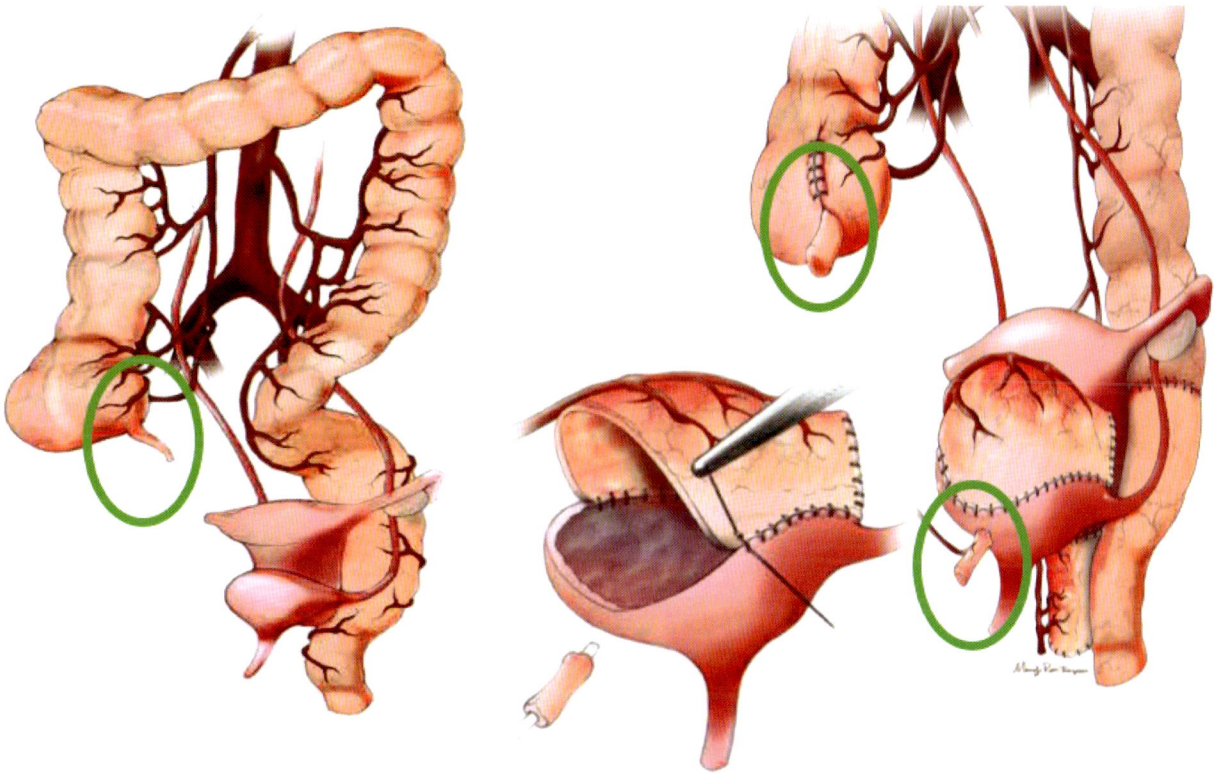

▲ 图 22-3　使用乙状结肠的膀胱扩容术

第 23 章　功能性便秘和大便失禁的误区
FUNCTIONAL CONSTIPATION AND FECAL INCONTINENCE MYTHS

鲁　兵　译　傅传刚　校

一、误区：一旦开始灌肠，孩子就会失去控制排便的能力

由于一些误解，许多父母在一定程度上不愿接受某些常规肠道治疗；尤其是直肠灌肠，然而它恰恰又是治疗大便失禁的主要方法。主要误解是错误地认为患儿灌肠后易失去控便能力，甚至会导致终生依赖于灌肠治疗。

一般来讲，如果患有预后不良的先天肛门直肠畸形，那么确实可能需要终生灌肠治疗。但是，对于具有良好控便潜力的先天性肛门直肠畸形患者，可以暂时使用灌肠进行肠道管理。半年到 1 年后，将灌肠转换为口服泻药。这可以让患儿意识到其控便的能力，并展示他们自主排便的能力。

一些家长可能认为，孩子的灌肠治疗可能会干扰其自然的如厕训练，这也是不正确的。正确的排便管理实际上是可以帮助患者接受如厕训练。因为患儿可以感觉到即时排空状态下直肠中的大便，并同时改善排尿功能，让其体验到清新和干净的理想感觉。

推荐阅读

［1］ Nash O, Choueiki JM, Levitt MA, eds. *Fecal Incontinence and Constipation in Children: Case Studies*. 1st ed. CRC Press; 2019.

二、误区：严重便秘和医疗管理失败的患儿需行乙状结肠切除

结肠切除不应作为功能性便秘的一线干预措施。基于外科医生和消化道动力专家的合作，我们对于结肠切除更加慎重。重要的是对患儿的治疗而不是想象。药物治疗失败的绝大多数患者对顺行灌肠有效。如果治疗没有效果，才考虑行结肠切除。治疗决定应基于肠道动力评估，客观地证明哪一部分结肠应当切除。动力研究包括 sitzmark 研究、核显像和结肠测压法 3 种方法。结肠切除的指征包括对顺行灌注反应不佳、存在蠕动障碍的结肠段或存在干扰有效顺行灌注的显著扩张或冗长的直肠、乙状结肠。同时，患有慢性便秘的年龄较大的儿童和年轻人，如果顺行灌注效果很好，但未能过渡到口服泻药并且不再希望依赖于顺行灌注，也可考虑行结肠切除。而对于严重便秘并且导致发育迟缓的患儿，应当考虑行回肠造口术。在任何情况下，都必须首先检查肛门括约肌和盆底功能有无障碍并及时治疗。图 23-1 药物治疗失败患儿的手术治疗方案。

推荐阅读

［1］ Gasior A, Reck C, Vilanova-Sanchez A, Diefenbach KA, Yacob D, Lu P, Vaz K, Di Lorenzo C, Levitt MA, Wood RJ. Surgical management of functional constipation: An intermediate report of a new approach using a laparoscopic sigmoid resection combined with Malone appendicostomy. *J Pediatr Surg*. 2018 Jun; 53(6): 1160–1162.

［2］ Wood RJ, Yacob D, Levitt MA. Surgical options for the management of severe functional constipation in children. *Curr Opin Pediatr*. 2016 Jun; 28(3): 370–379.

内科治疗—手术治疗		
A	发育迟缓，弥散性蠕动障碍	→	回肠造口，可考虑顺行灌注
B	肛门括约肌问题	→	注射肉毒杆菌毒素或盆底理疗
C	肛门直肠测压正常，结肠测压正常	→	顺行灌注
D	肛门直肠测压正常，结肠测压正常	→	顺行灌注，若单纯灌注失败考虑手术切除
E	顺行冲洗灌注无效，结肠测压异常（节段性或弥漫性？）	→	结肠切除 • 部分切除 • 扩大切除
F	泌尿问题顺行灌洗无效结肠切除术后效果不佳	→	骶神经刺激

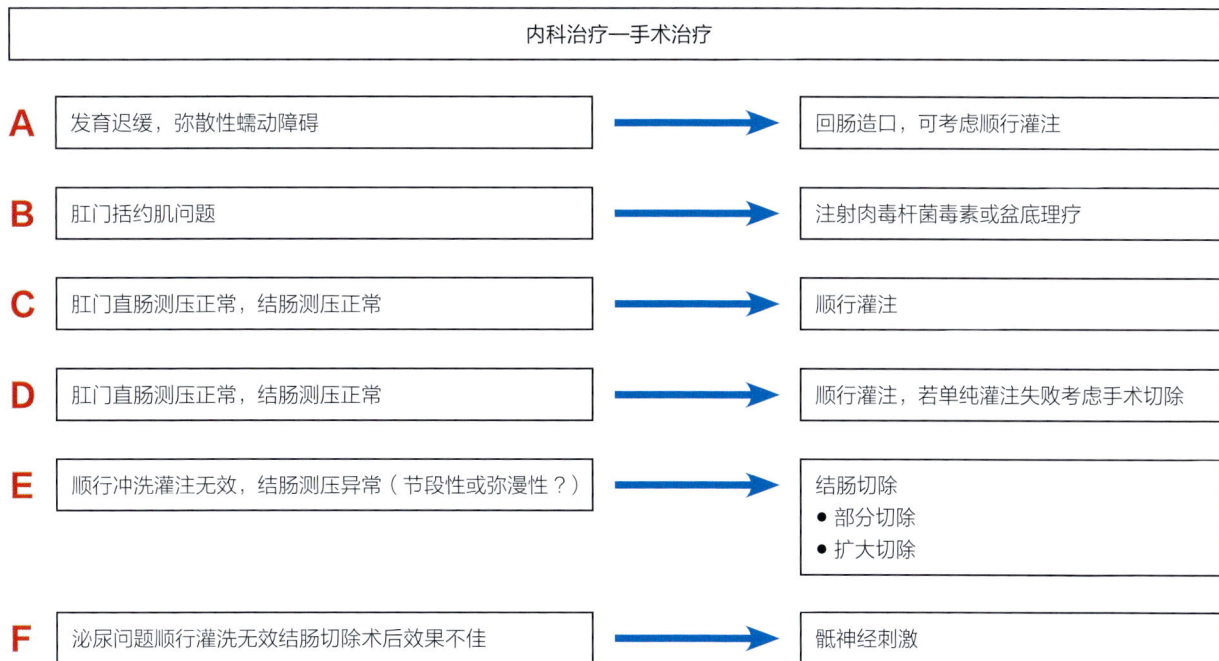

▲ 图 23-1　手术替代方案，重点关注最近公布的数据

三、误区：腹壁阑尾造口前必须成功进行直肠灌肠

腹壁阑尾造口顺行灌肠的适应证是先天性肛门直肠畸形、先天性巨结肠、脊髓功能障碍所导致的排便困难以及功能性便秘伴充盈性尿失禁。对这种观点文献中存在争议：只有直肠灌肠治疗后社交场合能控便，才能施行腹壁阑尾造口顺行灌肠。在这些文献报告中，灌肠成功被定义为肠道绝对清洁，且灌肠之间没有意外。

然而，在某些情况下，患儿可能无法耐受直肠灌肠，因此，腹壁阑尾造口是首选。例如，一个控便能力较差的患儿，具有防御性或者追求独立性，无法自己进行直肠灌肠。这种情况下，可以提供顺行灌肠及随后制订的肠道管理方案。当然，肠道管理的成功关键是鸡尾酒式混合冲洗液本身，而不是给药途径。

推荐阅读

[1] Halleran DR, Sloots CEJ, Fuller MK, Diefenbach K. Adjuncts to bowel management for fecal incontinence and constipation, the role of surgery: Appendicostomy, cecostomy, neoappendicostomy, and colonic resection. *Semin Pediatr Surg.*

2020 Dec; 29(6): 150998.

[2] Halleran DR, Vilanova-Sanchez A, Rentea RM, Vriesman MH, Maloof T, Lu PL, Onwuka A, Weaver L, Vaz KK, Yacob D, Di Lorenzo C, Levitt MA, Wood RJ. A comparison of Malone appendicostomy and cecostomy for antegrade access as adjuncts to a bowel management program for patients with functional constipation or fecal incontinence. *J Pediatr Surg.* 2019 Jan; 54(1): 123–128.

[3] Rangel SJ, Lawal TA, Bischoff A, Chatoorgoon K, Louden E, Peña A, Levitt MA. The appendix as a conduit for antegrade continence enemas in patients with anorectal malformations: Lessons learned from 163 cases treated over 18 years. *J Pediatr Surg.* 2011 Jun; 46(6): 1236–1242.

四、误区：番泻叶是有问题的，因为患者对其产生了耐受性

番泻叶的主要机制是选择性作用于肠道平滑肌的神经丛，增加肠道蠕动。许多临床医生出于耐受性或不良反应等原因，不愿意使用番泻叶，但这些担忧缺乏科学依据。一项关于儿童应用番泻叶不良反应的文献综述表明，长期使用番泻叶对儿童没有耐受性影响。

1/3 的患者出现腹部绞痛、呕吐和腹泻。在所研究的患者中，53% 需要调整番泻叶的剂量，其中 37%（241 例患者）在过去 3 年中增加了剂量，17.1%（110/640 例）需要减少剂量。

剂量的增加被认为是由于儿童的正常生长，与耐受性无关。没有患者因增加剂量导致的耐受性问题停止治疗。此外，番泻叶引起的皮疹是一种罕见的不良反应，仅见于 2.2% 的患者，并且与较高剂量的番泻叶和皮肤与粪便接触时间延长相关（图 23-2）。长期服用番泻叶的成年人已发现大肠黑变病，是没有临床意义的黏膜变黑。

推荐阅读

[1] Vilanova-Sanchez A, Gasior AC, Toocheck N, Weaver L, Wood RJ, Reck CA, Wagner A, Hoover E, Gagnon R, Jaggers J, Maloof T, Nash O, Williams C, Levitt MA. Are senna-based laxatives safe when used as long-term treatment for constipation in children? *J Pediatr Surg*. 2018 Apr; 53(4): 722–727.

五、误区：X 线检查对肠道管理患者没有帮助，辐射是危险的

腹部 X 线检查非常有助于评估残余粪便负荷和追踪治疗效果（图 23-3）。治疗的目标是让患者每天清空结肠并且没有粪便残余。根据患儿的临床和影像学表现及时调整治疗方案。

每天有 2～3 次排便的患儿，可能是灌肠不充分，未能清洁结肠；也可能是灌肠和刺激过度所致。只有通过 X 线检查才能明确是哪种情况。当腹部 X 线片显示直肠、乙状结肠和左半结肠中没有粪便残存，提示治疗成功。在一项针对儿科胃肠病的研究中，将近 50% 的人根据影像学结果调整了管理治疗计划。

父母通常对孩子辐射表示担忧。单次腹部 X 线辐射剂量仅约为 0.7mSv。而较高的辐射暴露多发生在日常生活过程中或飞机上。平均而言，来自于自然背景源的辐射剂量约为每年 3.0mSv。选择性地使用 X 线来评估儿童肠道方案的充分性是非常有效的，且对患儿造成的风险很小。

推荐阅读

[1] Beinvogl B, Sabharwal S, McSweeney M, Nurko S. Are we using abdominal radiographs appropriately in the management of pediatric constipation? *J Pediatr*. 2017 Dec; 191: 179–183.

[2] EPA (United States Environmental Protection Agency), Radiation Protection, "How much radiation am I exposed to when I get a medical x-ray procedure?". www .epa .gov / radiation /how -much -radiation -am -i -exposed -when -i -get - medical -x -ray -procedure

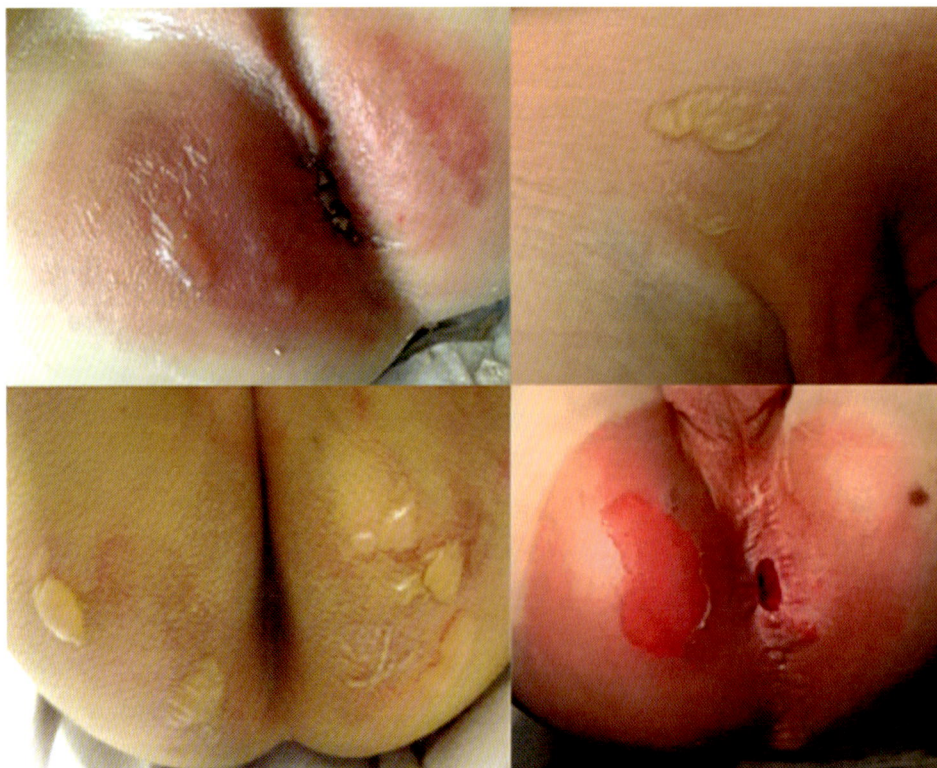

◀ 图 23-2 番泻叶所导致的皮疹

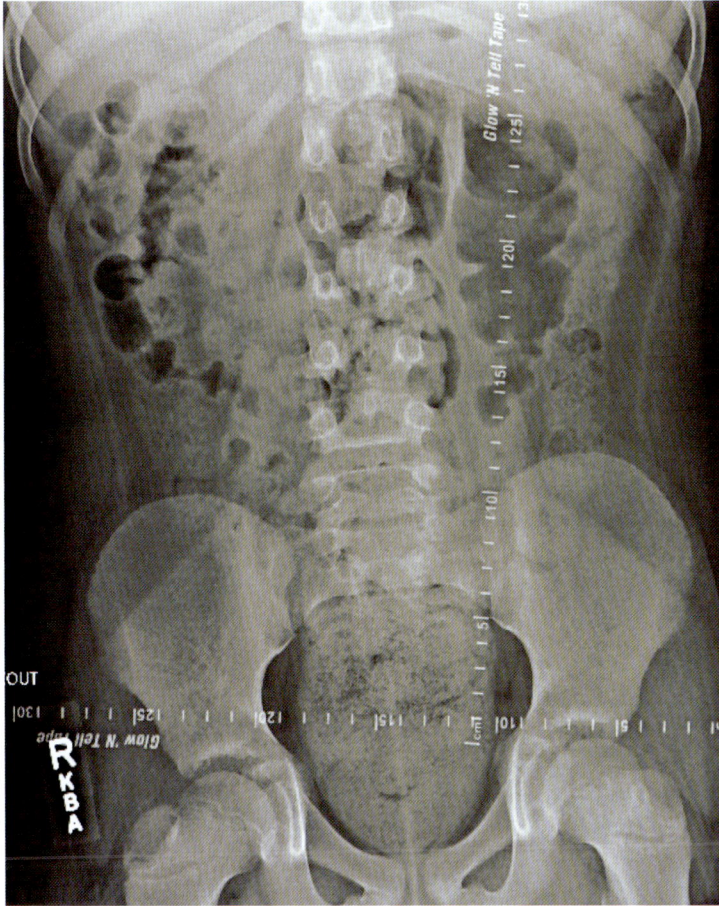

▲ 图 23-3 腹部 X 线片显示直肠乙状结肠大量粪便负荷

第四篇

后矢状入路肛门直肠成形术与巨结肠拖出式手术后的问题

POST-PSARP AND POST-HD PULL-THROUGH PROBLEMS

第 24 章　后矢状入路肛门直肠成形术后的问题
PROBLEMS AFTER PSARP

周主青　译　傅传刚　校

一、对先天性肛门直肠畸形修复术后效果不佳患者的评估

对先天性肛门直肠畸形修复术后效果不佳者，第一步是评估患者的控便能力。医生可通过全面的影像学检查收集更多的解剖学信息来评估这类患者，包括采用盆腔 MRI 评估原始瘘管残余（remnant of the original fistula，ROOF）和拖出式手术后的预后情况；对比剂灌肠评估拖出结肠中是否存在狭窄或扩张。然后，麻醉下检查，包括膀胱镜检查和（或）阴道镜检查，评估解剖结构是否有任何异常。出现以下情况需要再次手术，如肛门错位、狭窄、原始瘘管残余或直肠脱垂。

如果发现解剖结构异常，应尽可能通过手术恢复正常解剖，最大限度地发挥其肠道控便能力。再次手术时还应考虑患者是否可以在修复解剖结构后通过腹壁阑尾造口进行顺行结肠机械灌洗控制排便。如果解剖结构良好，无须手术干预，患者可以继续肠道管理计划（bowel management program，BMP），包括含口服泻药或灌肠（图24-1）。

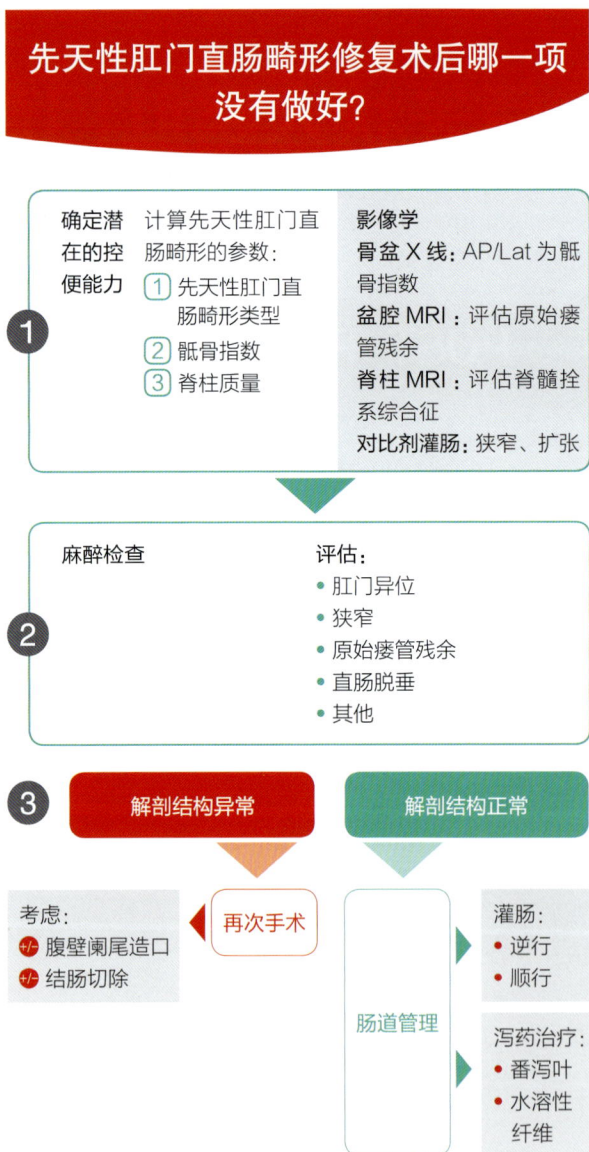

▲ 图 24-1　再手术患者的评估程序

推荐阅读

[1] Lane VA, Calisto J, de Blaauw I, Calkins CM, Samuk I, Avansino JR. Assessing the previously repaired patient with an anorectal malformation who is not doing well. *Semin Pediatr Surg.* 2020 Dec; 29(6): 150995.

二、肛门直肠畸形患者乙状结肠切除术

肛门直肠畸形患者很少需要乙状结肠切除。乙状结肠切除可用于巨直肠乙状结肠，并且通过泻药、灌肠或顺行灌洗不能缓解的严重便秘患者（图 24-2）。这种情况下，保留直肠储袋对控便至关重要。切除乙状结肠时，不要结扎乙状结肠系膜血管弓。由于远端直肠可能在以前肛门直肠畸形拖出式手术时分离过，直肠中动脉和肛门动脉的血供可能已不存在，直肠仅由来自肠系膜下动脉（inferior mesenteric artery，IMA）终末支的直肠上动脉供应，肠系膜下动脉周围血管弓也可能在结肠造口术时损伤，因此，如果需要乙状结肠切除，需确保在比较高的位置（刚好在腹膜反折上方）离断直肠上端或乙状结肠下端，以便可以看到肠系膜血供深入骨盆并供给直肠（图 24-3 和图 24-4）。

三、皮肤瘢痕导致肛门狭窄的处理

如图 24-5 所示，纵切横缝肛门直肠成形术是治疗皮肤瘢痕引起肛门狭窄的最佳解决方案。蚊式钳在肛门开口周围的 2 点钟、4 点钟、8 点钟和 10 点钟位置牵拉，缝合。拉起缝合线，在它们之间做放射状切口。拉动蚊式钳，放射状切口纵向拉长。可吸收缝线间断将肠黏膜横向缝合到皮肤上。肛门狭窄，如仅能通过 8 号 Hegar 扩张器，通过纵切横缝肛门直肠成形术后可以扩张至可通过 16 号扩张器。该技术仅适用于狭窄区域较短（2～3mm）的患者；也可用于皮肤水平的先天性肛门狭窄者。

纵切横缝肛门直肠成形术的步骤见图 24-5，步骤为：A. 2 点和 4 点处缝合；B. 放射状切开并拉伸；C. 横向缝合；D. 在 8 点和 10 点之间放射状切开；E. 在 8 点和 10 点之间切开；F. 拉伸皮肤，横向修复；G. 完成纵切横缝肛门直肠成形术。

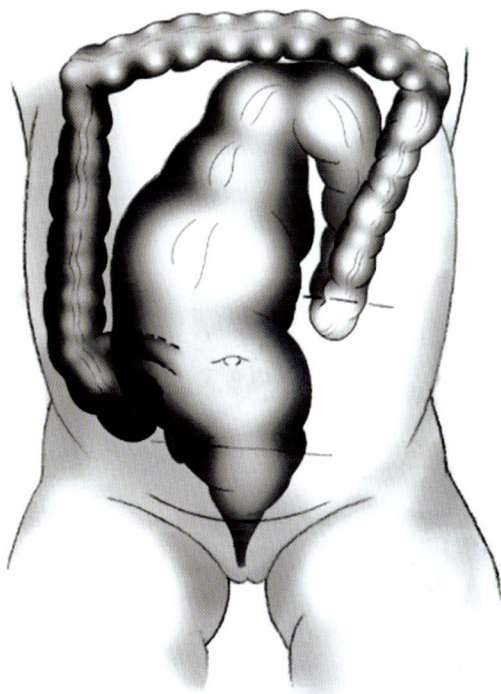

▲ 图 24-2　严重便秘患者

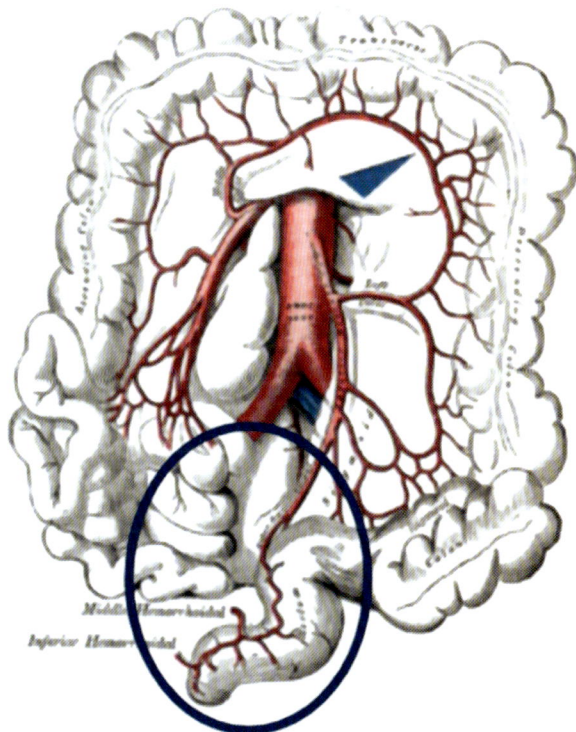

▲ 图 24-3　直肠的血液供应来自肠系膜下动脉和直肠上动脉

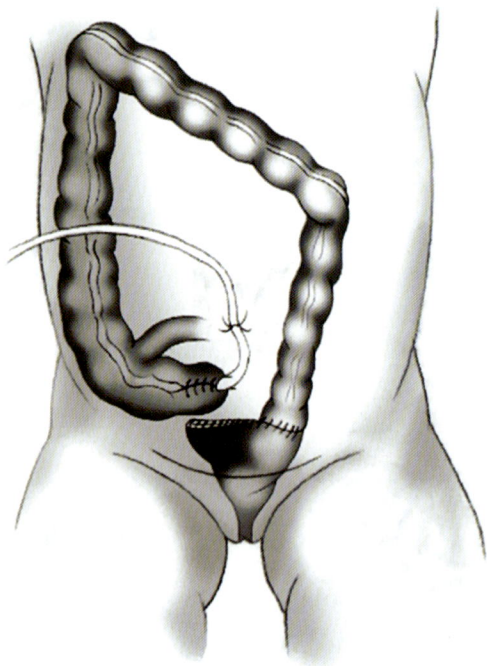

▲ 图 24-4　乙状结肠切除，保留直肠，腹壁阑尾造口

推荐阅读

[1] Halleran DR, Sanchez AV, Rentea RM, et al. Assessment of the Heineke-Mikulicz anoplasty for skin level postoperative anal strictures and congenital anal stenosis. *J Pediatr Surg*. 2019 Jan; 54(1): 118–122.

四、直肠出血是直肠脱垂引起的吗

肛门直肠畸形手术后直肠出血的原因，不应想当然的归咎于直肠脱垂。

13 月龄的先天性肛门直肠畸形女性患儿，伴有直肠前庭瘘和远端阴道闭锁，既往接受过后矢状入路肛门直肠成形手术，术后 10 个月出现直肠出血和血便。据悉，患儿有轻度的直肠脱垂，尿布上有血迹（每月约出现 2 次）。在过去的几天里，尿布中来自直肠的鲜红色血便有所增加。在一次急性的、大量黑色柏油样便后，患者被带到医院进行检查。由于患者有手术史，所以先选择外科就诊。

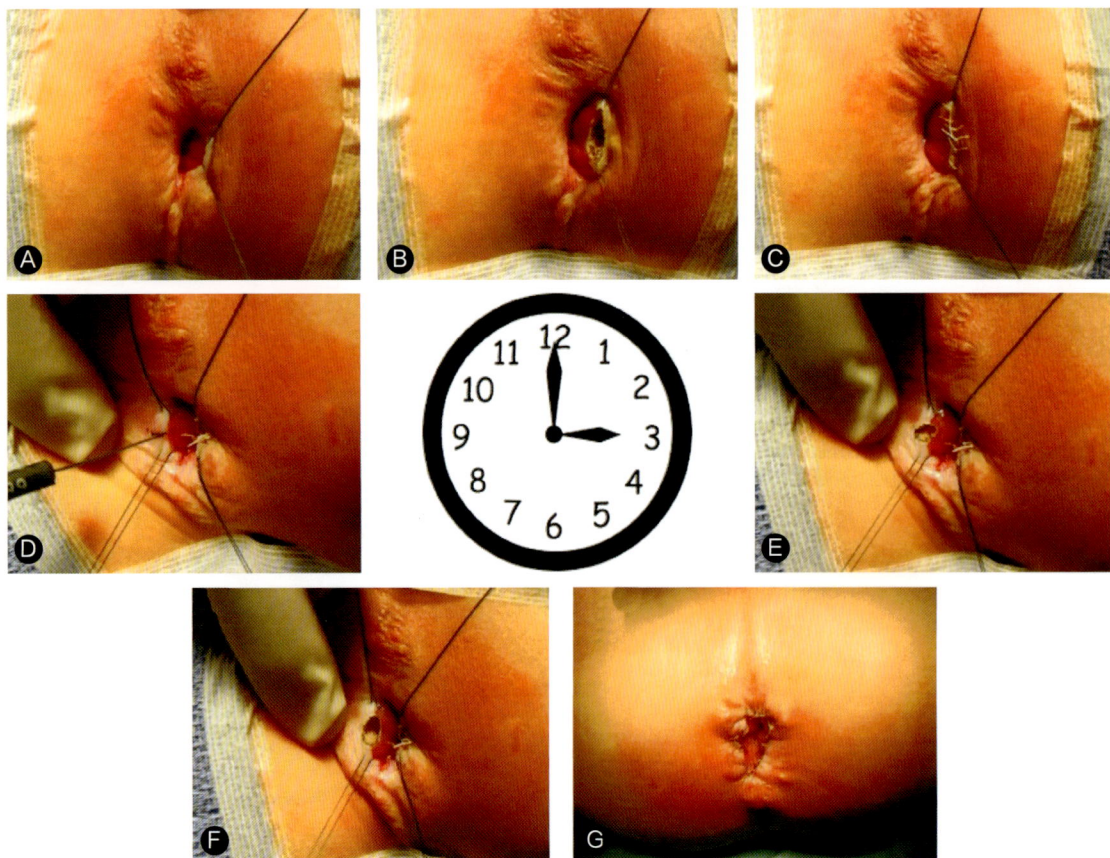

▲ 图 24-5　纵切横缝肛门直肠成形术

患者无其他方面不适，一直可以正常喂食，使用适当数量的尿布，活动正常。检查发现患者生命体征正常，腹软，无腹胀；虽伴有粉色的直肠脱垂，但无近期出血的痕迹（图 24-6）。实验室检查发现随着时间的推移，血红蛋白从最近一次记录的 17.6 下降到 12.2，平均红细胞体积正常。医生建议胃肠科会诊、Meckel 放射性核素扫描、EGD（食管胃十二指肠镜检查）和结肠镜检查。显然这种类型的直肠脱垂会由于尿布或内衣摩擦引起的出血，需要手术切除。但这种出血明显增多的情况，可以肯定是其他原因引起的。EGD 检查发现这个病例便血是由于胃炎引起。

五、误区：直肠缺失的先天性肛门直肠畸形患者拖出结肠造口术后无法控制排便

排便控制需要感觉、括约肌、直肠乙状结肠蠕动能力和存储功能。对于患有先天性肛门直肠畸形的儿童，直肠缺失可能是后矢状入路肛门直肠成形手术时直肠旷置造成的。尽管应尽量避免，但如果高位远端直肠血供缺失，就可能发生这种情况；如果原来的结肠造口位于乙状结肠远端，并且没有保留直肠血供，这种情况也可能发生。初次直肠手术后对比剂灌肠显示结肠收缩至会阴部，并伴有袋状结构（图 24-7），提示直肠缺失。后矢状入路肛门直肠成形术之前的手术，如腹会阴拖出式手术，会常规进行直肠切除。

虽然直肠起到大便储袋的作用，但直肠缺失的患儿仍然可能实现自主控便。因为控便能力还基于患儿的原始畸形、脊柱的质量和骶骨比例。

即使没有直肠，只要患儿能感觉到新直肠的扩张，并收缩外括约肌，如果括约肌和脊柱正常也可以控便。

六、结肠造口还纳术后的游离气体

先天性肛门直肠畸形的男婴，早期接受了的结肠造口和后期的后矢状入路肛门直肠成形术。7

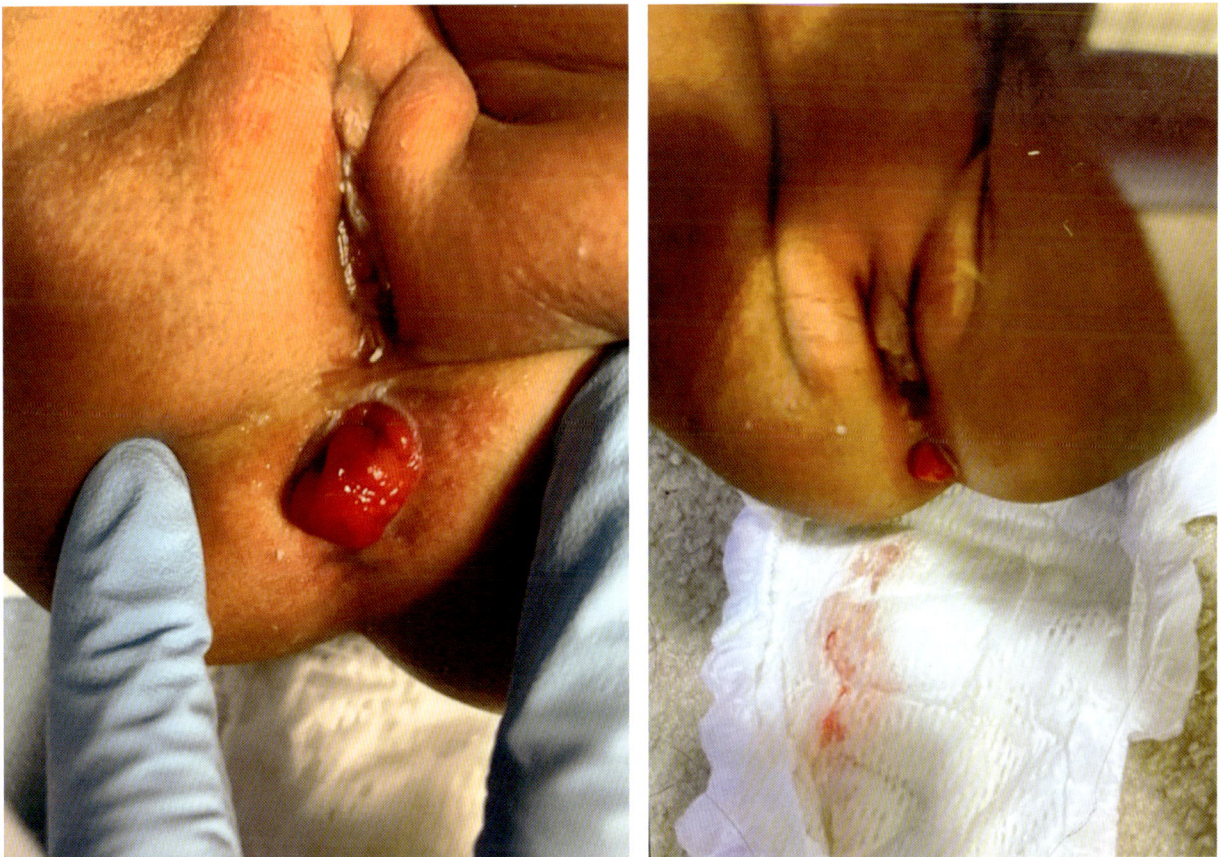

▲ 图 24-6　直肠脱垂和带血尿布

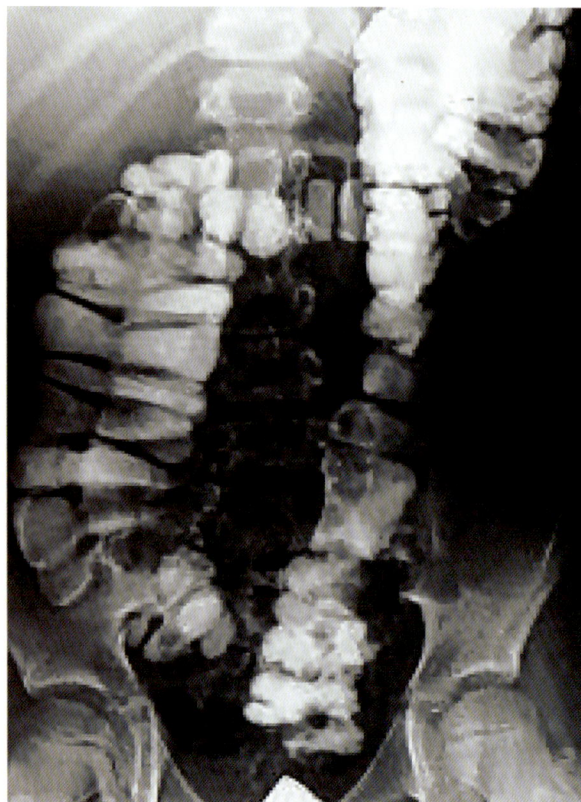

▲ 图 24-7 对比剂灌肠显示新直肠中的结肠袋状结构，意味着乙状结肠被拉出

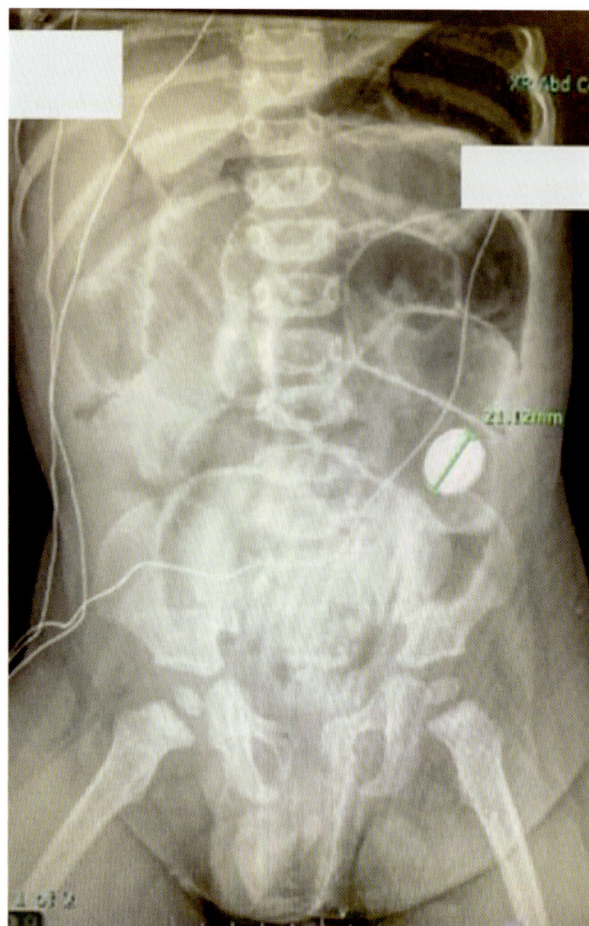

▲ 图 24-8 腹部 X 线片

月龄时，做结肠造口还纳。肛门大小适中，无狭窄或脱垂。刚开始患儿表现良好，第 2 天开始排便，能够进食并出院回家。术后第 5 天，因发热、腹胀、腹痛到急诊就诊。腹部 X 线检查见图 24-8。

这是怎么回事？应如何处理？

X 线显示肠梗阻和游离气体，左下象限有异物。结果显示异物是被吞下的电池，位于吻合口处，导致穿孔（图 24-9）。需要进行剖腹手术、腹腔冲洗和重新结肠造口。

七、误区：再次后矢状入路肛门直肠成形术仅适用于控便能力良好的患者

认为先天性肛门直肠畸形、骶骨和脊柱发育不良患者不适于再次后矢状入路肛门直肠成形术，以纠正肛门异位或其他问题，以及以为手术不会改变潜在的控便能力的想法是错误的。

以前做过修复手术的肛门直肠畸形患者，可能会患有导致大便失禁的并发症。在一项 153 例再次后矢状入路肛门直肠成形术的统计中，肛门

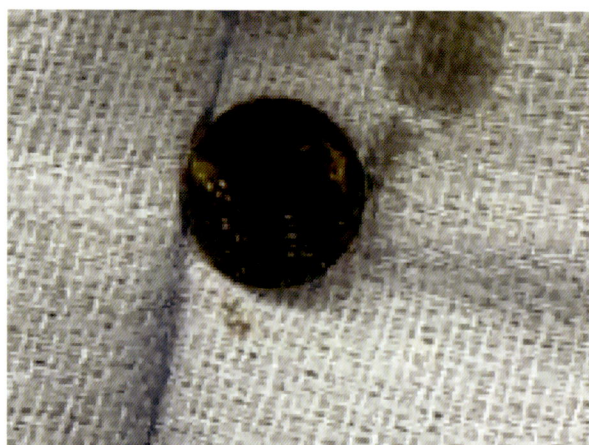

▲ 图 24-9 导致吻合口穿孔的盘状电池

异位（61%）和狭窄（36%）是最常见的手术适应证；即使控便能力较差的患者，再次手术也可以改善解剖结构和控便功能。有趣的是，在同一项 153 例儿童再次手术研究中，79/153 例（52%）

例控便能力可能较差（图 24-10），但其中 24 例（30%）仅服用泻药，55 例（70%）需要灌肠。16/24 例（67%）服用泻药可以控制大便，42/55 例（76%）使用灌肠可排空大便。此外，大多数（80%）具有良好控便能力的患者可以自主排便。绝大多数患者的生活质量和 Baylor 控便评分得到改善。

因此，对于肛门异位、直肠狭窄、直肠脱垂或原始瘘管残余等患者，如果可以在解剖学上改善初次后矢状入路肛门直肠成形术效果，均应接受再次手术。

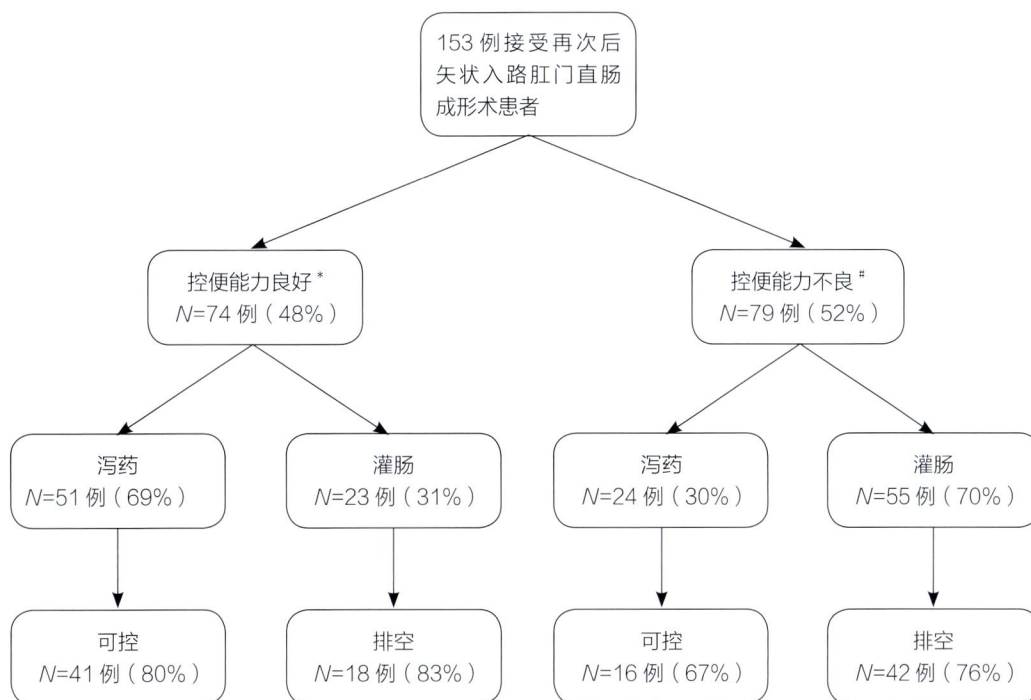

▲ 图 24-10　再次后矢状入路肛门直肠成形术后患者 12 个月的功能结果

*. 骶骨发育正常（SR ≥ 0.70）且无脊柱异常，具有良好控便能力的患者。#. 骶骨发育不良（SR<0.70）、相关脊柱异常（如脊髓栓系、脂肪瘤或脊髓脊膜膨出）或两者兼有，控便能力较差的患者（引自 Wood RJ 等，2020）

推荐阅读

[1] Wood RJ, Halleran DR, Ahmad II, et al. Assessing the benefit of reoperations in patients who suffer from fecal incontinence after repair of their anorectal malformation. *J Pediatr Surg*. 2020 Oct; 55(10): 2159-2165.

第25章 肛门直肠畸形何时再次手术
DECIDING WHEN TO DO A REDO PROCEDURE IN ARM

邓业巍 **译** 傅传刚 **校**

一、后方错位与良好的控便潜能

5 岁女童，之前因直肠前庭瘘接受过肛门直肠畸形修复手术，本次就诊时有大便失禁、骶骨（侧骶比为 0.9）和脊柱正常，查体见图 25-1。

需要再次后矢状入路肛门直肠成形术吗？如果需要，指征是什么？

这个孩子有直肠前庭瘘，骶骨良好，侧骶比为 0.9，具有极好的控便潜力。

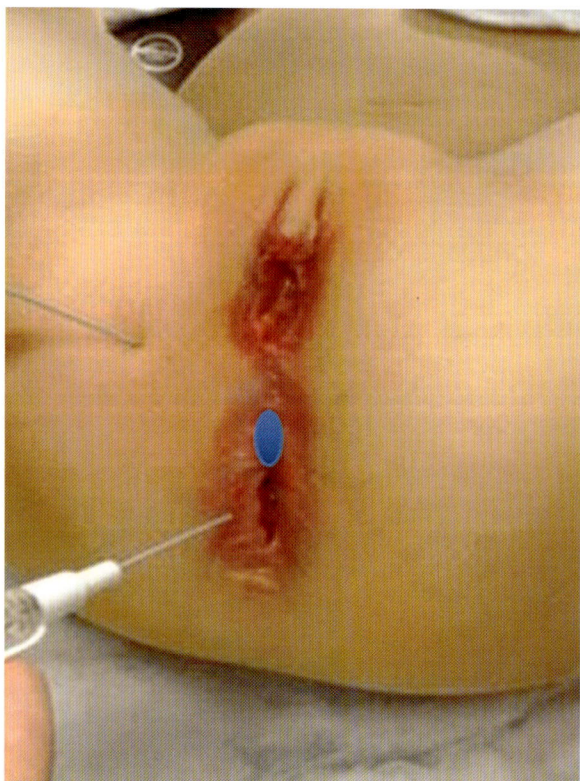

▲ 图 25-1 成形术后肛门后方移位，原始畸形为直肠前庭瘘。蓝点所示为成形肛门的正确位置

从照片上看，很明显肛门向后方移位。周围瘢痕提示可能在初次后矢状入路肛门直肠成形术时有伤口裂开。现在肛门前方粉红色的椭圆是括约肌的正确中心位置。在这个病例，电刺激测试证实了这一点。因此，需要再次后矢状入路肛门直肠成形术。

如果再次手术，术后如何管理？

再次手术需要将成形肛门向前方移位，并闭合当前位置的肛门。这种情况下不需要行结肠造口术。术后患者进食流质 5 天，可通过减少成形粪便对会阴切口的压力，使其得到良好愈合。一旦会阴切口愈合，即可进一步开放饮食。根据患者的年龄，再次手术的同时行腹壁阑尾造口可以让孩子有机会获得会阴部的机械性清洁，以便在学习如何控制改进后的肛门时，更容易掌握控便能力。

二、后方错位与良好的控便潜力

12 岁男孩，就诊时有大便失禁，有先天性肛门直肠畸形，出生后第一年内做了结肠造口和后矢状入路肛门直肠成形术，随后行结肠造口闭合术。同时患有脊髓栓系并已行松解手术。侧骶比为 0.33。图 25-2 的照片中，可以看到目前的解剖结构，右图中白点是括约肌中心受电刺激的位置。

如何处理肛门后方移位和直肠脱垂？

肛门直肠畸形患者术后效果不佳，需要接受全面的检查，包括肾脏和膀胱超声、脊柱 MRI、盆腔 MRI、排尿膀胱尿道造影（VCUG）、麻醉下

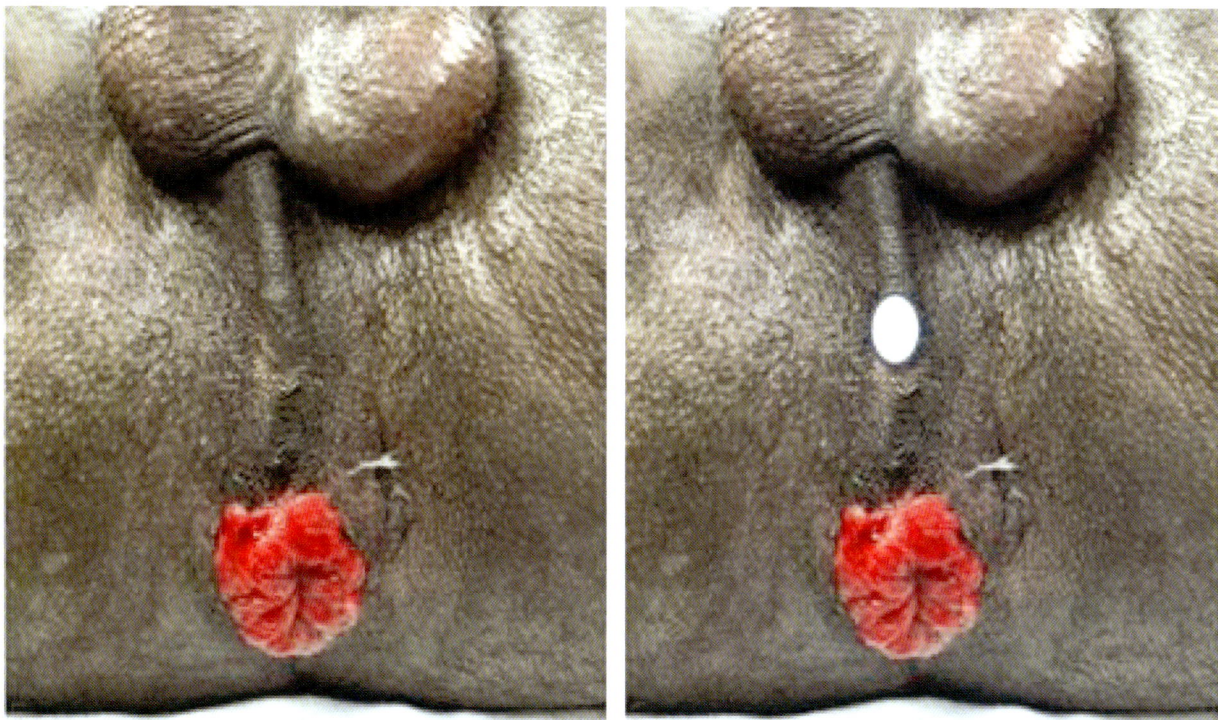

▲ 图 25-2 肛门后方移位和直肠脱垂

检查（EUA）、膀胱镜检查，考虑到该患者有脊髓栓系病史，还需根据患者的尿路状况行尿动力学（urodynamics，UDS）检查。盆腔 MRI 和膀胱镜检查都对排除原始瘘管残余（ROOF）非常重要。

根据图片和电刺激测试结果，可以明显看到肛门脱垂和后方移位。由于脱垂可能会导致出血和渗液等问题，需要再次手术，同时，将成形肛门移位至括约肌的中心。尽管患者控便潜力较差，再次手术还是可以为实现自主排便提供一些机会，并且至少可以解决脱垂问题。同期行腹壁阑尾造口以便后续行顺行灌肠可能会是一个理想的辅助手段。

三、原始直肠瘘管残余

6 岁男童，患有肛门直肠畸形，既往已行修复手术。结肠造口关闭后，出现多发性尿路感染（urinary tract infection，UTI）和可能为神经源性膀胱所致的肾脏损伤，最终接受肾脏移植。患者接受过两次直肠脱垂修复手术，现来就诊，MRI 影像如图 25-3 所示。

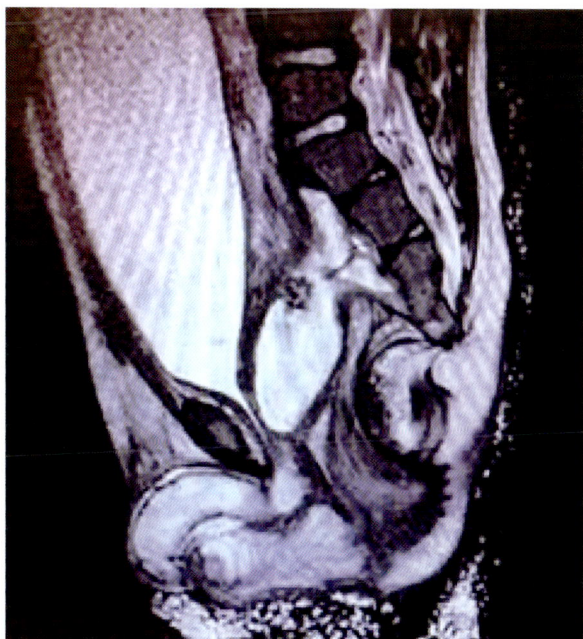

▲ 图 25-3 MRI 影像

诊断是什么？

这是一例原始瘘管残余（ROOF），以前称为后尿道憩室（posterior urethral diverticulum，PUD）。膀胱颈后方白色结构是未进行分离的原直肠，可能是由于开腹（或腹腔镜）手术游离下部瘘管（直肠尿道前列腺瘘或直肠尿道球部瘘）所致。在该病例，瘘管似乎从尿道的前列腺下部平面进入，因为直肠黏膜中的细菌污染导致尿路感染。通常，这些原始瘘管残余位于拖出的直肠和尿道之间，该例患者的原始瘘管残余位于这个位置，并沿直肠上行与骶骨相连。直肠一定是在最初的修复手术时被切断，并被敞开旷置，旷置的部分粘连在骶骨上。这个原始瘘管残余可以在同一手术中通过后矢状位切口切除，同时修复后尿道。该手术也可以腹腔镜进行，尽管与骶骨的粘连对解剖游离来说是一项挑战。去除该感染源后，患者的排尿功能可得到改善，之后需要尿动力学检查来评估其膀胱功能，如果必要随后可行腹壁阑尾造口和阑尾膀胱改道手术（阑尾原位经脐造口可控性回盲肠膀胱术）。

推荐阅读

[1] Rentea RM, Halleran DR, Vilanova-Sanchez A, et al. Diagnosis and management of a remnant of the original fistula (ROOF) in males following surgery for anorectal malformations. *J Pediatr Surg*. 2019 Oct; 54(10): 1988–1992.

四、肛门狭窄

6 岁直肠前庭瘘的肛门直肠畸形患儿，婴儿期曾行修复手术，现在有肛门狭窄和严重便秘。由于便秘和肛门狭窄，患儿有严重的大便困难和大便失禁。肛门成形位置很好，骶骨和脊柱状况也很好。结肠造影如图 25-4 所示。

下一步怎么做？

（1）再次行后矢状入路肛门直肠成形术，只处理肛门狭窄。

（2）再次行后矢状入路肛门直肠成形术，同时切除远端扩张的直肠乙状结肠，然后将口径更加正常的乙状结肠与新肛门做吻合。

（3）再次行后矢状入路肛门直肠成形术，同时腹壁阑尾造口或盲肠造口术处理狭窄。

本例患者肛门位置良好，狭窄严重，直肠和远端乙状结肠严重扩张，但近端乙状结肠口径相对正常。下一步的关键是处理狭窄并行腹壁阑尾造口。如果肛门大小良好，能定期灌洗，结肠压力可能会减小，不需要乙状结肠切除术。

如果是 2 岁或 9 岁的患者，治疗方案会不同吗？

对于 2 岁和 9 岁的患者来说，治疗方法基本上是一样的，即修复肛门，但是对于年龄大一点的患者，加行腹壁阑尾造口能让肛门迅速清洁，并有助于结肠功能的恢复。长远来看，很可能不需要行腹壁阑尾造口，能够形成良好的控便能力。

如果只是处理了肛门狭窄，并做了腹壁阑尾造口，但 6 个月后仍然不能很好排空结肠，怎么做？这时如果要切除部分结肠，如何选择？

- 直肠乙状结肠切除（类似先天性巨结肠）。
- 只切除乙状结肠，保留直肠。

手术有什么特别的考量吗？

处理了狭窄并行腹壁阑尾造口后 6 个月，如果扩张结肠仍然不能很好排空，就需要再次干预，尽管这种情况极为罕见。由于没有肛管的肛门直肠畸形患者依赖直肠储袋（和直肠牵拉，即本体

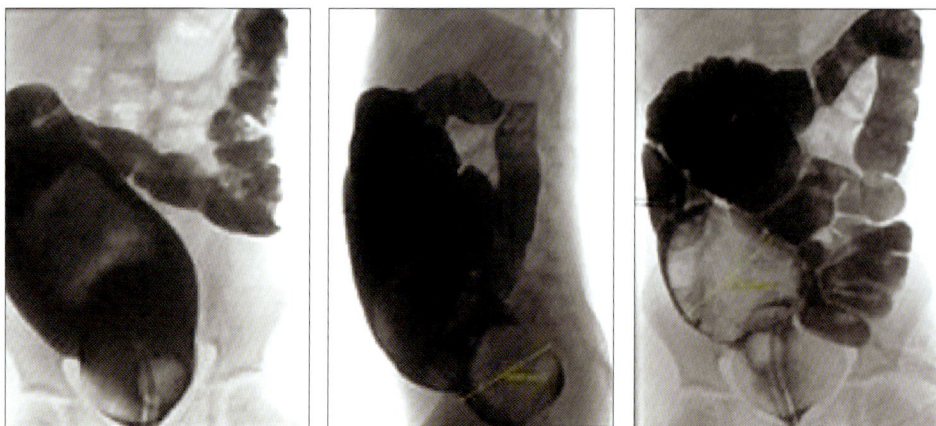

▶ 图 25-4　气钡双重造影

感觉）进行控便，所以应避免切除直肠。只有运用泻药、灌肠或顺行灌洗后结肠仍不能排空，才行乙状结肠切除。通常情况下手术有效，直肠虽然扩张，但可以储便和排空。另一种方法是通过后矢状位切口行直肠锥状成形术。如前所述，如果乙状结肠切除，必须小心保留肠系膜下动脉（IMA）至直肠的分支。

五、侧方移位和原始瘘管残余

5 岁肛门直肠畸形患儿表现为大便失禁。包括 EUA（麻醉下检查）和盆腔 MRI 评估结果见图 25-5。

这种情况如何评估？最初的畸形是什么？

评估包括麻醉下检查、膀胱镜和影像学全面检查，以寻找再次手术的指征。对有侧方移位和直肠尿道前列腺部原始瘘管残余，且初次修复手术不成功的肛门直肠畸形患者，手术前应全面评估所有潜在的并发症。再次手术常见适应证包括肛门移位、狭窄、脱垂和原始瘘管残余。

该病例应再次行后矢状入路肛门直肠成形术，将直肠游离，切除原始瘘管残余，修复后尿道，并将直肠远端置于括约肌中心，使其通过括约肌纠正侧方移位。

六、后矢状入路肛门直肠成形术后直肠脱垂

10 月龄肛门直肠畸形男婴，已行后矢状入路肛门直肠成形术，因直肠脱垂就诊。查体见图 25-6。

如何处理这例后矢状入路肛门直肠成形术后的直肠脱垂？采用什么治疗方案？日间手术还是需要住院治疗？是否需要术前肠道准备？

注意环状脱垂和肥厚的基底部。由于脱垂影响日常生活，脱垂与内裤反复摩擦，导致黏液渗出和反复出血。同时还会干扰儿童肛门闭合能力，抑制其良好控便能力的养成，建议手术治疗。

如果麻醉下电刺激检查确认肛门位置正确，可先行半环周切除，几个月后再切除另一半，效果很好，可避免狭窄，并可进行日间手术，术后患儿还可避免扩肛。如果进行环周切除修复，患者可能需要住院一晚，考虑到修复是在皮肤层面，没有必要肠道准备和术后禁食（nil per os，NPO）。

手术过程：先在脱垂组织周围缝线牵拉，切除多余的黏膜，然后以类似于肛门成形术的方式，用薇乔缝线间断缝合肠管（图 25-7）。对于特别严重的脱垂，有时需要再次后矢状入路肛门直肠成形术将直肠后壁固定在肌肉复合体上。

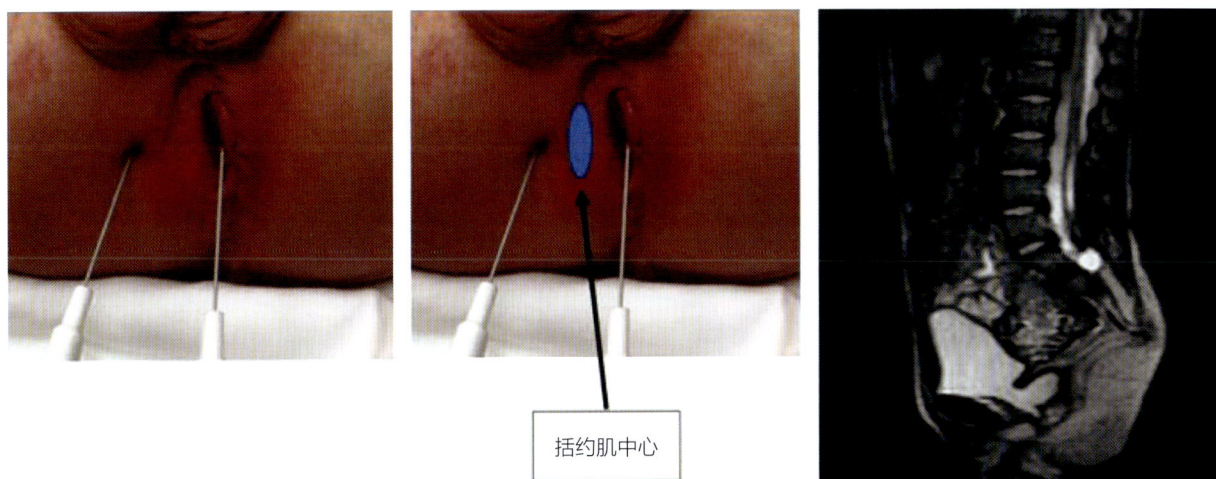

括约肌中心

▲ 图 25-5　检查显示成形肛门侧方移位，MRI 显示原始瘘管残余

推荐阅读

［1］ Ahmad H, Halleran DR, Maloof E, et al. Redo posterior sagittal anorectoplasty for lateral mislocation in patients with anorectal malformations. *J Pediatr Surg*. 2020 Nov; 55(11): 2521–2526.

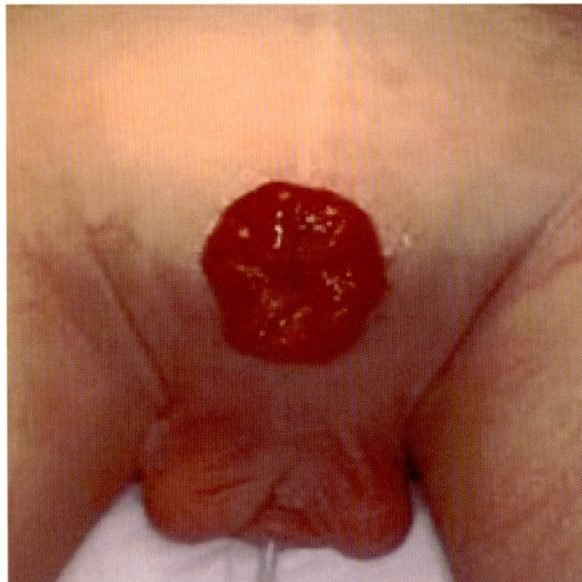

▲ 图 25-6　直肠脱垂

七、后矢状入路肛门直肠成形术后狭窄

后矢状入路肛门直肠成形术后或再次后矢状入路肛门直肠成形术后便秘可能是由于术后狭窄所致，如果患者居住偏远，不方便就诊，可以让家人寄一张放有硬币作为参照的照片。10 美分硬币的大小等同于 14 号 Hegar 扩张器。图 25-8 所示的病例中，左侧的成形肛门大小足够，右侧的肛门已经明显缩小，需要进行扩张或再次手术。

八、误区：后矢状入路肛门直肠成形术后需要常规扩肛防止狭窄

常规扩肛并不能减少后矢状入路肛门直肠成形术后狭窄的形成，因此没有必要。最近进行的一项单中心随机对照临床试验，评估后矢状入路肛门直肠成形术后扩肛与不扩肛对狭窄形成的影响。无论是否扩肛，均有相同比例的患者发生肛门狭窄（扩肛 21% vs. 不扩肛 32%，$P = 0.21$）。

如果出现狭窄，可以行纵切横缝肛门直肠成形术，这是一个小手术。如果需要的话，不扩肛结合纵切横缝肛门直肠成形术可以为后矢状入路肛门直肠成形术后的家庭提供一个不必每天扩肛的很好的选择。如果有结肠造口，纵切横缝肛门直肠成形术可以在造口闭合时同期进行。

之前描述过的纵切横缝肛门直肠成形术（图 24-5）是做放射状切口，然后横向缝合，这样可以将 8 号 Hegar 扩张器大小的狭窄变为 16 号。这种方法只有当狭窄位于皮肤层面时才有效。

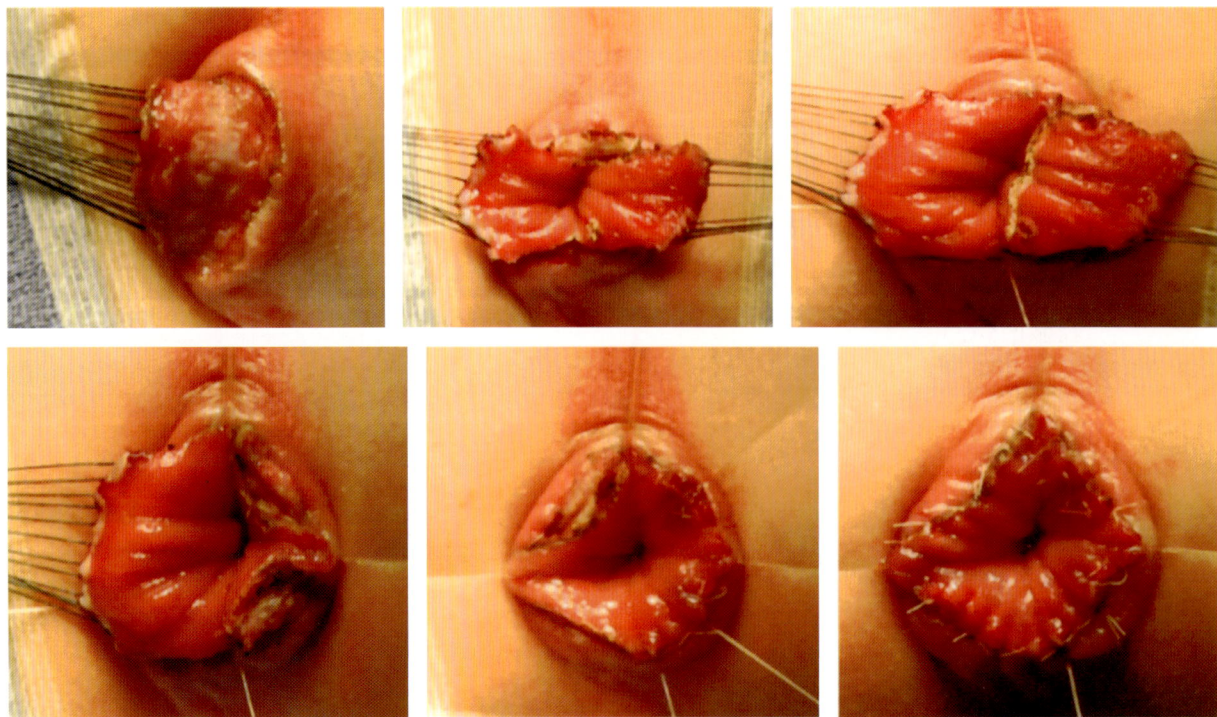

▲ 图 25-7　直肠脱垂修复手术，该病例进行了环周切除术

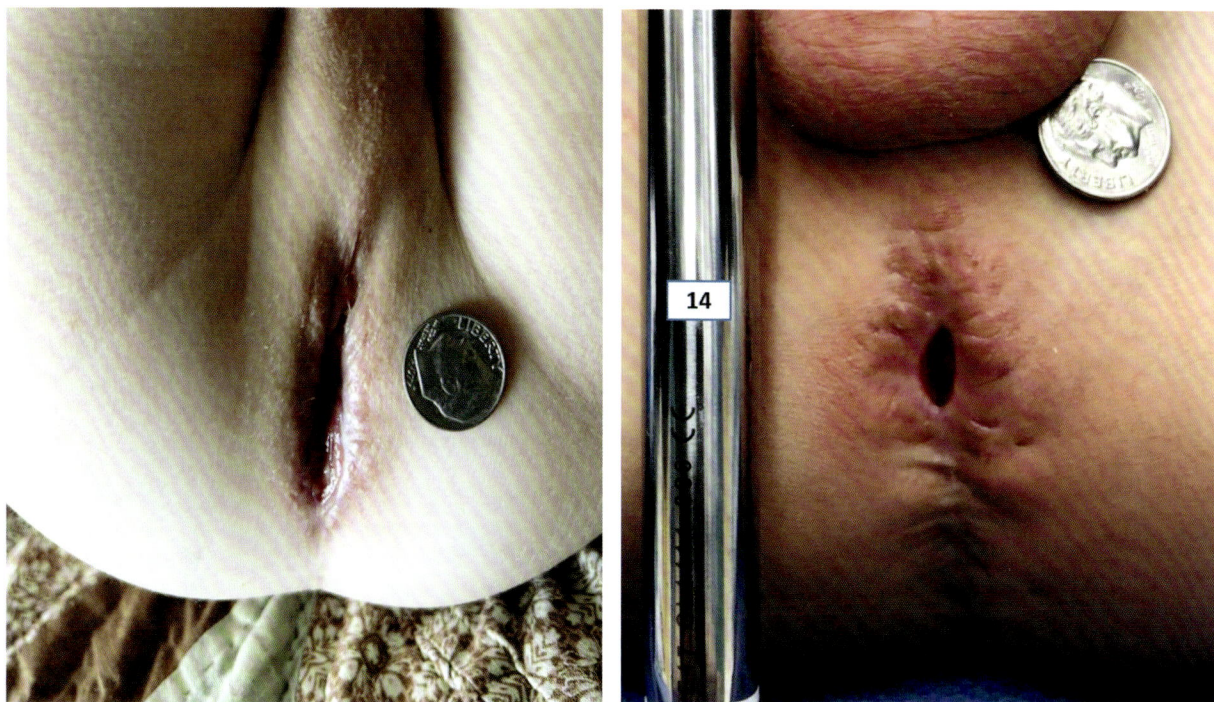

▲ 图 25-8　拍摄以硬币为参照的成形肛门照片，帮助确定是否有肛门狭窄

推荐阅读

[1] Ahmad H, Skeritt C, Halleran DR, et al. Are routine postoperative dilations necessary after primary posterior sagittal anorectoplasty? A randomized controlled trial. *J Pediatr Surg.* 2021 Aug; 56(8): 1449–1453.

九、阴道拖出行肛门成形术

10 月龄女婴，因"短通道泄殖腔"行单纯后矢状入路肛门直肠成形手术，术后诊断为"成形肛门"严重狭窄。患儿尿道或阴道未做手术。检查发现一个轻微凹陷的尿道，除此之外都正常。膀胱镜检查看不到阴道，只有长度适中的尿道、正常的膀胱颈和正常的膀胱。"成形肛门"严重狭窄。造影检查结果如图 25-9 所示。

造成这种状况的原因是什么？治疗方案是什么？

最初手术只处理了远端直肠，尿道和阴道未做处理。造影检查显示之前的手术，阴道被拖出至成形肛门处，而伴发的位于高位远端直肠的直肠阴道瘘未被发现。

腹腔镜下游离高位直肠，分离瘘管，将其保留在阴道上。然后改俯卧位，通过后矢状位切口将"成形肛门"移位至阴道口处。事实上，这个被移位的结构就是阴道本身（图 25-10）。并将游离的远端直肠置于成形肛门中。

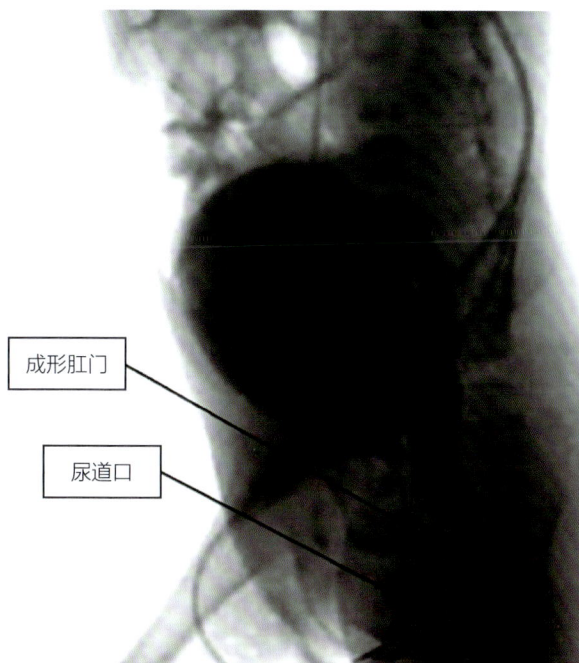

▲ 图 25-9　初次手术的造影检查，标记错误

117

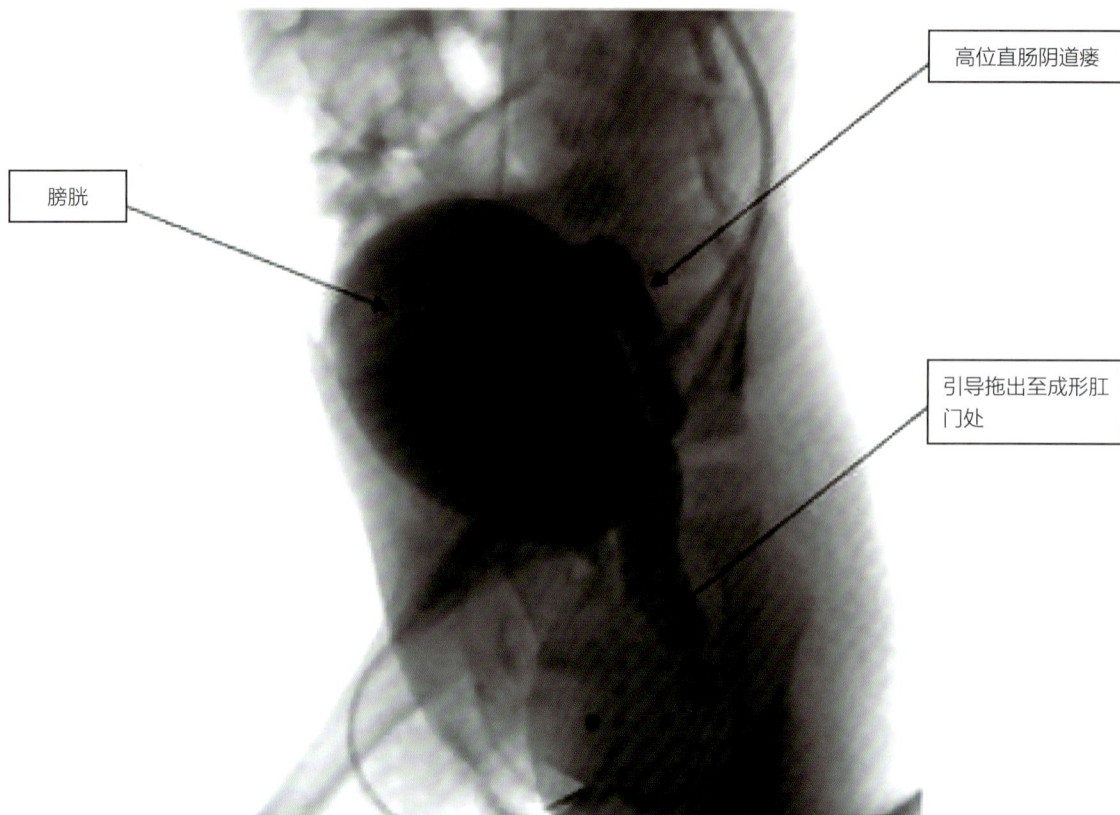

▲ 图 25-10　造影检查，以术中遇到的解剖结构进行标记

膀胱

高位直肠阴道瘘

引导拖出至成形肛门处

推荐阅读

［1］ Jocobs S, Tiusaba L, Bokova E, Al-Shamaileh T, Russell T, Varda B, Feng C, Badillo A, Levitt M. Where Is the Vagina? A Rectal Stricture after a Presumed Cloacal Repair Turns out to Be the Mobilized Vagina and a Missed High Rectovaginal Fistula. *European J Pediatr Surg Rep*. [In Press]

第 26 章　巨结肠拖出式手术后的问题
PROBLEMS AFTER AN HD PULL-THROUGH

江期鑫　**译**　傅传刚　**校**

一、先天性巨结肠拖出式手术后效果不佳的评估和处理

如果先天性巨结肠拖出式手术后没有达到预期效果，应首先评估症状属于哪一类：梗阻还是粪便溢漏（图 26-1）。

梗阻症状：梗阻症状可表现为多种形式，包括发育不良、肠炎反复发作、慢性腹胀或长期严重便秘（药物治疗无效）。患者应首先通过对比剂灌肠进行评估，然后麻醉下进行直肠活检，寻找移行区。麻醉下，医生应充分检查解剖结构，确保齿状线完整，括约肌正常且不易扩张。结果能够预测患者的控便能力。如果活检病理正常，即有神经节细胞存在，没有肥大神经（小于 40μm），并且钙视网膜蛋白染色阳性，表明没有移行区。如果对比剂灌肠或麻醉下检查结果异常，患者可能因狭窄、Soave 肌瓣残留、扭曲、Duhamel 储袋和移行区等原因需要重新拖出式手术。如果控便系统不完善，齿状线缺失或括约肌过度拉伸，应考虑在再次拖出或括约肌重建时做

腹壁阑尾造口。目的是解决梗阻并帮助患者保持清洁。

如果解剖、病理和对比剂灌肠检查未发现任何需要再次手术的异常情况，医生应评估括约肌功能是否障碍，并确定肉毒杆菌毒素试验是否会改善梗阻症状。如果没有括约肌功能障碍，患者应开始肠道管理计划，优化药物（泻药）或机械（灌肠或冲洗）治疗。

粪便溢漏：对于有粪便溢漏症状的患者，如果没有便秘或梗阻史，可以通过对比剂灌肠和麻醉下 3D 肛门直肠测压评估括约肌功能。没有梗阻症状的粪便溢漏患者不需要活检，因为没有梗阻，不太可能有移行区。麻醉下检查时，医生应评估齿状线是否完整及括约肌功能是否良好。如果这些都正常，可根据肠管运动能力是低下还是亢进结果通过药物对粪便溢漏进行肠道管理，减缓或加快排便速度。如果麻醉下检查或 3D 肛门直肠测压异常，医生可以考虑括约肌重建或腹壁阑尾造口手术，通过外力辅助帮助结肠排空，作为未来优化肠道控制的桥梁。

先天性巨结肠拖出式手术后效果欠佳的诊治

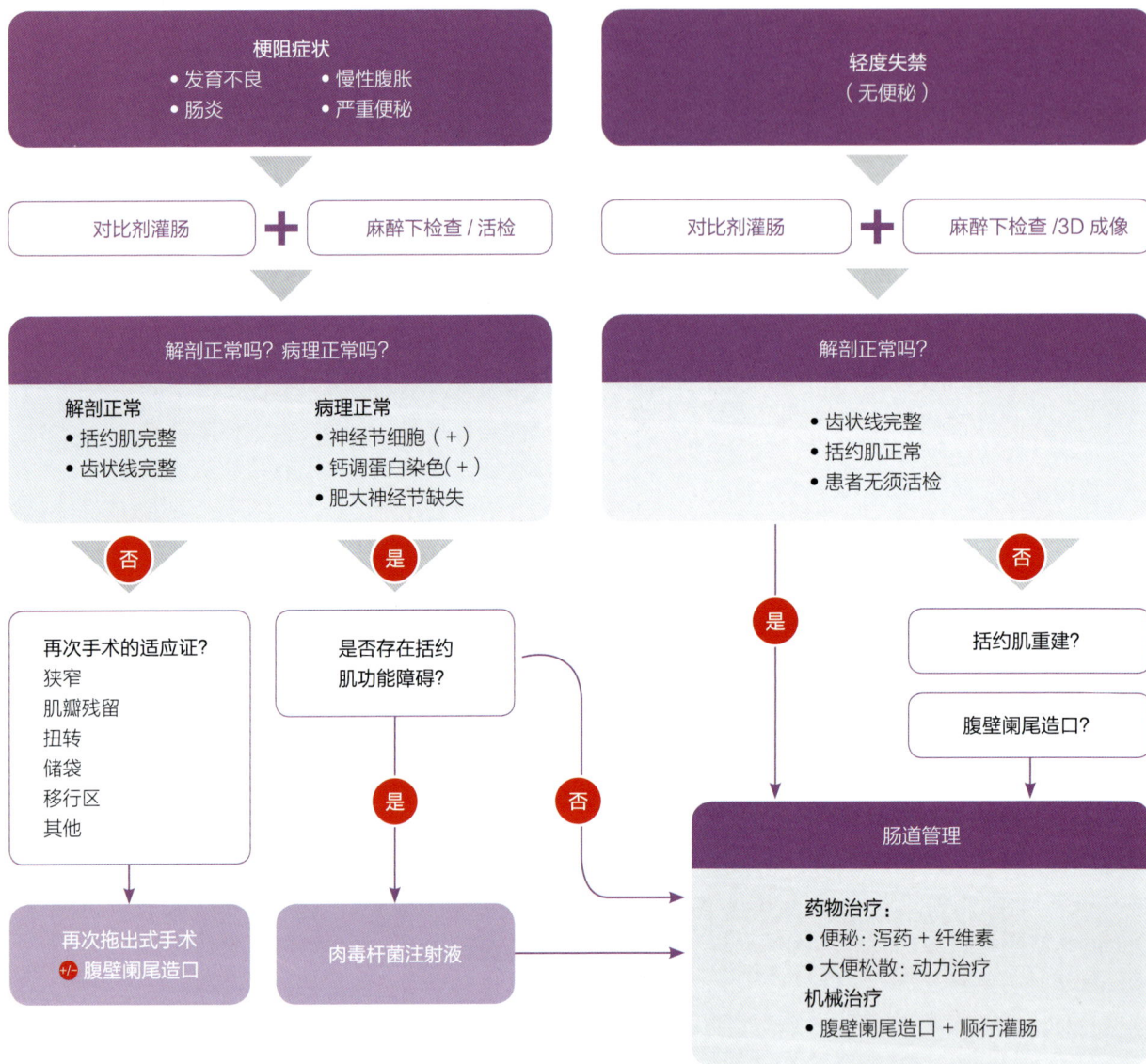

梗阻症状		轻度失禁
• 发育不良　• 慢性腹胀 • 肠炎　• 严重便秘		（无便秘）

对比剂灌肠 ✚ 麻醉下检查 / 活检 　　　对比剂灌肠 ✚ 麻醉下检查 /3D 成像

解剖正常吗？病理正常吗？

解剖正常
• 括约肌完整
• 齿状线完整

病理正常
• 神经节细胞（＋）
• 钙调蛋白染色（＋）
• 肥大神经节缺失

解剖正常吗？

• 齿状线完整
• 括约肌正常
• 患者无须活检

否　　　**是**　　　　　　　　　　　　　　　　　　**否**

再次手术的适应证？
狭窄
肌瓣残留
扭转
储袋
移行区
其他

是否存在括约肌功能障碍？

是

括约肌重建？

腹壁阑尾造口？

是　　　**否**

肠道管理

药物治疗：
• 便秘：泻药 ＋ 纤维素
• 大便松散：动力治疗
机械治疗
• 腹壁阑尾造口 ＋ 顺行灌肠

再次拖出式手术
+/- 腹壁阑尾造口

肉毒杆菌注射液

▲ 图 26-1　先天性巨结肠拖出式手术后的评估

推荐阅读

[1] Ahmad H, Yacob D, Halleran DR, Gasior AC, Di Lorenzo C, Wood RJ, Langer JC, Levitt MA. Evaluation and treatment of the post pull-through Hirschsprung patient who is not doing well, update for 2022. *Semin Pediatr Surg*. 2022; 31(2): 151164.

[2] Langer JC. Persistent obstructive symptoms after surgery for Hirschsprung's disease: Development of a diagnostic and therapeutic algorithm. *J Pediatr Surg*. 2004 Oct; 39(10): 1458–1462.

[3] Langer JC, Rollins MD, Levitt M, et al. Guidelines for the management of postoperative obstructive symptoms in children with Hirschsprung disease. *J Pediatr Surg*. 2017 May; 33(5): 523–526.

[4] Levitt MA, Dickie B, Pena A. Evaluation and treatment of the patient with Hirschsprung disease who is not doing well after a pull-through procedure. *Semin Pediatr Surg*. 2010 May; 19(2): 146–153.

[5] Levitt MA, Dickie B, Pena A. The Hirschsprungs patient who is soiling after what was considered a "successful" pull-through. *Semin Pediatr Surg*. 2012 Nov; 21(4): 344–353.

[6] Levitt MA, Martin CA, Olesevich M, Bauer CL, Jackson LE, Pena A. Hirschsprung disease and fecal incontinence: Diagnostic and management strategies. *J Pediatr Surg*. 2009 Jan; 44(1): 271–277.

二、误区：没有齿状线的先天性巨结肠患者无法控便

肛管损伤是先天性巨结肠（HD）拖出式手术的严重并发症，可导致大便失禁。如果手术时拖出位置太低，切除了肛管，就会出现这种情况。括约肌需要一定的收缩能力（内括约肌），并能够主动收缩将粪便控制在新建直肠内一定的时间（外括约肌）。在经肛门拖出的过程中，括约肌可能会被过度牵拉，造成永久性损伤。检查大便失禁的患者时，如果发现肛门区没有齿状线，即使患者意识清醒时，括约肌也处于松弛状态（图26-2），提示患者可能有大便失禁。

虽然齿状线缺失，但括约肌仍有张力，可以检测到新建直肠的扩张，并且括约肌能够及时收缩，提示患者可以控制排便。

虽然没有办法修复或替换丧失的齿状线，括约肌紧缩术对于因先天性巨结肠拖出式手术后括约肌松弛引起的大便失禁是一种有益的手术。

括约肌重建手术时，先游离最远端（3cm）拖出肠管，然后开始括约肌修复，环绕在肛管外括约肌的前部和后部数针缝线缝合，并缝合到拖出的肠壁上位置（图26-3）。

括约肌紧缩术采用可吸收缝线环形将外括约肌与拖出肠管进行缝合，制成一个由括约肌包绕的新的闭合肛门（图26-4和图26-5）。

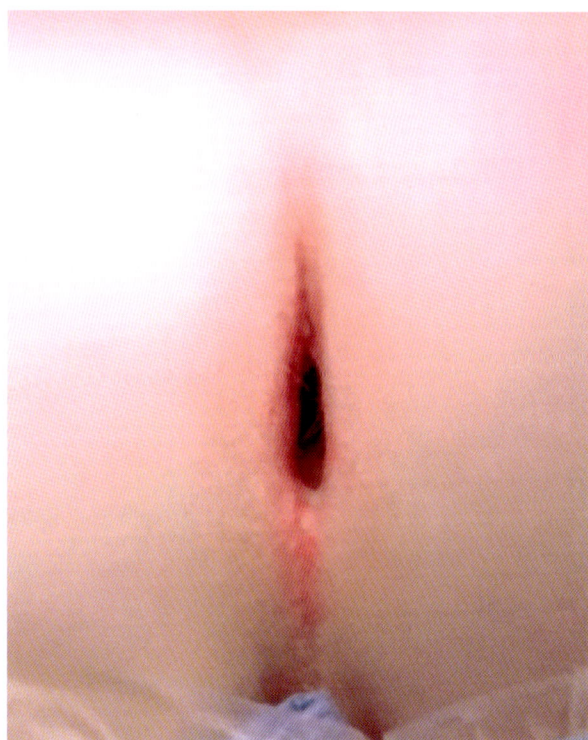

▲ 图 26-2　大便失禁患者的肛门区没有齿状线

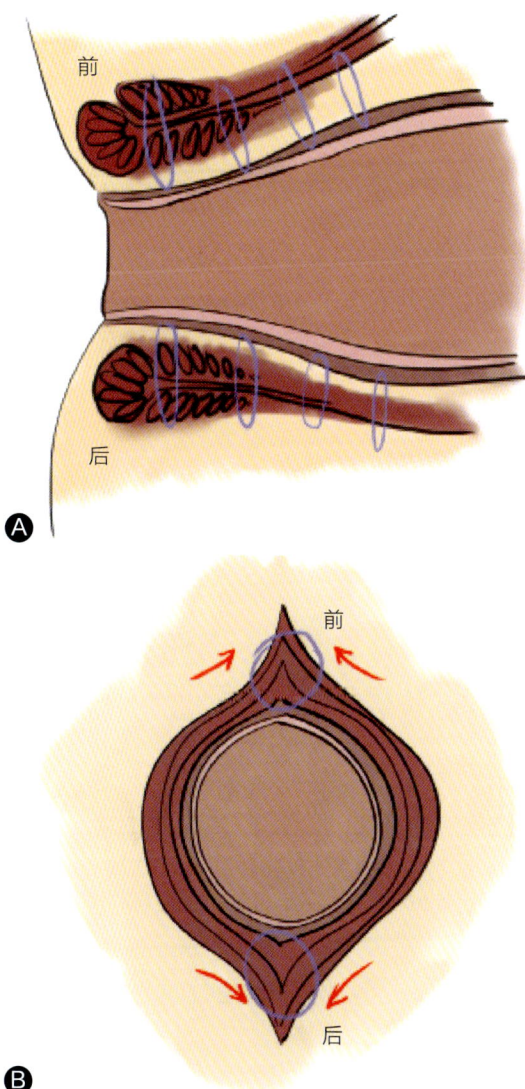

▲ 图 26-3　括约肌重建手术

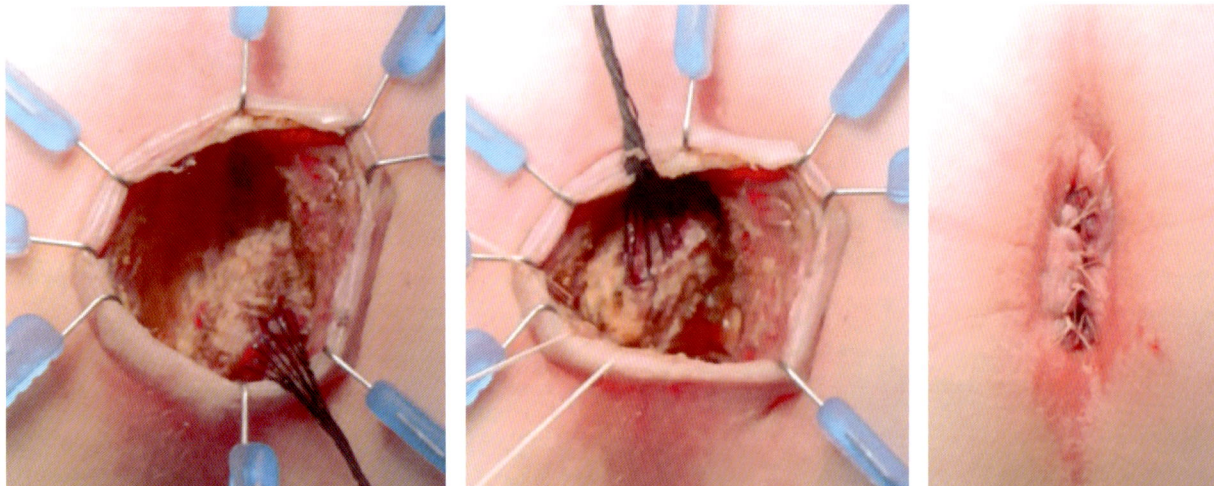

▲ 图 26-4　括约肌紧缩术

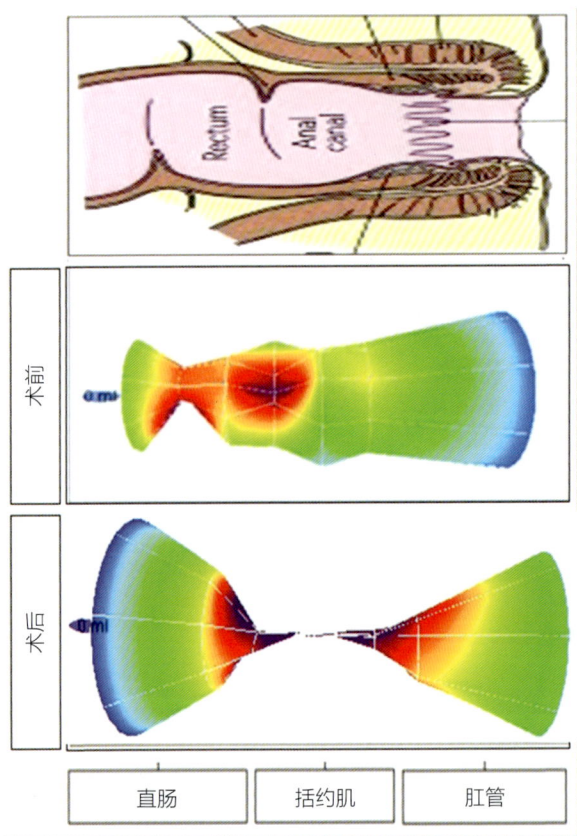

▲ 图 26-5　括约肌重建前和重建后 1 个月的 3D 肛门直肠测压显示括约肌在术前不能收缩肛门，术后可以收缩肛门

推荐阅读

［1］ Bokova E, McKenna E, Krois W, Reck CA, Al-Shamaileh T, Jacobs SE, Tiusaba L, Russell TL, Darbari A, Feng C, Badillo AT, Levitt ML. Reconstructing the Anal Sphincters to Reverse Iatrogenic Overstretching Following a Pull-through for Hirschsprung Disease. *J Pediatr Surg*. [In Press]

［2］ Krois W, Reck CA, Darbari A, Badillo A, Levitt MA. A technique to reconstruct the anal sphincters following iatrogenic stretching related to a pull-through for Hirschsprung disease. *J Pediatr Surg*. 2021; 56(6): 1242–1246.

三、拖出式手术后慢性便秘

9 岁患儿，出生 1 个月因先天性巨结肠行拖出式手术，术后出现慢性便秘和日常粪便溢漏，但没有肠炎或发育不良。对比剂灌肠如图 26-6 所示。

重复直肠活检显示偶见神经节细胞和大小为 50μm 神经，齿状线和括约肌存在。

治疗计划是什么？

像功能性便秘一样，先天性巨结肠拖出式手术后患者也可能有严重的便秘，并且在活检中有神经节细胞和肥大的神经。根据活检结果，患者不太可能移行区拖出，因为存在神经节细胞。轻度肥大的神经可能是由于括约肌不松弛或结肠扩张所致的排空不良引起。可能是由于先天性巨结肠拖出式手术后缺乏积极治疗所致；泻药和肉毒杆菌治疗不松弛的括约肌，可以确保肠道良好的排空能力。

这种情况下，泻药、肉毒杆菌毒素注射、直肠灌肠或腹壁阑尾造口顺行可控灌肠应该有效。

然而，非松弛括约肌可能让顺行灌洗无效，需要括约肌肉毒杆菌毒素注射（图 26-7）。对于梗阻症状轻微的患者，不需要再次手术。

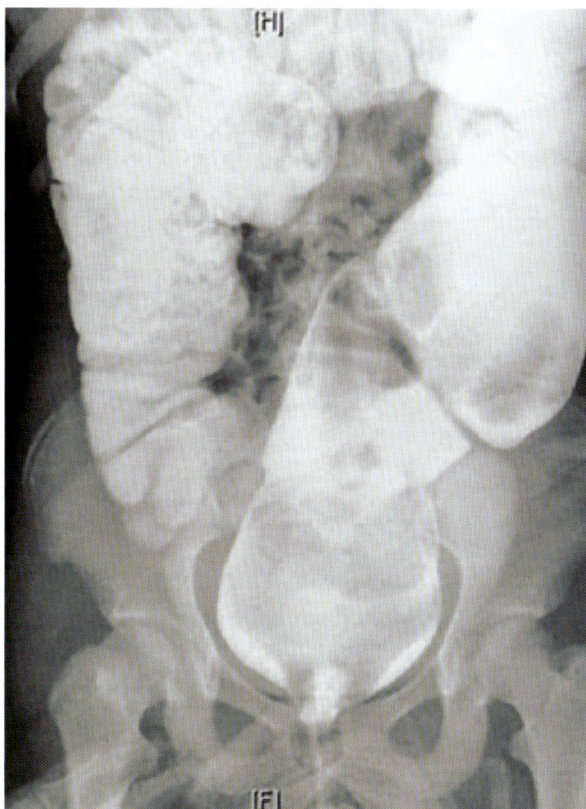

▲ 图 26-6　对比剂灌肠

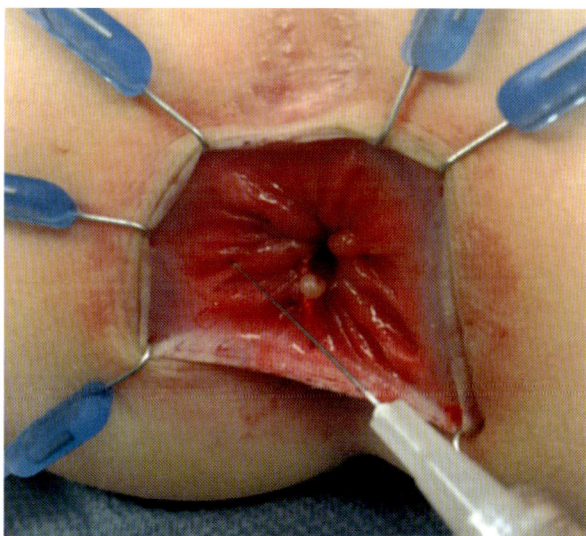

100U 加入倒 1ml 生理盐水中，4 点钟和 8 点钟位置注射

▲ 图 26-7　内外括约肌肉毒杆菌毒素注射

四、先天性巨结肠术后出现粪便溢漏和结肠扩张

5 岁女孩，在新生儿期做先天性巨结肠拖出

式手术，效果很好。学龄期出现粪便溢漏，每天有 4 次或 5 次稀便。患儿身高体重正常，无腹胀，未患过肠炎。对比剂灌肠如图 26-8 所示。

如何安排治疗？

对比剂灌肠显示扩张的结肠充满粪便。如果括约肌没有放松，必须排除狭窄、肌鞘或扭曲，每天 4～5 次大便可能与粪便嵌塞导致的"热结旁流"有关，就像功能性便秘患者一样，患者可能需要注射肉毒杆菌毒素，克服括约肌不松弛。如果齿状线和括约肌完好无损，可通过泻药来辅助结肠排空。

这种情况下，应首先进行肠道清理，然后每天服用番泻叶，排空结肠，添加水溶性纤维有助于粪便体积增加。一旦每天能够排出 1～2 次形状良好的大便，并且结肠排空良好，就应该能够控制排便。

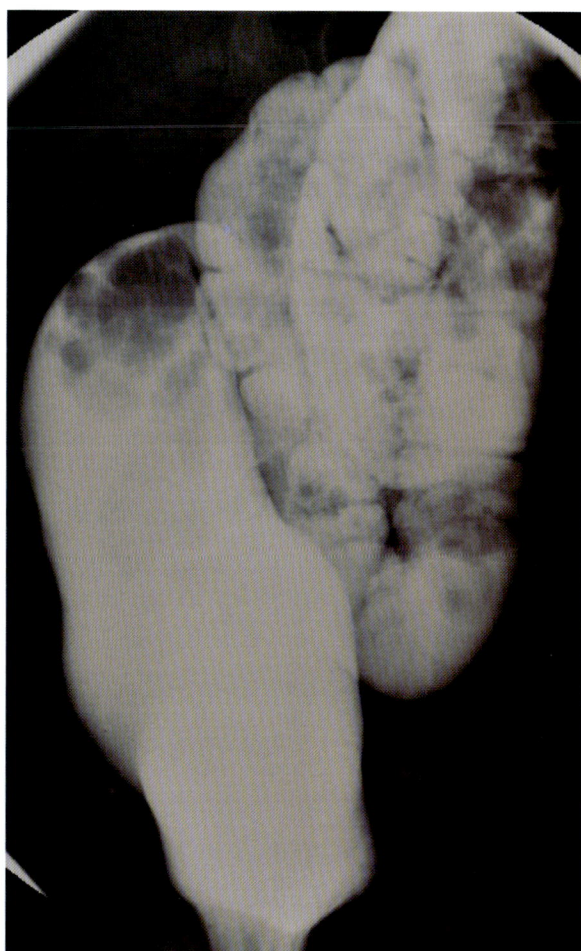

▲ 图 26-8　对比剂灌肠显示结肠扩张

五、先天性巨结肠拖出式手术后伴有粪便溢漏和结肠未扩张的患者

5 岁先天性巨结肠（HD）拖出式手术后女孩在学龄期因粪便溢漏就诊。患者每天排 4 次或 5 次稀便。身高和体重正常，没有腹胀，也从未患过肠炎，对比剂灌肠如图 26-9 所示。

如何评估，可能的治疗计划是什么？

对于患有先天性巨结肠的儿童，应详细评估病史、既往手术情况、麻醉下的活检和对比剂灌肠。重要的是治疗患者，而不是单纯 X 线片。

这位患儿大便过多，鉴于她没有梗阻症状，可能患有肠道蠕动功能亢进，因为远端结肠没有扩张。麻醉下（EUA）可帮助评估括约肌和齿状线，排除肌鞘、狭窄或无神经节细胞两段残留引起的机械性梗阻。鉴于没有阻塞性症状，所有这些情况都不太可能。

如果梗阻性症状和肠炎发作，同时也有相同的 X 线表现，提示保留了移行区，需要手术。

但是，该患者一天多次大便，显示结肠蠕动过快。如果麻醉下检查发现齿状线和括约肌正常，提示需要减慢排便的速度。通过调整排便习惯，争取每天排出 1～2 次成形的大便。通过便秘饮食、增加一些水溶性纤维素和洛哌丁胺，患者能够在 1 周内控制排便。

患者自主排便的能力取决于最初手术是否成功保留了括约肌和齿状线。如果两者都不存在，那么用灌肠剂或腹壁阑尾造口顺行灌肠也是治疗方法。

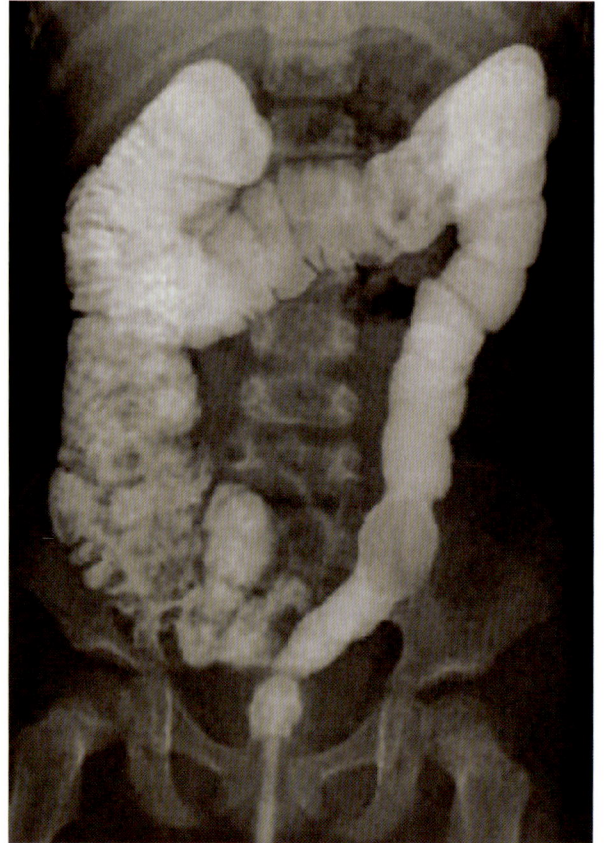

▲ 图 26-9　对比剂灌肠显示结肠未扩张

第 27 章 先天性巨结肠何时再次手术

DECIDING WHEN TO DO A REDO PROCEDURE IN HD

杨 飙 **译** 傅传刚 **校**

一、先天性巨结肠术后脱垂伴梗阻症状

2 岁先天性巨结肠男孩曾接受腹腔镜辅助巨结肠经直肠肌鞘结肠拖出式手术（Soave），因肠炎已住院 4 次。直肠指检未显示吻合口狭窄。每次注射肉毒杆菌毒素可改善约 1 个月，但随后梗阻症状复发。对比剂灌肠见图 27-1。

这些症状由什么引起?

对比剂灌肠显示，在拖出肠管周围形成一个类似于 Nissen 胃底折叠的梗阻性 Soave 肌鞘，伴有骶前间隙增厚。肌鞘可能翻卷或未被完全切开，无论哪种，都会导致拖出处形成环形收缩，指诊时应该可触及。肌鞘是直肠的原始外壁，无神经节，因此会导致功能性梗阻。

建议切除肌鞘，经肛门解剖发现远端脱垂肌鞘围绕在拖出起始部（图 27-2）。大多数情况下，经肛门入路手术更可取。然而，如果采用旧的 Soave 术式，肌鞘是从骨盆开始，也可以通过腹部手术。术中需确认远端肌鞘中神经节细胞是否存在，以排除肌鞘中存在移行区。

二、移行区残留

图 27-3 中对比剂灌肠显示了拖出处移行区的问题。如果在有梗阻症状的患者看到这种情况，有残留移行区的可能性。值得注意的是，这一远端段是不规则的，没有蠕动。直肠的形状与西葫芦相似。确定诊断，必须进行活检，有可能显示神经节细胞的缺失和超过 40μm 的神经存在。

三、有问题的 Duhamel 拖出式手术

2 岁全结肠巨结肠儿童，10 月龄时接受回肠经直肠后拖出式手术（Duhamel），过去 1 年出现过 4 次肠炎。对比剂灌肠如图 27-4 所示。

拖出式手术有问题吗? 如果是，如何解决?

图 27-5 显示 Duhamel 手术时储袋和拖出的回肠未能充分愈合成单个管腔，在合并处形成一个分隔，骨盆中可以看到 2 个分开的管腔。充满粪便的储袋压在骶骨上，阻塞近端回肠。治疗方法是用切割闭合器经肛门切开分隔（图 27-5）。如果无法做到这一点，或者如果切开造成分隔的共同肠壁不能改善症状，需要通过切除 Duhamel 储袋重新将回肠拖出。

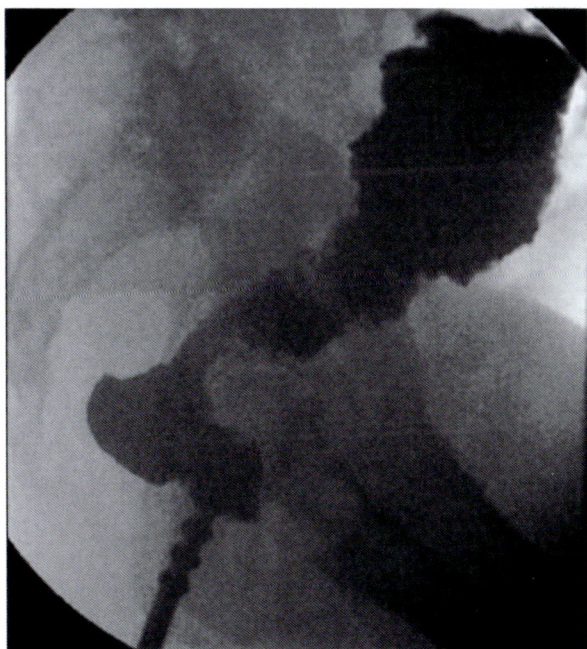

▲ 图 27-1 灌肠显示远端拖出肠管环周狭窄

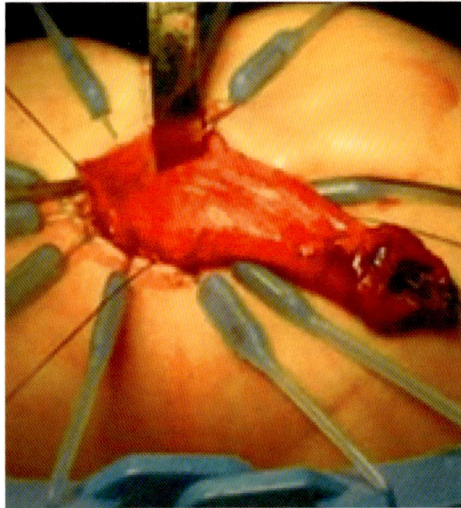

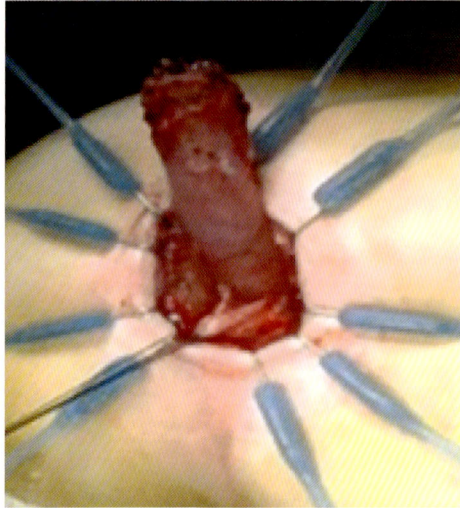

▶ 图 27-2　4 例经肛门入路残留 Soave 肌鞘切除手术

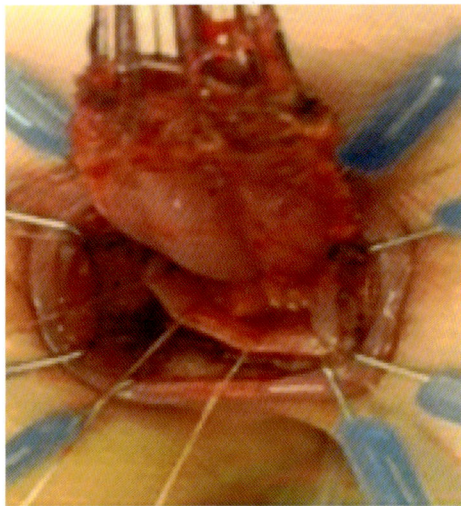

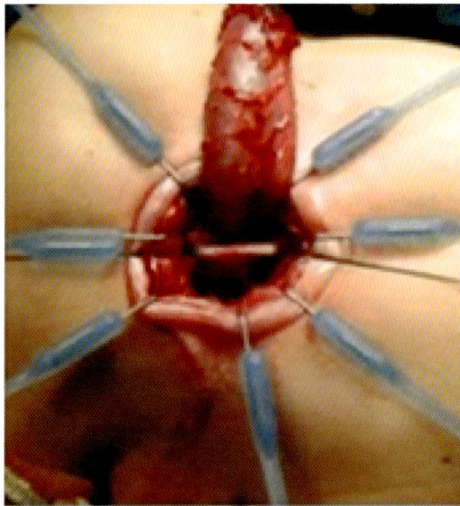

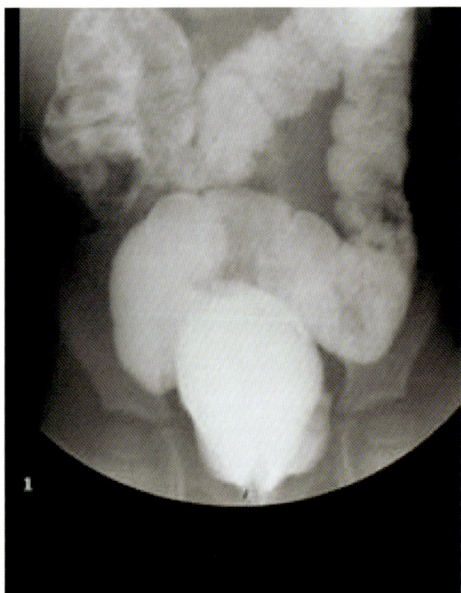

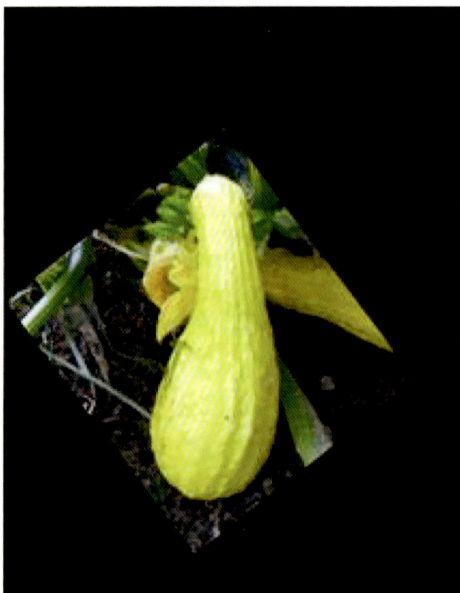

▶ 图 27-3　远端拖出肠管与西葫芦相似形状的扩张

图 27-6 中显示结肠 Duhamel 术后，同样，两个管腔的融合不充分（即所谓的"分隔"），可以用同样的方法解决这个问题。有时，储袋本身可以引起具有神经节的拖出肠管淤滞，需要去除。理想的储袋比较短，在腹膜反折下方，与直肠及拖出肠壁完全融合形成一体。

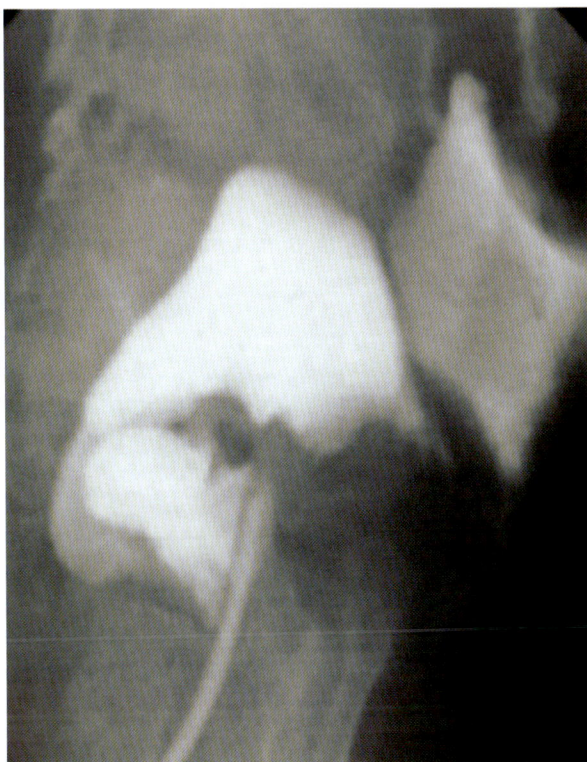

四、Soave 拖出式手术后复发性肠炎

7 岁患儿，新生儿期接受 Soave 拖出式手术，术后出现明显的梗阻症状、多次肠炎发作并经常腹胀，灌洗对症状有一定改善。对比剂灌肠结果见图 27-7。

造影检查有什么发现？如何治疗？

拖出肠管的远端部分扩张，新直肠不规则、无活力（排空后的胶片上最明显）。左侧结肠黏膜似乎不规则，符合轻度肠炎表现。远端节段与移行区拖出有关（西葫芦外观），活检证实没有神经节细胞。该患者随后接受了该节段切除术，并将左侧结肠拖出，该结肠有良好的神经节细胞和正常神经，患者现在排便毫无困难。

做什么检查？如果做结肠动力评估，可能是什么结果？

在评估远端梗阻之前，无须进行结肠动力检查。否则可能会显示整个结肠运动障碍，导致医生进行结肠切除，这将是错误的做法。结肠实际上处于正常状态，而远端的拖出部分是问题所在。所以，需要先排除远端问题。是狭窄、卷曲、扭曲，还是移行区拖出？如果上述问题都不存在，那么很可能是内括约肌不松弛导致的梗阻症状，可以通过注射肉毒杆菌毒素解决。

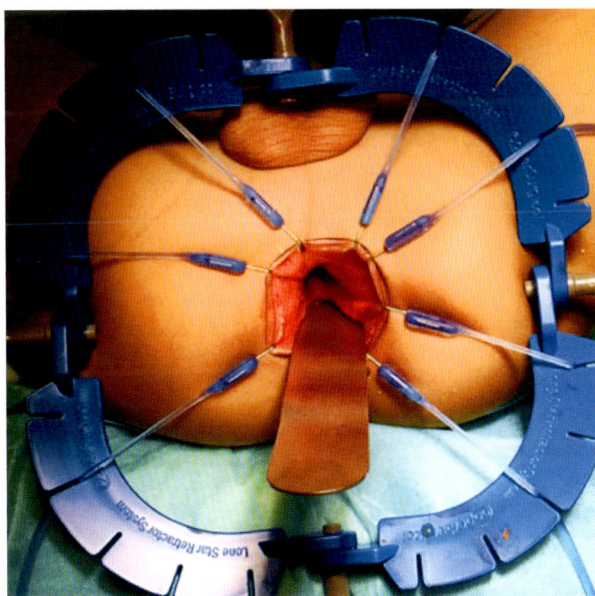

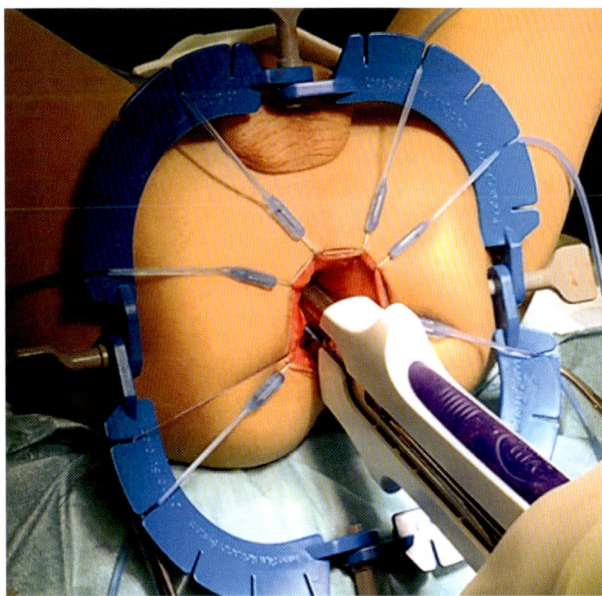

▲ 图 27-4　回肠储袋经直肠后拖出式手术（**Duhamel**）

▲ 图 27-5　使用切割闭合器去除 **Duhamel** 分隔

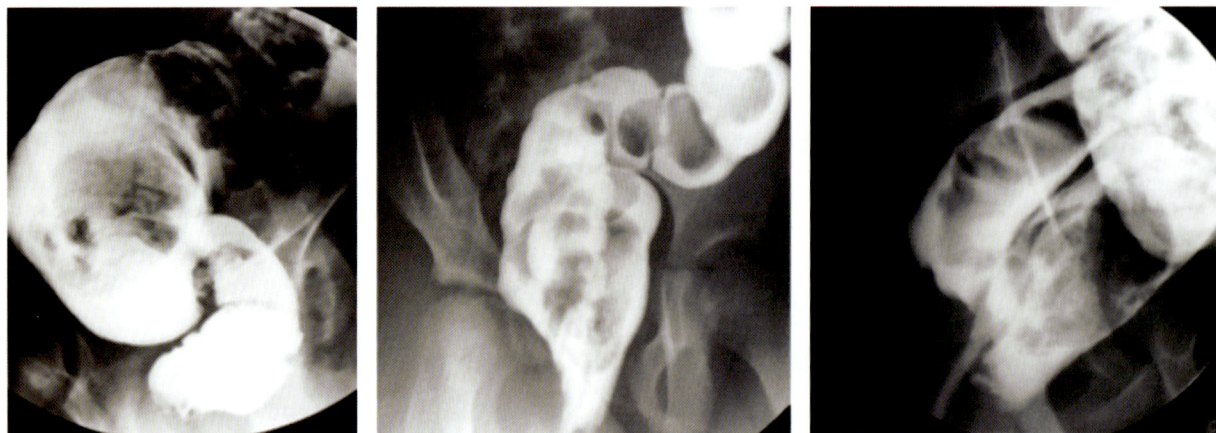

▲ 图 27-6　结肠 Duhamel 术后

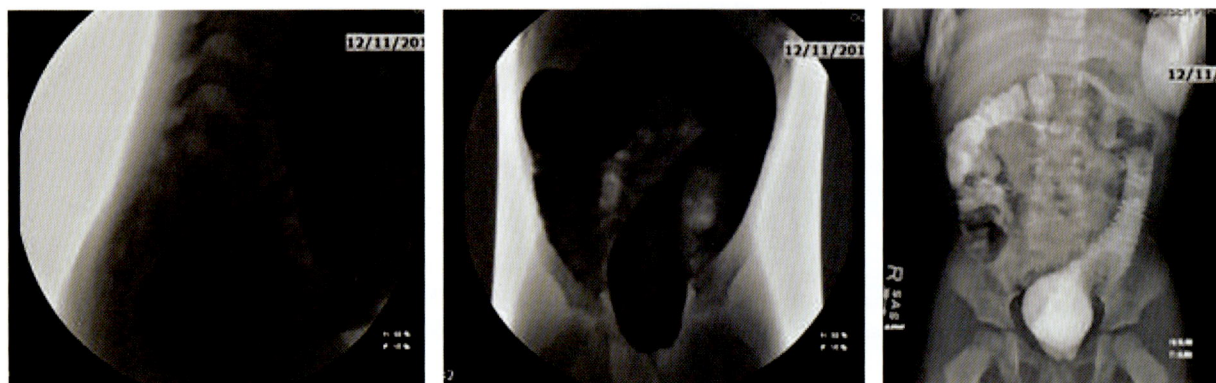

▲ 图 27-7　对比剂灌肠

第五篇

其他结直肠相关问题和技术
MISCELLANEOUS COLORECTAL TOPICS AND TECHNIQUES

第 28 章　手术室设置和手术体位
OPERATING ROOM SETUP AND POSITIONING

李　丹　译　傅传刚　校

一、手术室设置：全身准备

如果计划同时经会阴和腹部入路手术，做好全身及这两个部位的准备，可以节省手术时间，方便手术决策，仅使用一套器械就可以。

图 28-1 的一系列照片所示全身准备的过程，医生可以先进行俯卧位的手术，然后在无菌洞巾下转动患者，再仰卧位进行腹部手术。

电极胶垫放置在背部的高处，用两个铺单包

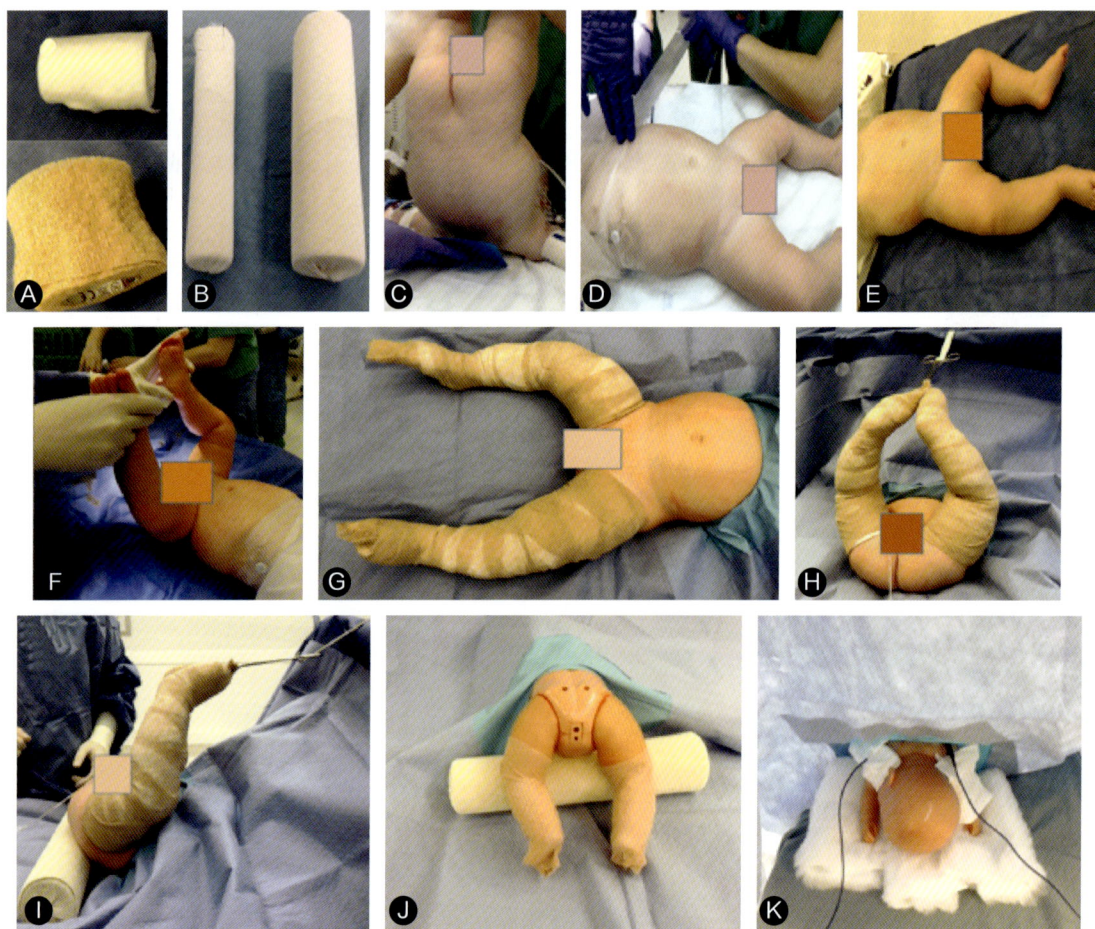

▲ 图 28-1　显示了无菌全身准备的材料和步骤

A. Webril 纤维布和 Coban 绷带；B. 无菌卷；C. 放置电极胶垫；D 和 E. 下半身准备好；F. 抬高腿部进行准备；G. 下半身绷带全部缠绕；H. 前方视图；I. 仰卧经肛门入路时，腿部侧视图；J. 全身准备的俯卧位；K. 俯卧位时对头部进行缓冲

绕患者，避免垫子弄湿。然后，用柔软的无菌纤维布包裹，Coban 绷带缠绕下肢。臀部下面放置无菌垫圈，将患者放置于手术肢体铺单的圆孔处。

二、手术室设置：俯卧位

俯卧位如图 28-2 所示，在压力点处，放置适当的垫物，支撑起足踝和臀部，在头部和腋窝下放置一个垫子，保护气道和气管插管，避免颈部和肩部过伸（图 28-3）骨盆倾斜，使臀部高于胸部，以利于暴露手术区域。

三、视野差的盆腔的深部解剖

盆腔深处解剖时，尤其是年龄大的患者，有时很难看清楚。带有照明的 St.Marks 牵开器（图 28-4）是一个方便的工具，能在牵拉深部盆腔的同时，提供照明。

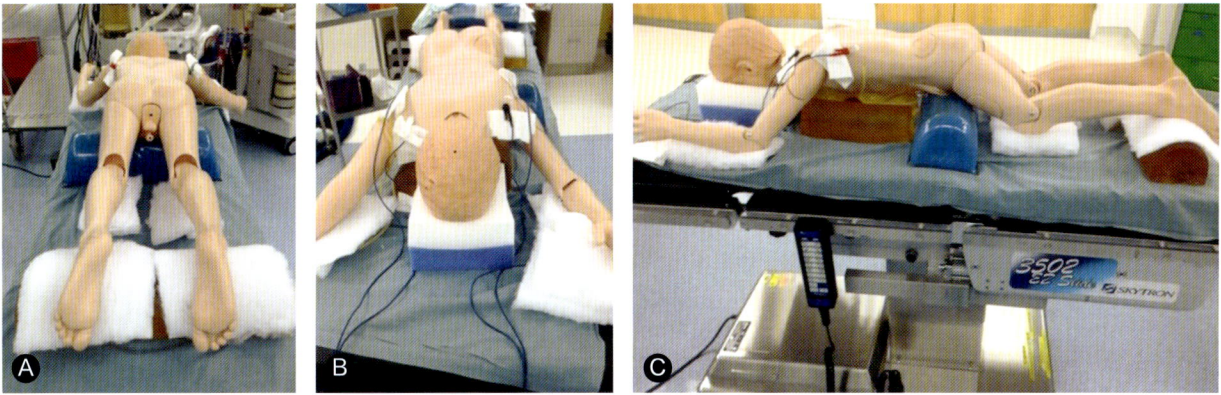

▲ 图 28-2　**A.** 俯卧位患者；**B.** 突出对头颈部缓冲；**C.** 在压力点使用衬垫

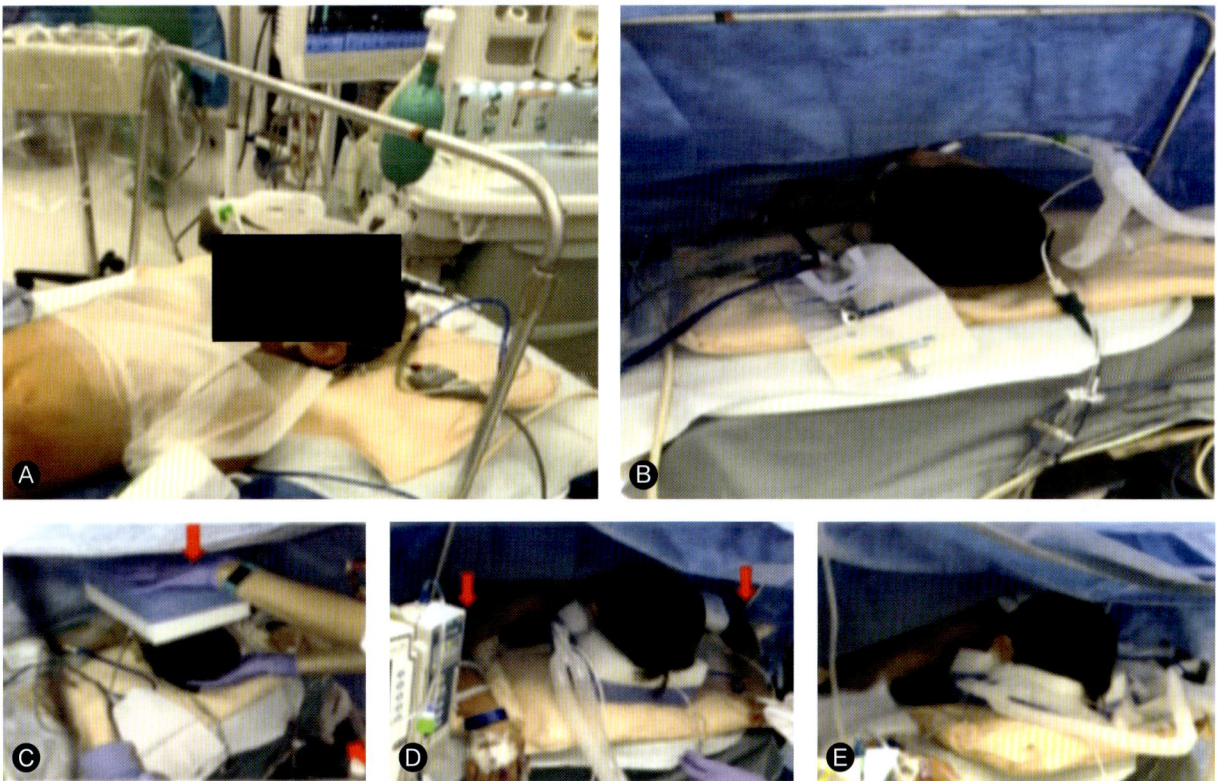

▲ 图 28-3　**A.** 麻醉架；**B.** 俯卧位时的头部；**C** 至 **E.** 突出了对头部、颈部、气管插管和腋窝的保护

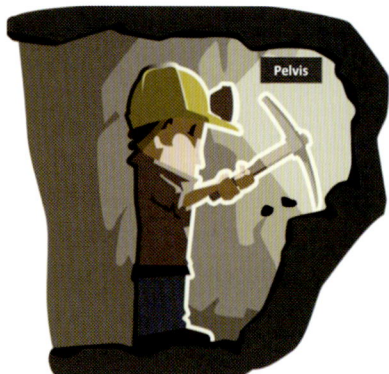

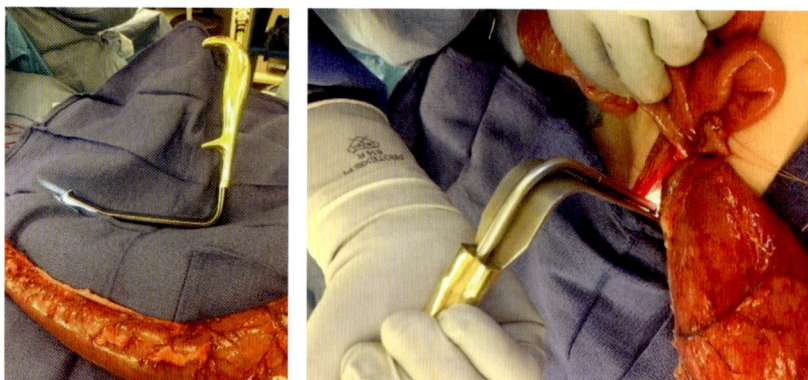

▲ 图 28-4　盆腔深处的照明设备

四、组织暴露：环形牵拉

经肛门进行游离时，通过多个缝线进行环形牵拉，帮助显露解剖平面（图 28-5）。采用较多的缝合线，提供相同的张力，并消除黏膜褶皱。

五、手术区域显露

手术区域充分显露是所有手术的原则，在结直肠手术中，使用 lone star 牵开器和拉钩可以帮助暴露手术区域（图 28-6）。如果没有 lone star 牵开器，可以使用固定牵开器、缝线和固定在铺单上的皮肤拉钩获得足够的显露。如果没有可黏性的铺单，需确保将铺单紧紧地固定到位。

六、多功能 lone star 拉钩

lone star 拉钩最初用于先天性巨结肠经肛门解剖（图 28-7），也可用于后矢状入路肛门直肠成形术（PSARP）时显露手术区域。拉钩在切口周围施加均匀的环形张力，尤其当 Weitlaner 牵开器太大不适合切口时特别有用。可以使用 lone star 环形拉钩盘，也可以将拉钩夹在铺单上，确保铺单被紧紧地固定在患者身上。

七、肠道准备

所有拟行后矢状入路肛门直肠成形术或再次后矢状入路肛门直肠成形术，但不做造口，或因泄殖腔异常拟行阴道重建手术，或因功能性便秘拟行结肠切除术，或没有造口的巨结肠患者，或拟行造口拖出，或拟再行腹壁阑尾造口的患者，都需进行肠道准备（图 28-8）。

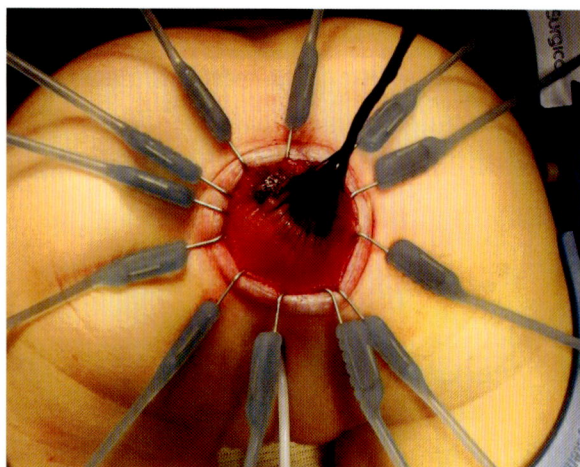

▲ 图 28-5　缝合线环形牵拉

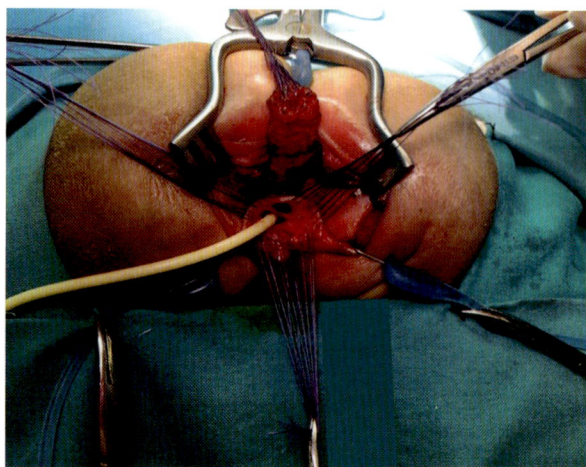

▲ 图 28-6　会阴部显露

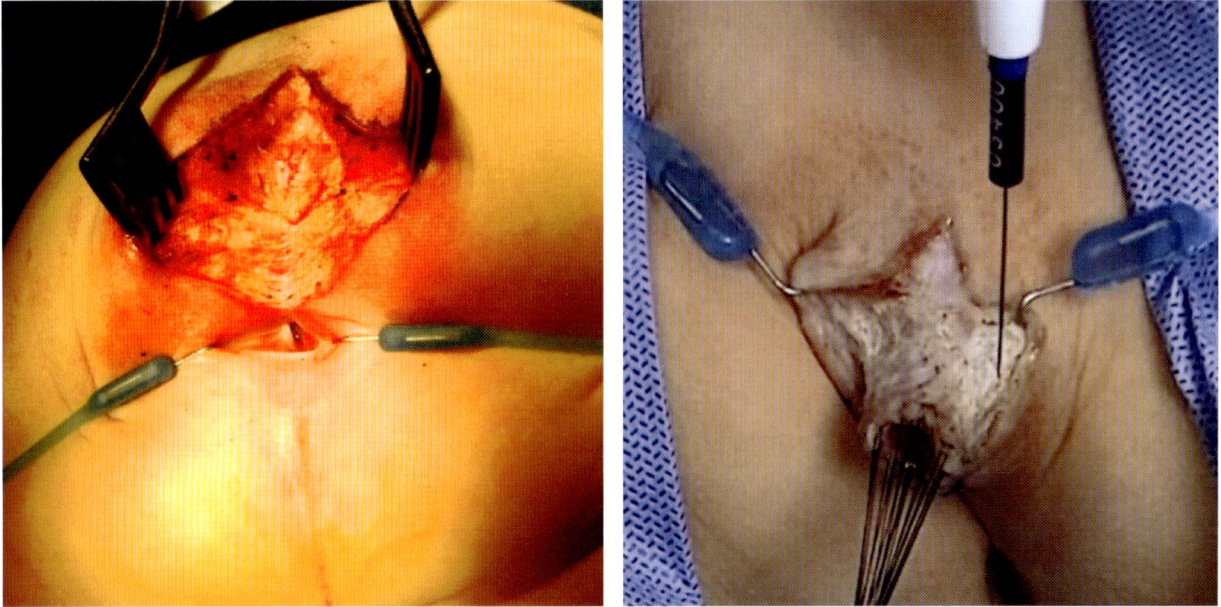

▲ 图 28-7　用于显露的 lone star 拉钩

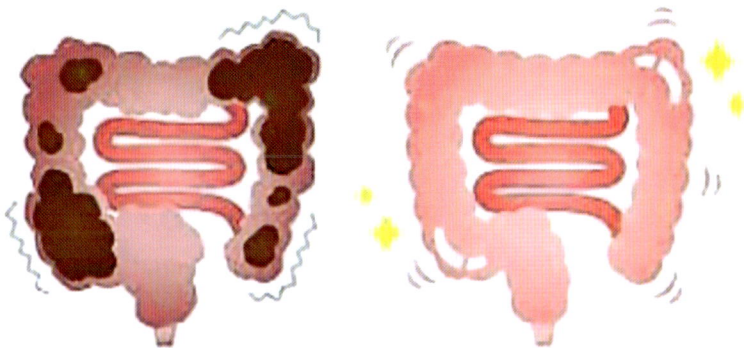

√ 未行造口的后矢状入路肛门直肠成形术
√ 计划的阴道重建
√ 乙状结肠切除术（2 天）
√ 未行造口的先天性巨结肠
√ 先天性巨结肠或后矢状入路肛门直肠成形术
√ 腹壁阑尾造口术

▲ 图 28-8　肠道准备适应证

术前肠道准备联合口服抗生素可显著降低结直肠术后手术部位感染、吻合口瘘和肠梗阻的发生。

通常术前 24h，在肠道准备当天开始清流质，因结肠动力障碍拟接受结肠切除的患者应在手术前 48h 开始准备。

聚乙二醇 3350（Golytely）是一种含有电解质的渗透性泻药，25ml/（kg·h），连续 4h 给予，婴儿需放置鼻胃管；能够耐受液体量的大一点的孩子可以通过口服给药。如果患者有腹壁阑尾造口的造瘘管或盲肠造口管或胃造口管，也可以通过造口进行术前准备。此外，需要通过外周静脉根据体重调节维持体液的补液量。

为了促进结肠排空，特别是先天性巨结肠的患者可能需要灌肠。开始用生理盐水冲洗，帮助排出粪便。然后每 2 小时用生理盐水灌肠 1 次，每次 10～20ml/kg，直到排泄物清澈（最大保留量为 20ml/kg）。

大便排泄干净，Golytely 清肠液口服完毕后 1h、2h 和 4h 口服新霉素和红霉素。术前一晚午夜开始禁食，但流质饮食可以持续到术前 2h（图 28-9）。另外，根据麻醉禁食要求及时停止口服制剂。

八、肛门扩张

直肠扩张是一种治疗措施，让肛管足够通畅，以便能够顺利排便（图 28-10）。需要直肠扩张最常见的原因是先天性肛门直肠畸形、先天性巨

- 肠道准备当天开始喝清流质 / 电解质水
- Golytely [25ml/（kg·h）]
  - 最大剂量：500ml/h
  - 口服、经胃管、经造口管、腹壁阑尾造口管、盲肠造口管
- 灌肠
- 静脉通路，维持静脉补液
- 血液检查：葡萄糖、血钙、血钠、血钾、CO_2、氯化物，血尿素氮、肌酸酐和血常规
- 新霉素和红霉素 ×3 剂：在 1h、2h、4h 时给予
- 午夜禁食，清流质饮食直到术前 2h 停止

◀ 图 28-9　肠道准备

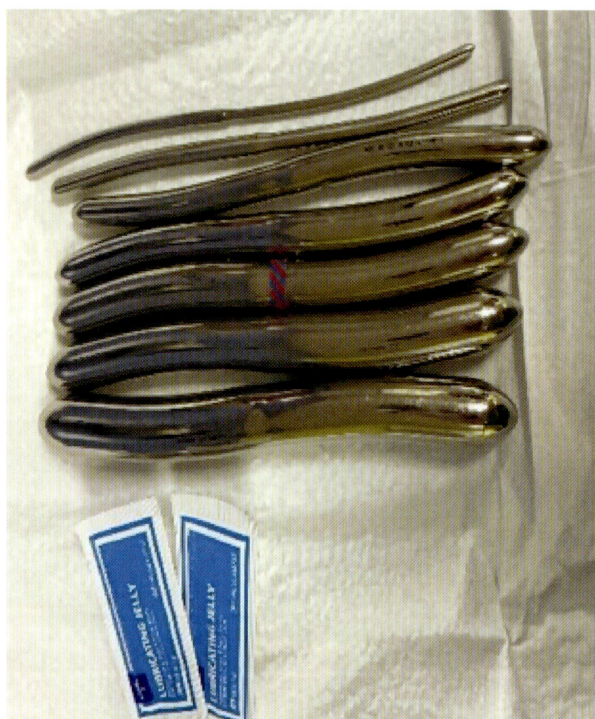

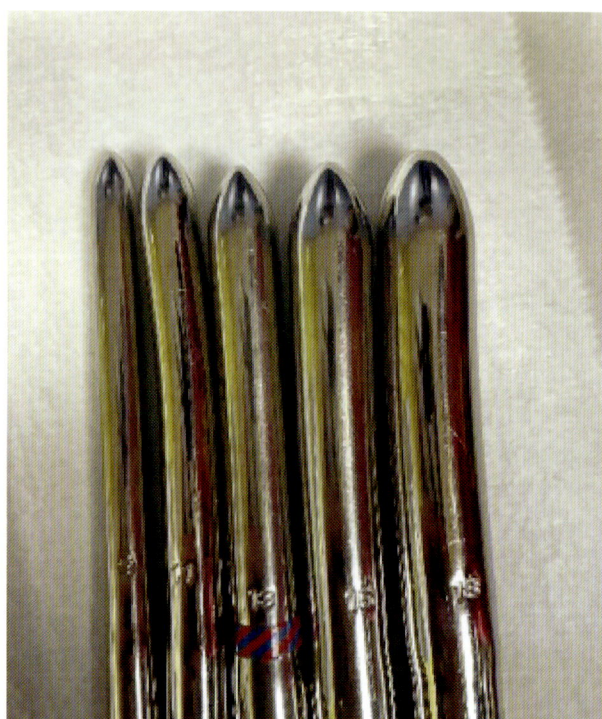

▲ 图 28-10　肛门扩张器

结肠拖出式手术后，以及术后发生肛门狭窄的患者。扩张的安排取决于时间方面的要求，比如术前或术后。如果术前扩肛，应通过直肠会阴或前庭瘘管进行，每天 2 次，直到可以通过足够大的扩张器，并能顺利排便。如果术后出现狭窄，扩肛一般在术后 2～4 周开始。每天 2 次，不断增加扩张器的尺寸，直到达到合适的尺寸。最近的一项随机对照试验显示，预防性扩张不常规必要，在避免后矢状入路肛门直肠成形术后狭窄方面，预防性扩张不比不扩张效果好。如果需要用扩肛治疗狭窄，使用适当的扩张器初始尺寸，顺利地插入新肛门或新直肠。目标扩张器尺寸根据年龄确定，一旦扩张达到适当的尺寸，扩张频率可以

在几个月内逐渐减少。

随着扩张器尺寸的增大，由于肛管的拉伸，扩张器上会有明显的血迹。出血是预期中的，不应因此停止扩张。较大尺寸扩张器的插入也可能比较困难，可尝试使用更多的润滑剂，插入时轻轻扭转或旋转扩张器，加热扩张器，或先使用较小尺寸的扩张器，再使用较大的扩张器。

后矢状入路肛门直肠成形术或先天性巨结肠拖出式手术结肠 - 肛门吻合术后，大多数用于检查或扩张的扩张器尺寸为 11～14 号。如果无法获得 Hegar 扩张器，可使用常见尺寸的替代品，包括灌肠瓶的顶部、5ml 的采血管、蜡烛、3D 打印模型，以及护理者戴着手套的小手指（图 28-11）。

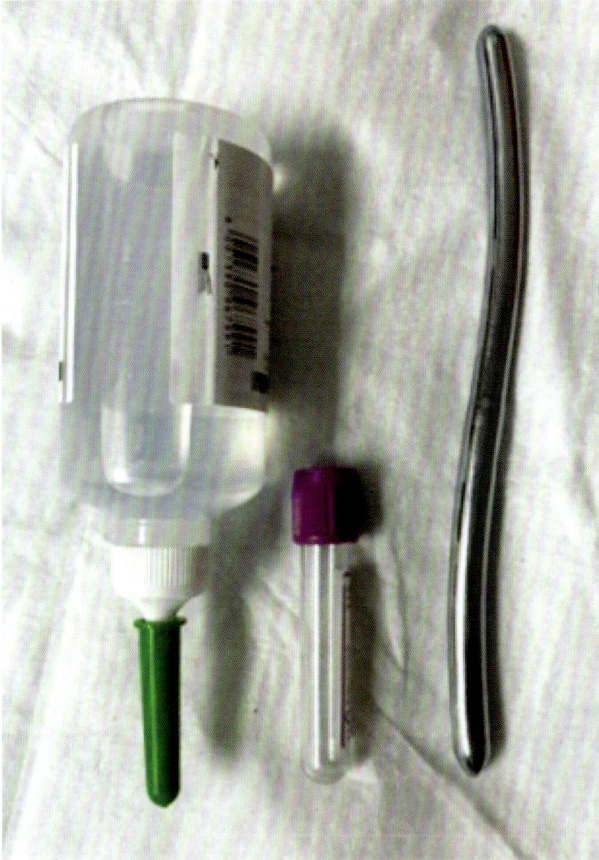

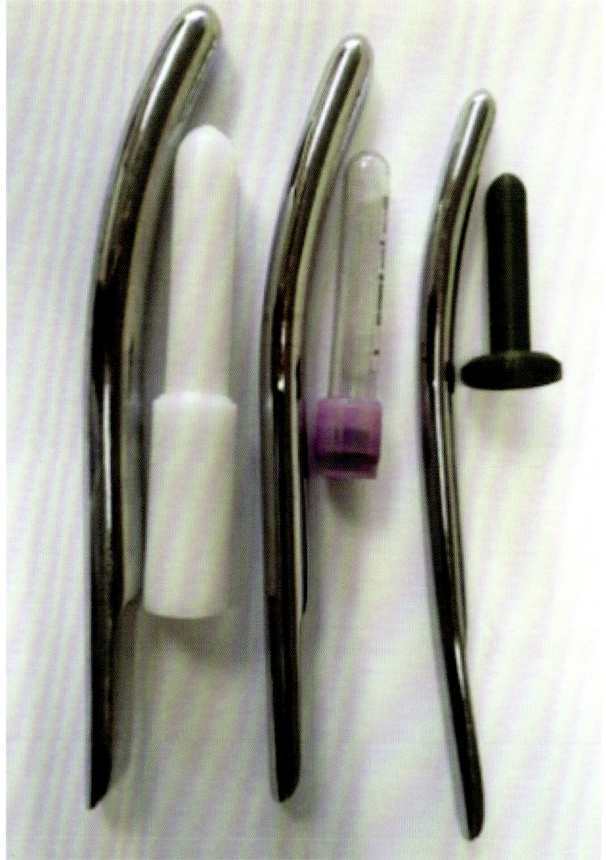

▲ 图 28-11　用于肛门扩张的替代品

推荐阅读

［1］ Ahmad H, Skeritt C, Halleran DR, et al. Are routine postoperative dilations necessary after primary posterior sagittal anorectoplasty? A randomized controlled trial. *J Pediatr Surg*. 2021 Aug; 56(8): 1449–1453.

九、超声引导下肉毒杆菌毒素注射

超声棒状探头检查可显示外括约肌和环形增厚的内括约肌，将探头纵向放置，跟随经皮穿刺的针头，针尖精确定位在内括约肌内（图 28-12 和图 28-13）。

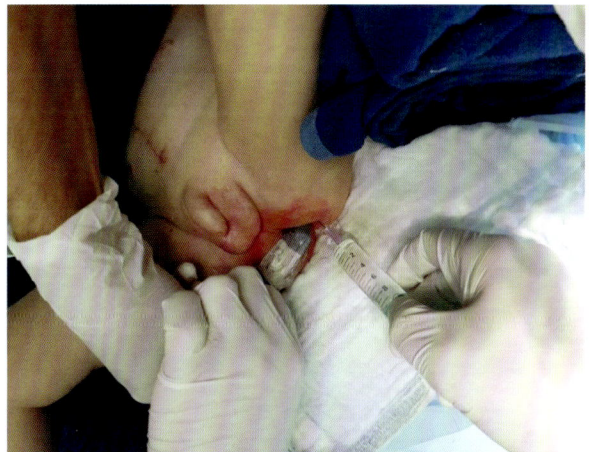

▲ 图 28-12　超声引导下注射肉毒杆菌毒素

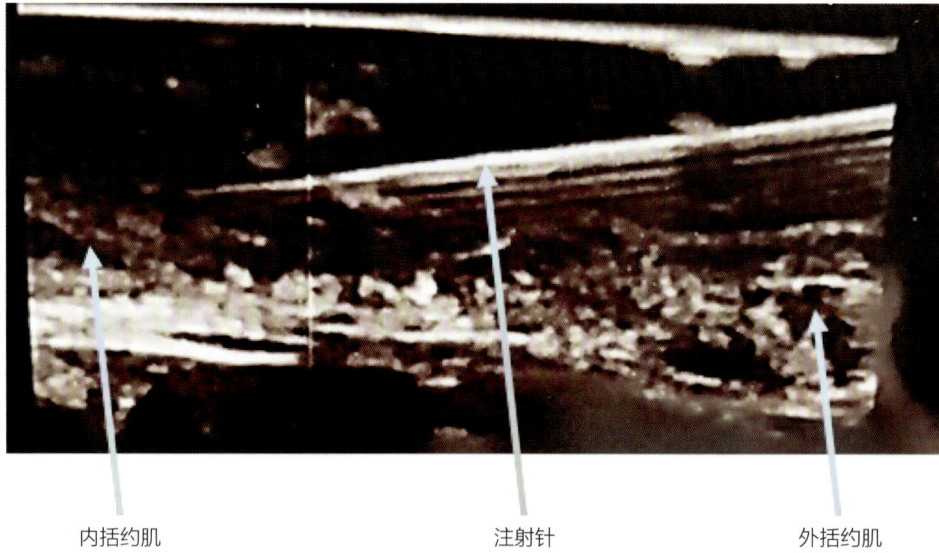

◀ 图 28-13 超声显示内外括约肌和针头

内括约肌　　　　　　　注射针　　　　　　　外括约肌

推荐阅读

[1] Church JT, Gadepalli SK, Talishinsky T, Teitelbaum DH, Jarboe MD. Ultrasound-guided intrasphincteric botulinum toxin injection relieves obstructive defecation due to Hirschsprung's disease and internal anal sphincter achalasia. *J Pediatr Surg*. 2017; 52: 74–78.

十、电刀进行精细解剖

　　电刀功率尽可能调低，进行非常精细的解剖。解剖不穿透组织层，但找到组织层间的平面。图28-14显示罕见直肠阴道瘘肛门直肠畸形患者，从直肠壁将很薄的阴道壁游离开来。

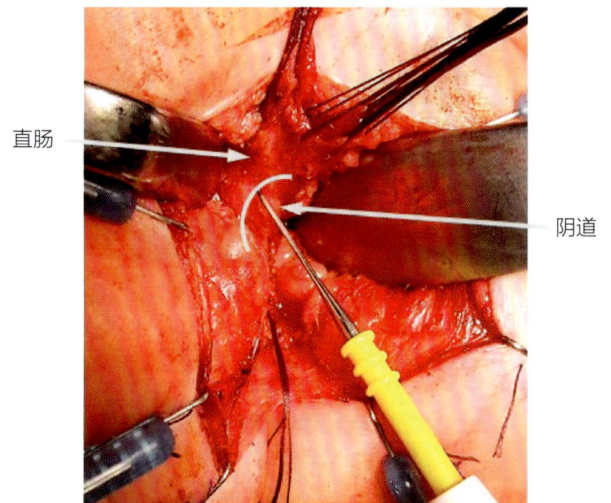

直肠　　　　　　　　阴道

▲ 图 28-14　使用低功率设置的电刀进行精细解剖

第 29 章 肠造口
STOMAS

吕桂芬 **译** 傅传刚 **校**

一、肠造口整形使其大小更合理

制作肠造口（回肠造口或结肠造口）时如果肠管太宽，逐渐缩小造口是一个很好的技巧。钉合或缝合肠段后，提起肠管一端，切除其圆锥形顶端（图 29-1）。锥形顶端的尺寸根据所需的造口尺寸而定。钉合线可以是叠瓦状。术后随着时间的推移，造口近端扩张肠管会逐渐恢复正常。

二、吻合口大小差异大

小肠或结肠闭锁手术时两端需吻合的肠管直径可能会出现较大的差异，结肠造口还纳时也偶尔有这种情况。当需要进行尺寸差异较大的肠管吻合时，一个很好的技巧是创建一个近端"排气孔"来保护吻合口。

图 29-2 可以看到两段肠管几乎 10∶1 的大小差异，基本上是端侧吻合，容易出现问题，在吻合口近端系膜对侧缘的肠壁上做一个小造口，允许一些粪便从造口中排出，另一些粪便通过吻合口。随着时间的推移，远端肠管逐渐扩张并承接更多的压力和粪便。此时，可以关闭"排气孔"造口。

三、关闭黏液瘘避免溢出

如果是襻式造口，避免远端粪便溢出，只需简单的荷包缝合关闭远端造口（图 29-3），可以防止粪便通过远端肠管溢出。关闭远端肠管之前，需确保这端肠管内的粪便已通过灌洗排空。

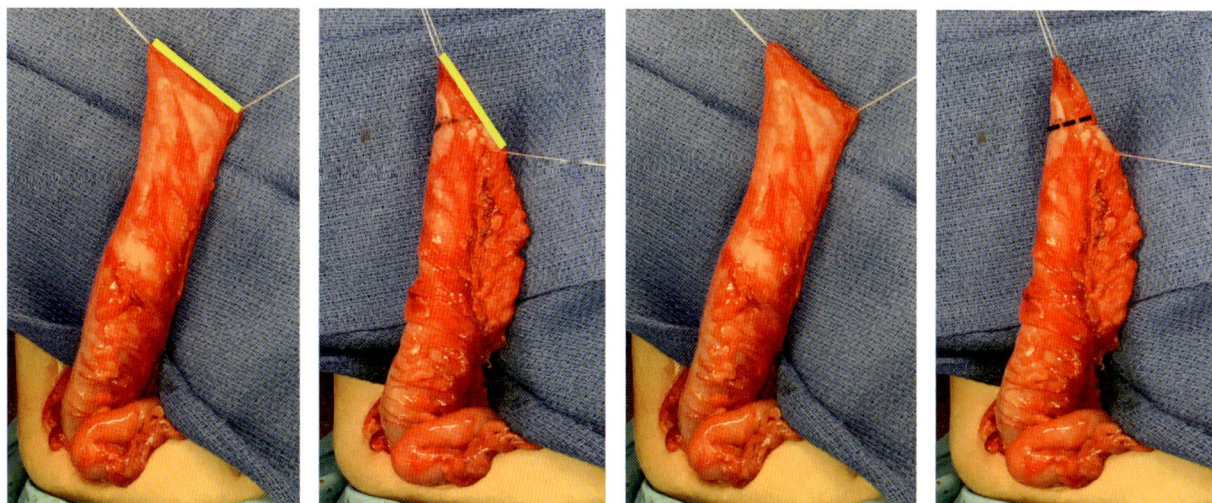

▲ 图 29-1 根据所需造口大小对肠段进行修整

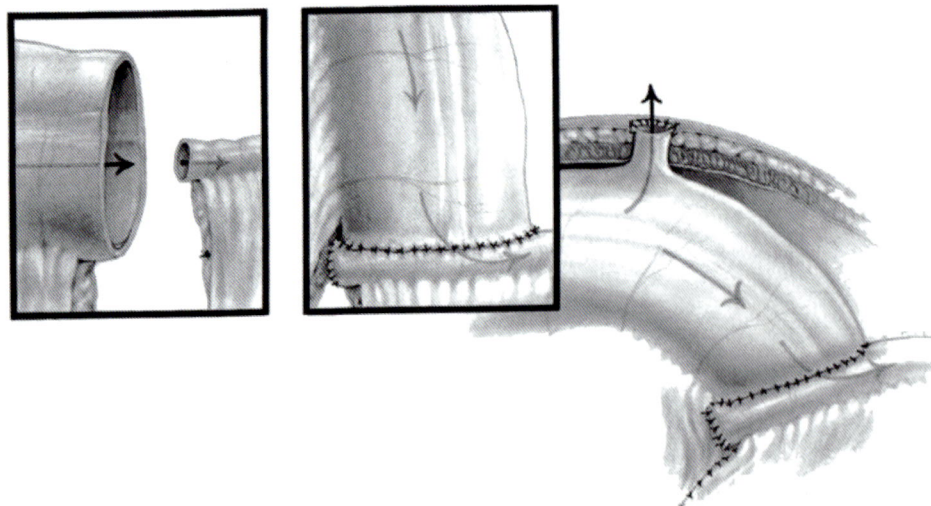

◀ 图 29-2　做"排气孔"
造口以保护尺寸存在明显
差异的吻合口

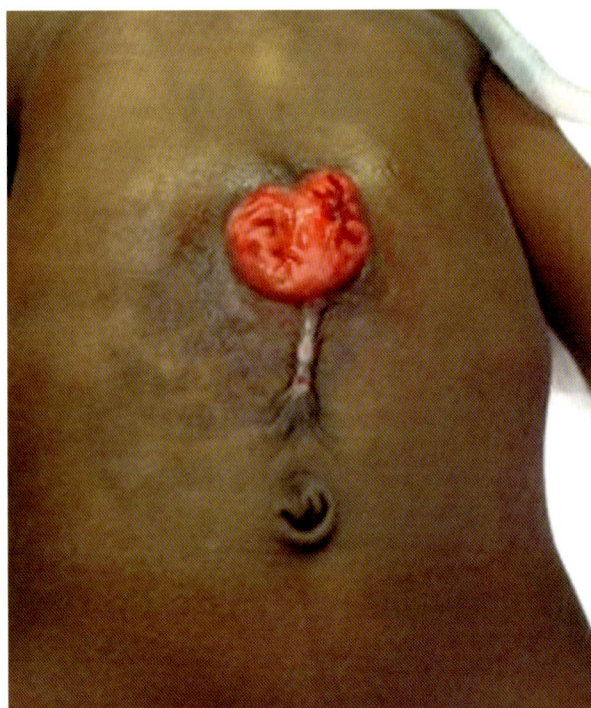

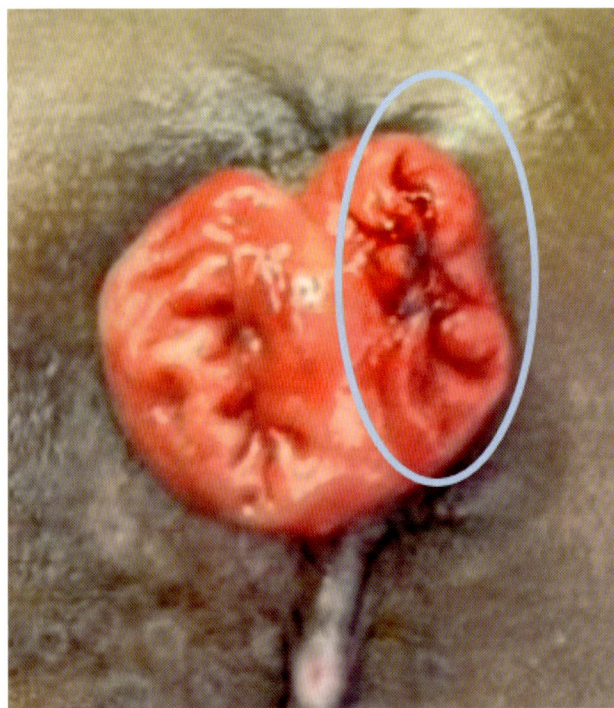

▲ 图 29-3　襻式造口远端荷包缝合，防止粪便溢出

四、造口时避免造口脱垂

有两种方法可以避免造口脱垂。

如图 29-4 所示，有腹部切口时，将肠壁固定在前腹壁上，造口单独从另一个切口拖出，预防造口脱垂。

图 29-5 所示，除造口部位没有其他切口时，将肠管固定在为做造口而做的腹壁隧道口内。钳夹一角并向上提起，然后把肠管固定在前腹壁上。

靠近皮肤的肠管轻微旋转（如图 29-5E 中的管道所示），有助于防止脱垂。这种方法适用于使用腹腔镜制作造口。

五、造口脱垂的处理

造口脱垂处理的第一步是减少脱垂，有时可用碘伏纱布按压造口，使造口肠管回缩。用纱布裹住，解除肠套叠。有时需另做一切口解除脱垂。

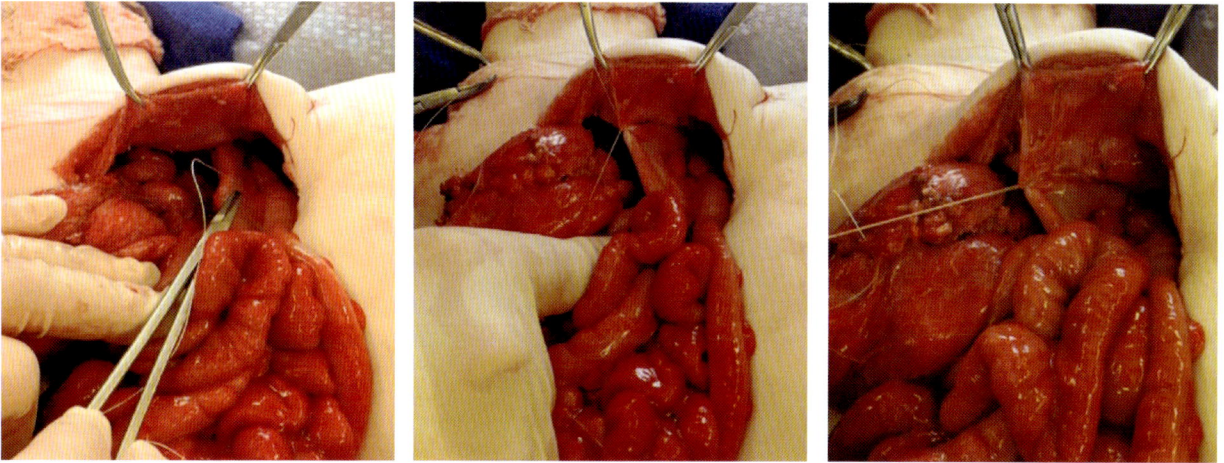

▲ 图 29-4 　如果有腹部切口，防止造口脱垂的方法

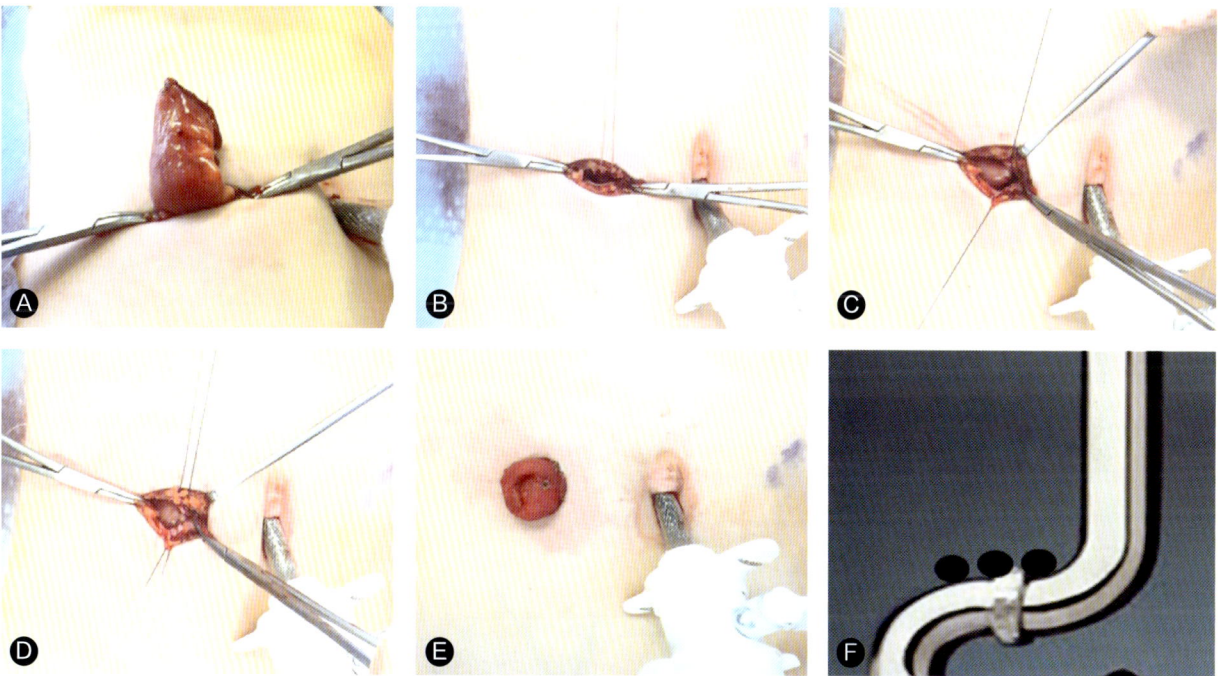

▲ 图 29-5 　除造口外没有切口时，防止造口脱垂的方法

脱垂回纳后，通过腹壁造口进行触诊，并将 Hegar 扩张器插入肠腔。然后，通过另外的切口（如果患者有可以使用的腹部瘢痕）进入腹腔，将肠壁固定在前腹壁上（图 29-6）。可有效地防止再次脱垂，同时避免切开造口肠管。

六、结肠造口还纳，避免形成"狗耳朵"

结肠造口还纳（圆形切除造口部位的皮肤）时，按照以纵轴和横轴 3∶1 的比例椭圆形做切口，

就不会出现"狗耳朵"，切口会闭合成一条直线（图 29-7）。

结肠造口还纳时，结肠造口和黏液瘘周围环形丝线缝合可提供良好的牵拉及肠管控制（图 29-8）。

七、造口还纳时关闭肠系膜缺损

关闭肠系膜缺损的一个好方法是在缺损两侧的肠系膜脂肪上各放置一把蚊式钳，在两把蚊

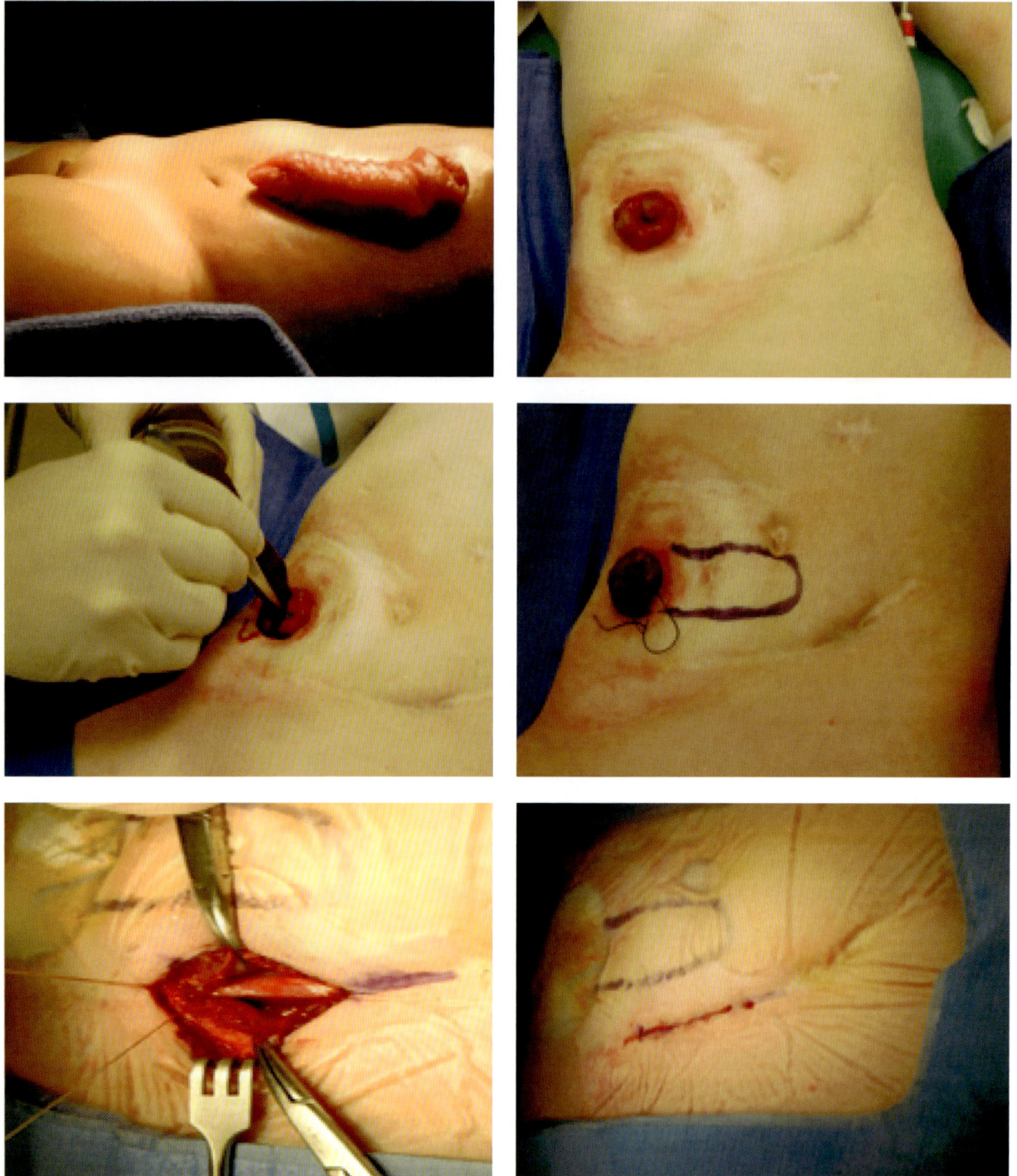

▲ 图 29-6　将肠管固定在前腹壁上，防止再次脱垂

式钳的尖端放置一根牵引线（图 29-9 和图 29-10）。此法可避免缝合缺损时对血管造成损伤。

八、造口周围皮肤破损的处理

造口周围皮肤完整性受到破坏时，通过回答以下问题帮助查找原因，提供治疗方案（图 29-11）。

● 造口是否与皮肤齐平或凸出皮肤（高于皮肤水平）？如果与皮肤齐平，使用的是平面还是凸面底盘？

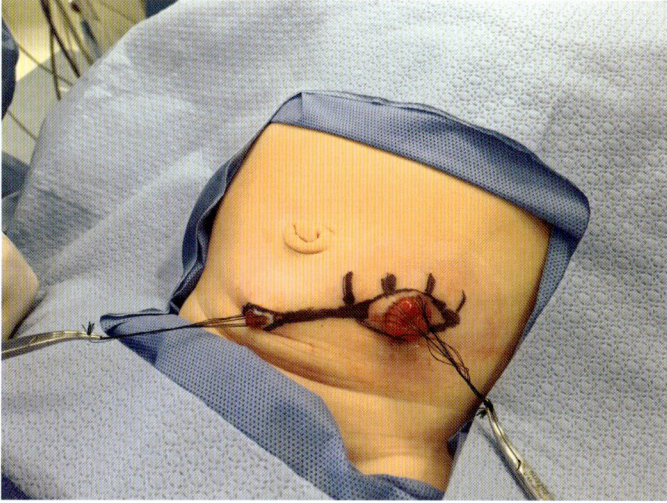

◀ 图 29-7　结肠造口还纳切口，避免切口形成"狗耳朵"

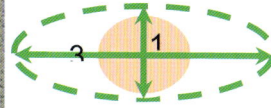

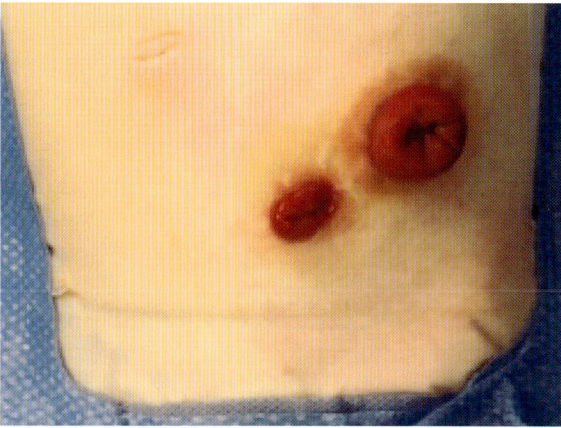

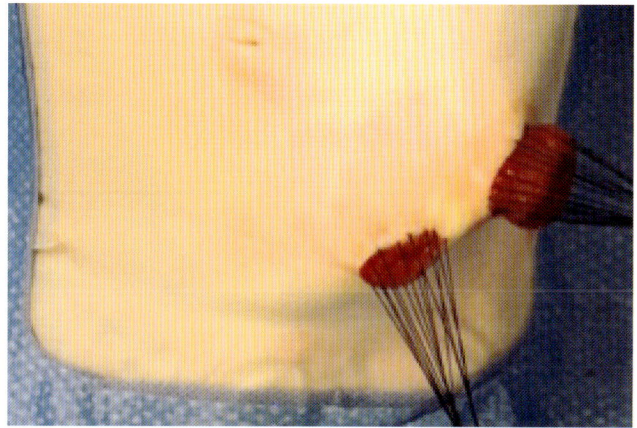

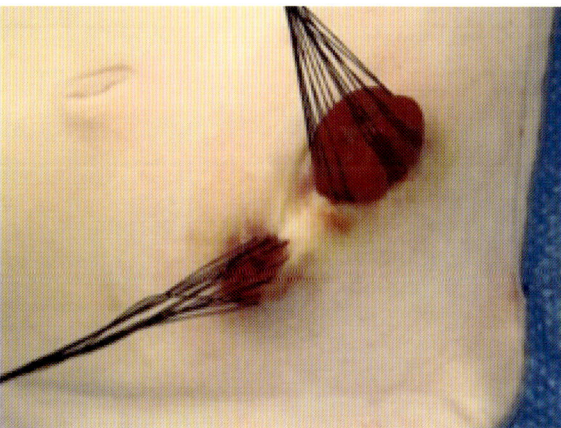

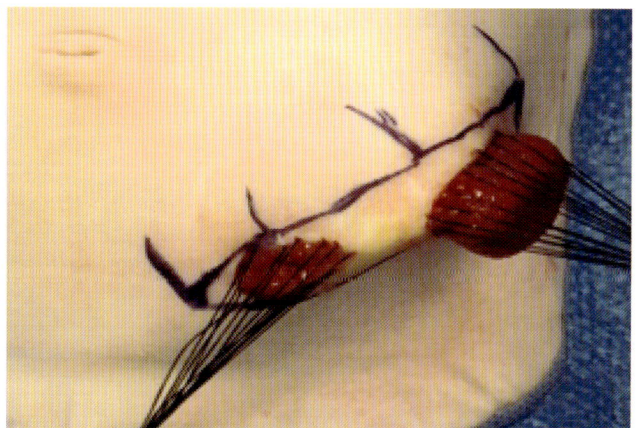

▲ 图 29-8　缝线牵引有助于分离结肠造口和黏液瘘管

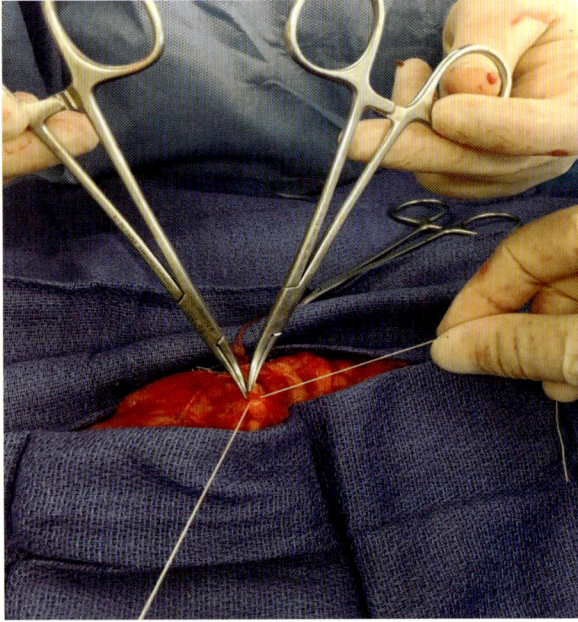

▲ 图 29-9　两把蚊式钳夹住肠系膜缺损两侧的脂肪

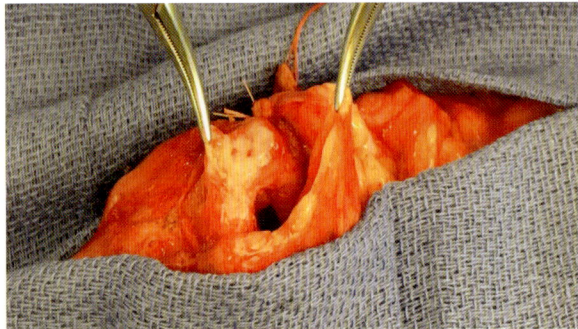

▲ 图 29-10　特写视图

● 造口位置是在腹部皮肤皱褶处还是腹股沟处？如果是，那么是否用防漏贴环或防漏膏等用品将造口周围皱褶填平？

● 底盘粘贴时是否覆盖到脐部？如果是，是

否使用了材质柔软的造口袋？

● 粪便是从造口中排出，还是从造口侧面排出？如果造口偏向一侧，大便从侧面排出，是否使用凸面底盘？

● 排空造口袋时，袋子里有多少大便？粪便的形状如何？如果粪便呈水样，是否使用了质子泵抑制药减少消化液的分泌，并帮助中和粪便的 pH，以减少刺激？

● 丢弃造口底盘之前，先检查底盘的背面，底盘的黏胶是否已被粪便腐蚀了？干预措施见第 5 条。

● 造口周围皮肤是否出现破溃和瘙痒？如果是，建议每天更换造口袋，同时涂抹制霉菌素粉剂，并建立屏障保护。如果在 24～48h 没有好转，可能需要全身使用抗真菌药物。

九、造口袋的选择

在资源匮乏的地区，由于造口袋、黏合剂和对造口儿童家庭支持等资源的缺乏，可能对造口袋的选择与使用带来难度，故而也就产生了一些有创造性的自制造口护理产品（图 29-12）。

从一个矿泉水瓶上剪下一个环形圆圈，将外科手套套在环形圆圈上，用一条宽布带固定在圆圈的两侧。把卫生巾从中间剪个洞，将一个避孕套从卫生巾上的洞里穿出，卫生巾背面的黏合剂有助于将该收集装置保持固定在适当位置。下面用"双层尿布"相互垂直包裹住。这种方法的缺点是，如果造口周围皮肤不使用足量的防护隔离霜保护皮肤，排泄物的刺激会引起造口周围皮肤损伤。

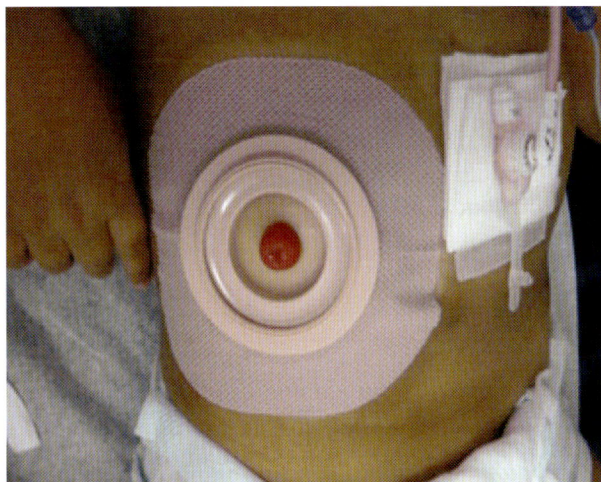

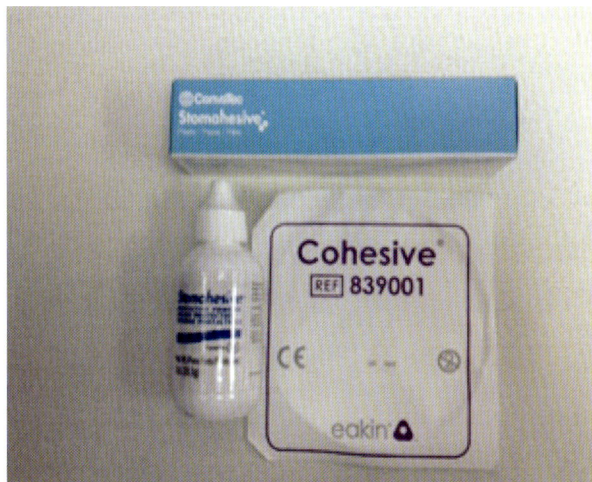

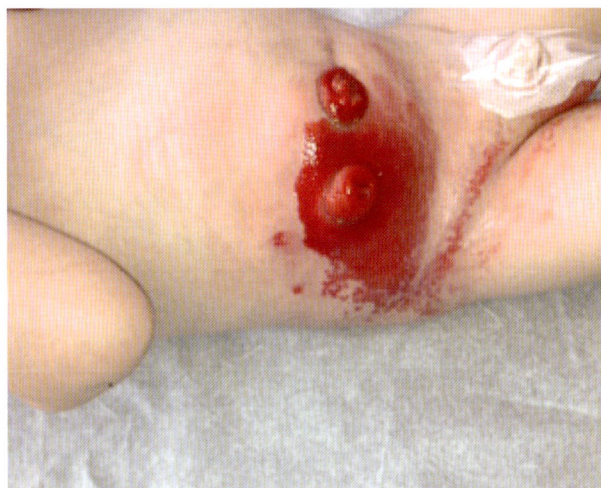

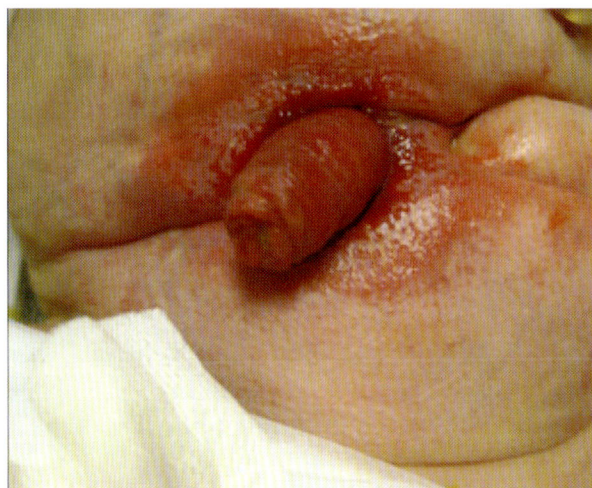

▲ 图 29-11　造口周围皮肤的护理

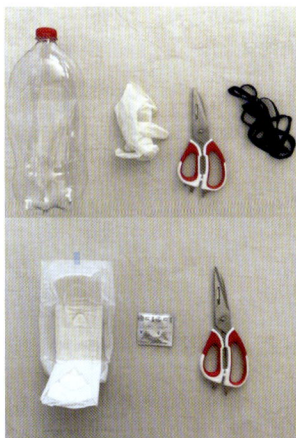

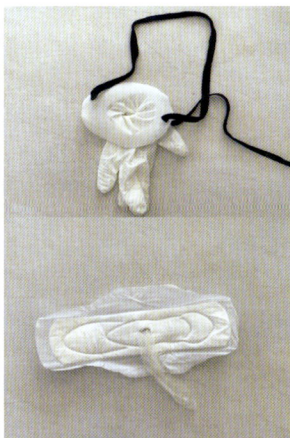

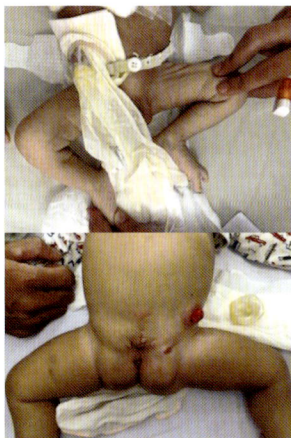

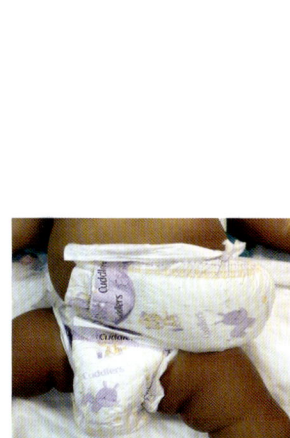

▲ 图 29-12　造口护理的创新方法

第 30 章　坐骨直肠脂肪垫
ISCHIORECTAL FAT PAD

高　玮　**译**　傅传刚　**校**

一、坐骨直肠脂肪垫（Gonzalez 疝）：后矢状入路肛门直肠成形术

进行需要覆盖缺损的重建手术时，坐骨直肠脂肪垫是覆盖后尿道或阴道的重要组织来源，经骶尾后矢状切口可见坐骨直肠脂肪，用缝线可将其牵引拉出（图 30-1），保持脂肪带蒂状态时，覆盖于修补处。

二、坐骨直肠脂肪垫（Gonzalez 疝）：经肛门手术

经肛入路手术也可使用坐骨直肠脂肪垫（图 30-2）。但不像经骶尾后矢状切口那样容易被识别，需要分开其中一侧的括约肌，肌纤维的正后方为坐骨直肠间隙，抓住脂肪进行游离，将其覆盖前方的空间。

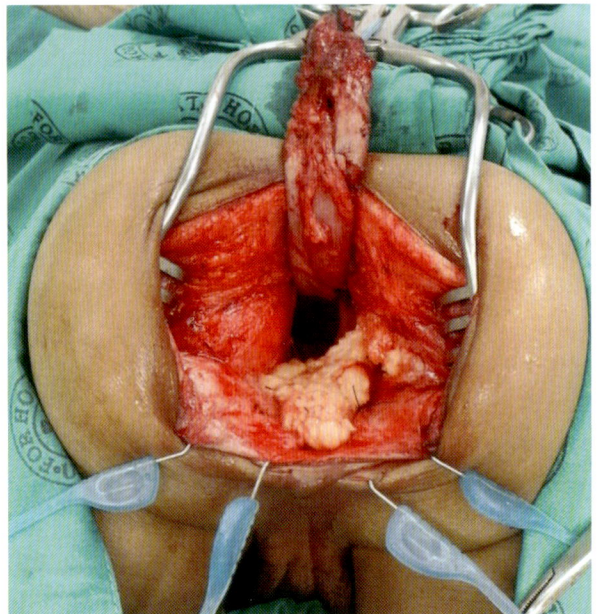

▲ 图 30-1　坐骨直肠脂肪垫，经骶尾入路矢状切口可见

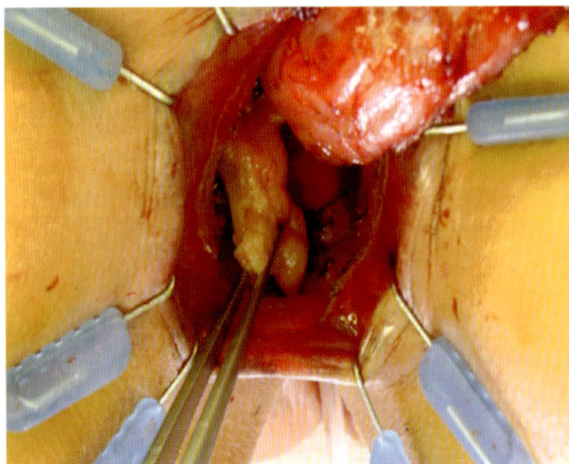

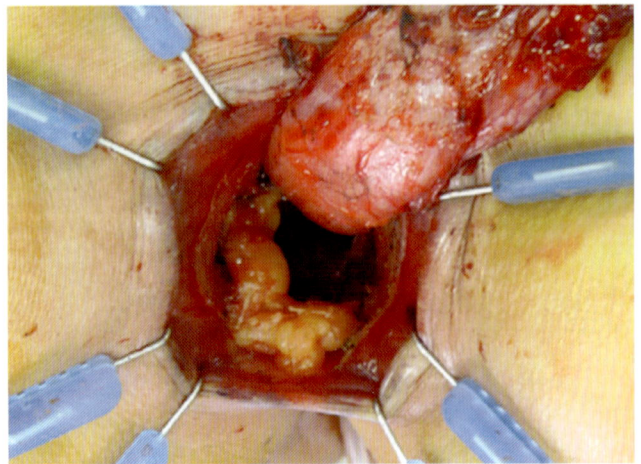

▲ 图 30-2　经肛入路切口时获取坐骨直肠脂肪垫

推荐阅读

［1］ Levitt MA, King SK, Bischoff A, Alam S, Pena A. The Gonzalez hernia revisited: Use of the ischiorectal fat pad to aid in the repair of rectovaginal and rectourethral fistulae. *J Pediatr Surg.* 2014 Aug; 49(8): 1308–1310.

［2］ Tiusaba L, Jacobs SE, Al-Shamaileh T, Bokova E, Russell TL, Badillo AT, Feng C, Levitt MA. The Gonzalez Hernia (Ischiorectal Fat Pad) Occurring During a Posterior Sagittal Anorectoplasty (PSARP) – The Historical Context of a Technical Error That Led to a Helpful New Technique. *J Pediatr Surg.* [In Press]

第31章 其他结直肠疾病
MISCELLANEOUS COLORECTAL CONDITIONS

高 玮 **译** 傅传刚 **校**

一、新生儿肠梗阻：结肠闭锁

患有肠梗阻的新生儿住进新生儿重症监护病房（NICU）。图31-1为术前结肠造影和术中所见。患儿肛门正常。

应该做什么？

该新生儿患有结肠闭锁。考虑到可能与先天性巨结肠相关，应进行直肠活检，行结肠闭锁末端的结肠造口。结肠闭锁合并先天性巨结肠病罕见，但如果是这种情况，避免结肠吻合术后，出现因先天性巨结肠引起的肠梗阻非常重要。最好术中冰冻切片检查，但结果往往并不能确诊。

手术方式由活检结果、闭锁近端肠管扩张程度决定。如果活检结果提示先天性巨结肠，需行结肠造口。如果排除先天性巨结肠，可切除扩张的结肠行结肠 - 结肠吻合（结肠是否需要修整取决于结肠收缩的程度），或行回肠结肠吻合。

二、双侧肾盂积水合并盆腔肿块

足月顺产婴儿，产前诊断为双侧肾盂积水和盆腔肿块。会阴部检查如图31-2所示。

这是哪一类畸形？

图31-2A 显示一个肛门开口，提示会阴瘘。然而，图31-2B 照片质量更好，会阴充分显露，显示肛门正常。由于患儿肛门开口正常，畸形符合泌尿生殖窦（urogenital，UG）畸形而不是泄殖腔畸形。盆腔肿物源自阴道积液，是进入阴道的尿液形成，并进一步导致肾盂积水。

应该采取什么干预措施？

为明确诊断并制订重建手术计划，应进行膀胱镜和阴道镜检查，提供有关共同通道长度和尿道长度的信息。阴道积液可通过会阴插入引流管解除。最终修复应在内镜检查和对比剂显影（3D泌尿生殖窦造影）指导下完成。如果泌尿生殖窦

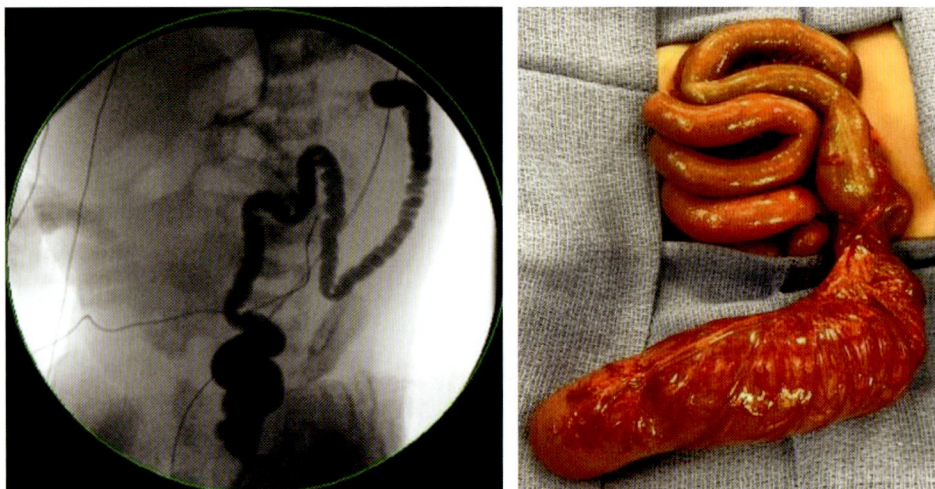

◄ **图 31-1** 肠梗阻患儿的术前结肠造影和术中所见

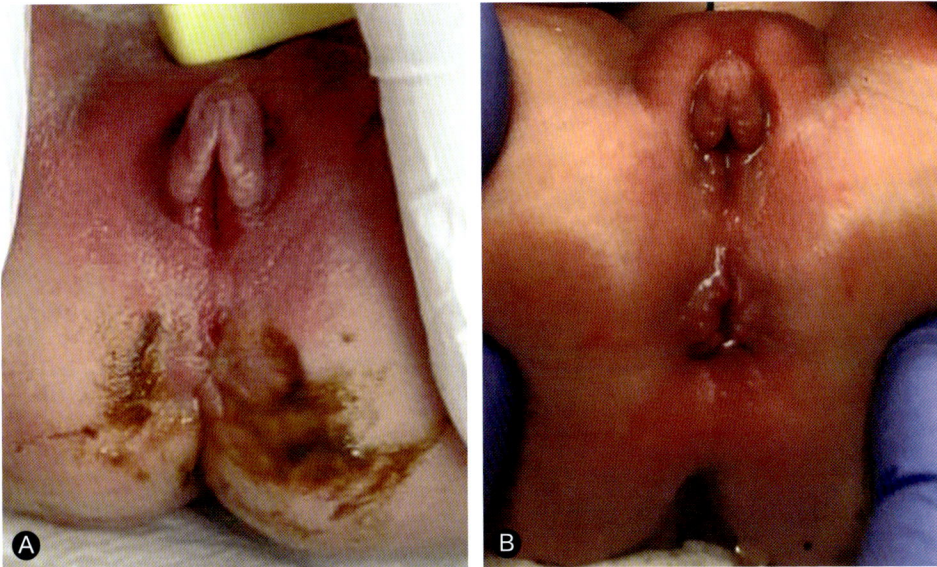

◀ 图 31-2　双侧肾盂积水伴盆腔肿块的婴儿会阴

位置较高，可采用经直肠前矢状入路（anterior sagittal transrectal approach，ASTRA）或经肛直肠入路显露术野，并进一步完成泌尿生殖窦整体移位。更高位的生殖窦畸形手术可以通过腹腔镜或机器人手术。

新生儿期之后的护理计划应如何制订？

护理计划取决于肾积水的严重程度。严重的肾积水会导致肾脏发育不良和肾功能预后不良。此外，确定是否合并肾上腺生殖综合征非常重要。

三、骶神经刺激

骶神经刺激（sacral nerve stimulation，SNS）最初用于治疗分娩后出现的尿失禁及膀胱过度收缩，可以很快被发现用来治疗大便失禁。

骶神经刺激应用的潜在人群包括具有临界性控便能力的肛门直肠畸形，以及对药物治疗无反应的重度功能性便秘，在排便控制方面已经取得了不同程度的效果。骶神经刺激在控制尿路症状方面也非常成功。该过程包括两个阶段，相隔 1～2 周。在第一阶段，也称作"测试阶段"，将患者身上的电极连接到外部电源。如果症状有 50% 的改善，可以进入第二阶段或永久置入（图 31-3）。

设备有 7 个不同的程序。如果某一程序表现不佳，可以选择其他程序。刺激强度可以调节，初始强度为 0，每隔几秒增加 0.1，直到患儿感觉如同在自行车座椅上感到颤动，这种感觉会在 1～5 天内自然消退，并不意味着骶神经刺激停止生效，而是提示患者已经适应。

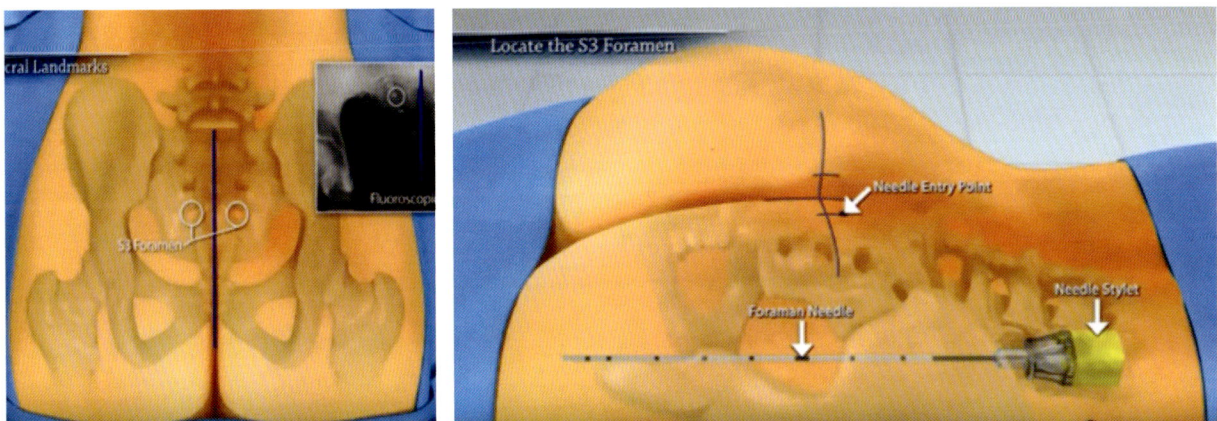

▲ 图 31-3　骶神经刺激（SNS）

患者可能会抱怨有腿部放射性疼痛。为了评估疼痛是否与骶神经刺激有关，可以将骶神经刺激治疗中断 3 天，如果暂停期间疼痛停止，并在恢复后再次出现，提示放射性疼痛与刺激器有关。更换程序是消除放射性疼痛的第一步，之后需要再次调整强度。如果疼痛持续存在，可能需要改变脉冲波设置。此设置控制了从骶骨间隙产生刺激或信号的距离。该参数只能由公司代表或护理人员在代表的指导下进行调整。更改参数设置不能远程完成，通常经过微调可以解决放射性疼痛。

推荐阅读

［1］ Sulkowski JP, Nacion KM, Deans KJ, Minneci PC, Levitt MA, Mousa HM, Alpert SA, Teich S. Sacral nerve stimulation: A promising therapy for fecal and urinary incontinence and constipation in children. *J Pediatr Surg*. 2015 Oct; 50(10): 1644–1647.

［2］ Vriesman MH, Wang L, Park C, Diefenbach KA, Levitt MA, Wood RJ, Alpert SA, Benninga MA, Vaz K, Yacob D, Di Lorenzo C, Lu PL. Comparison of antegrade continence enema treatment and sacral nerve stimulation for children with severe functional constipation and fecal incontinence. *Neurogastroenterol Motil*. 2020 Aug; 32(8): e13809.

四、减压排气治疗慢性假性肠梗阻

空洞性内脏肌病是慢性假性肠梗阻（chronic intestinal pseudo-obstruction，CIPO）的关键性致病因素，可导致胃肠道进行性扩张，扩张通常从结肠开始并向近端发展，没有治愈方法，所有干预治疗措施都是姑息性的。预期寿命仅到生命的第二个 10 年。采用经胃镜、经结肠镜采用与经皮胃造口相同的方法，在结肠脾曲穿刺放置胃造口管，使患者能够间歇性排气，减少因不能经肛门排气引起的严重肠管扩张（图 31-4），也可以借助腹腔镜直视下放置导管，确保在此过程中没有其他胃肠道的损伤。

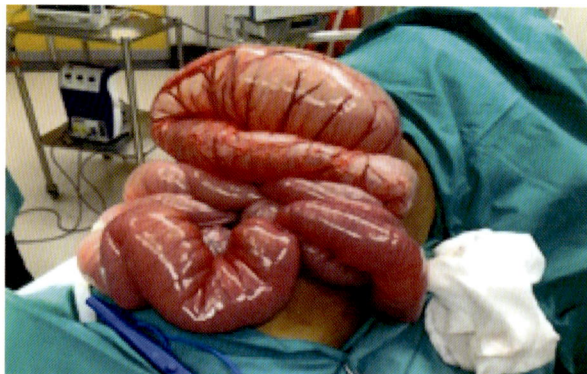

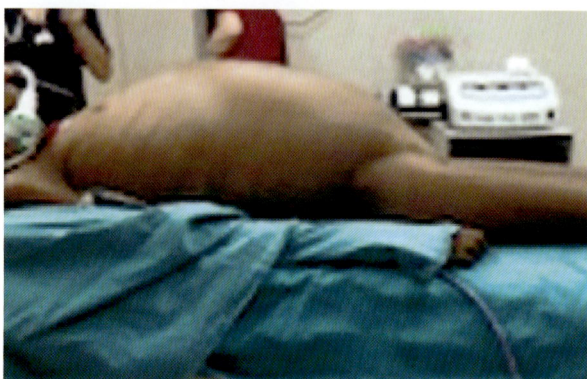

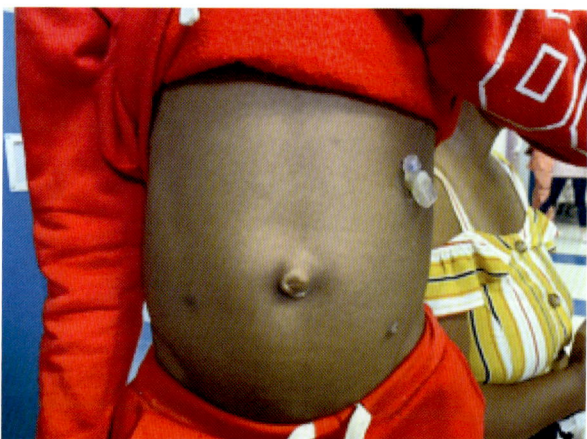

▲ 图 31-4 CIPO 的减压排气

推荐阅读

［1］ Pironi L, Sasdelli AS. Management of the patient with chronic intestinal pseudo-obstruction and intestinal failure. *Gastroenterol Clin North Am*. 2019 Dec; 48(4): 513–524.

五、特发性直肠脱垂

7 岁女孩因习惯性直肠脱垂就诊（图 31-5）。
这类患者如何诊断？需要哪些检查？

"特发性直肠脱垂"的评估应考虑多种疾病，最常见的原因是便秘，需要接受治疗，同时也要考虑囊性纤维化、营养不良、脊柱异常及任何引起肠道运动亢进的情况。肠镜检查至关重要，以除外息肉脱垂或潜在炎性肠病表现出的炎性黏膜病变。

如果需要手术，应有哪些方法？

如果排除上述所有情况，并且改善便秘症状后，脱垂持续存在，则需要手术干预。经肛 Swenson 手术切除直肠远端 6～8cm 肠管效果良好，其他治疗包括硬化剂（或高渗盐水）注射和腹腔镜直肠固定术。

六、腹痛和闭经

15 岁女性，因腹痛和闭经就诊，患者尿道和肛门正常。MRI 结果如图 31-6 所示。

诊断是什么？

MRI 中可见大量的子宫阴道积液（可能是经血瘀滞）。鉴于患者的年龄和病史（15 岁，有闭经症状），鉴别诊断包括处女膜闭锁、阴道横隔和阴道远端闭锁。

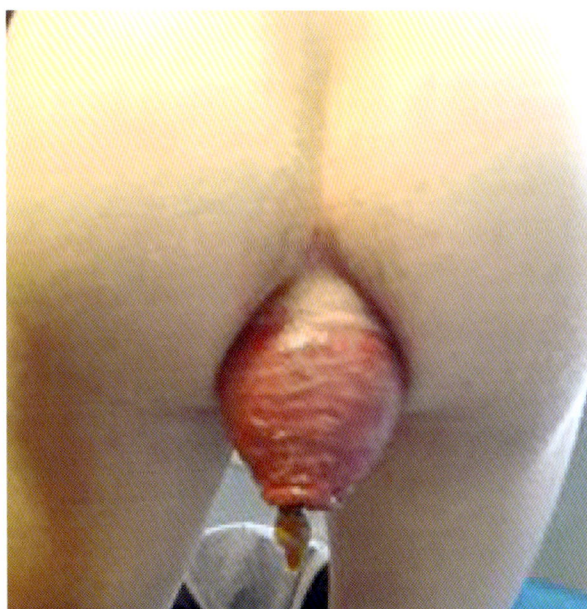

▲ 图 31-5　特发性直肠脱垂

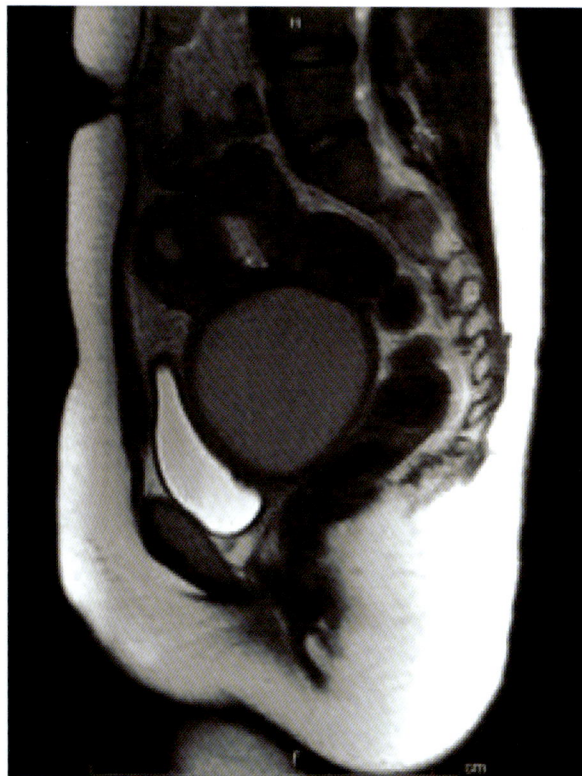

▲ 图 31-6　MRI 检查提示子宫阴道积血

应该采取什么治疗？干预措施何时开始？

急诊处理应首先引流阴道积液并缓解疼痛。为了明确诊断接下来应麻醉下做阴道镜检查。检测激素水平以确保卵巢功能正常非常重要。如果卵巢功能异常，需要调节激素水平，之后再择期进行最终的修复手术。

闭锁处女膜可通过手术切开。阴道纵隔可以通过手术切除。阴道横隔可以通过手术切除及开窗减压处理。如果需要行阴道成形，由于阴道的扩张性比较好，可以经阴道行拖出成形。

如果腹腔镜下远端阴道游离困难，可采用其他阴道重建术式（颊黏膜和 OASISTM 基质材料可用于移植制造新阴道）。如果患者无手术意愿，需先行扩张的阴道进行引流（可经皮穿刺引流），并进行激素抑制。

七、后矢状入路肛门直肠成形术在尾椎退化综合征患者中的应用

6 岁儿童患有尾椎退化综合征（caudal duplication syndrome，CDS），因右侧输尿管与结肠间持续存

在的瘘管就诊（图 31-7）。

尾椎退化综合征是一种罕见的疾病，由于胚胎发育过程中来源于泄殖腔和脊索的结构不同程度的重复发育引起。该患者因重复的结肠、直肠、膀胱、尿道和阴茎在外院接受了多次手术。1 岁时因巨结肠并直肠尿道瘘行结肠造口。瘘管在 4 岁时被切除，结肠造口还纳术后，直肠尿道瘘复发。行回肠造口，并用左大腿软组织介入修复了瘘管。尽管进行了修复，右侧尿道与巨结肠缝合处之间再次出现瘘管。回肠造口后，患者不再通过直肠排便，但有尿失禁并伴有反复的尿路感染。

经评估，发现肛门在左侧发育良好，与直肠相通。右侧肛门括约肌功能正常，但没有真正的肛门。

在 2 个肛门之间，可见之前脂肪脊髓脊膜膨出切除术留下的瘢痕和脂肪组织。尾椎退化综合征患者的畸形个体差异性较大，因此个体化诊疗非常重要，手术方案也应在多学科团队合作下制订。针对这一病例，作者团队与泌尿外科进行了协作。

保留患者左侧肛管，游离直肠并进行直肠成形，将重复的直肠合并为一个肠腔。切除会阴中心组织岛的皮肤，保留脂肪用于覆盖修复瘘管。术中膀胱镜检查，确认右侧直肠与右侧膀胱颈部之间的瘘管，将其切除并进行缝合。中心组织岛皮肤被移除并用于加强瘘管修复后，游离左右两侧的肛门括约肌，在保留的肛门周围缝合，形成一个直肠和肛门（图 31-8）。

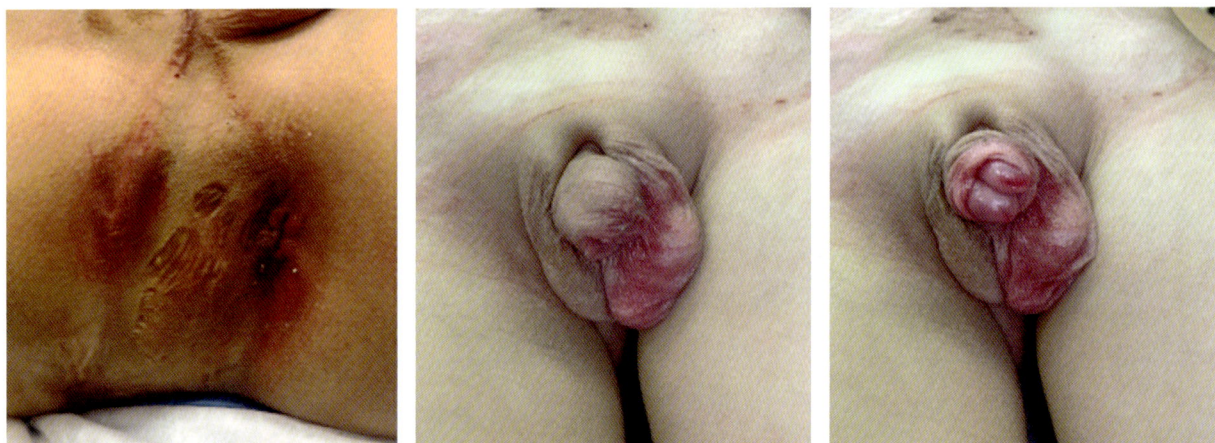

▲ 图 31-7　尾椎退化综合征

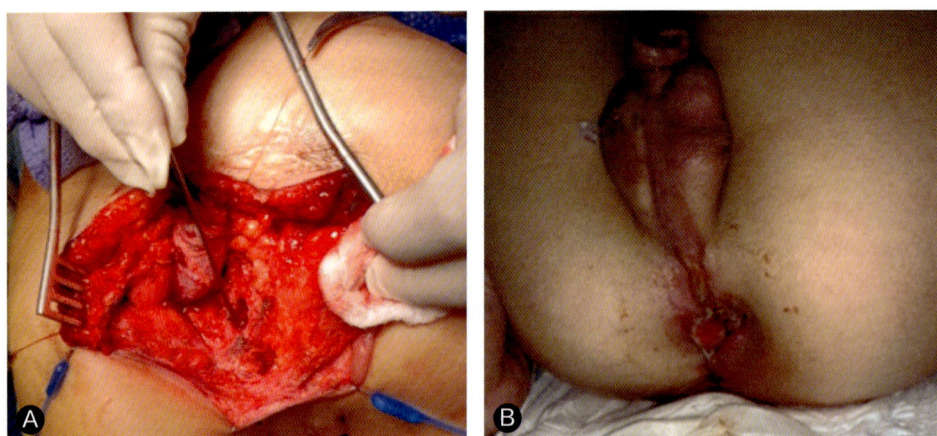

◀ 图 31-8　A. 探查直肠尿道瘘管；B. 肛门成形术的最终效果

推荐阅读

[1] Samuk I, Levitt M, Dlugy E, Kravarusic D, Ben-Meir D, Rajz G, Konen O, Freud E. Caudal duplication syndrome: The vital role of a multidisciplinary approach and staged correction. *Eur J Pediatr Surg Rep.* 2016 Dec; 4(1): 1–5.

相 关 图 书 推 荐

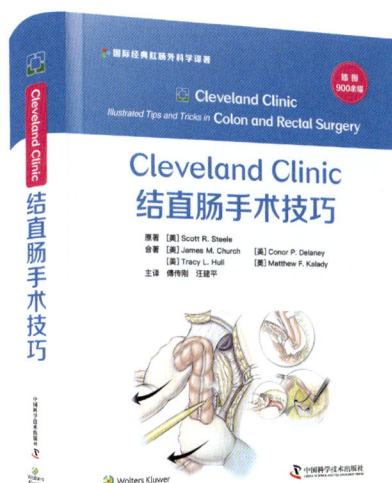

原著 [美] 斯科特·R. 斯蒂尔 (Scott R. Steele)

主译 傅传刚，汪建平

定价 398.00 元

本书引进自世界知名的 Wolters Kluwer 出版社，由美国 Cleveland Clinic 的 Scott R Steele 教授联合众多权威专家共同编写，是一部新颖、独特、全面的结直肠手术操作实用参考书。本书分六篇 54 章，从手术设备、手术步骤、操作技巧等方面，系统介绍了结直肠各类疾病的外科手术流程，全面讨论了结直肠疾病的外科手术操作规范。全书图片精美，内容阐释明晰、深入浅出，既可供结直肠外科医师和手术室相关从业人员提高手术操作技巧时的查阅参考，又可作为结直肠外科医师获取结直肠手术规范依据时的参考用书。

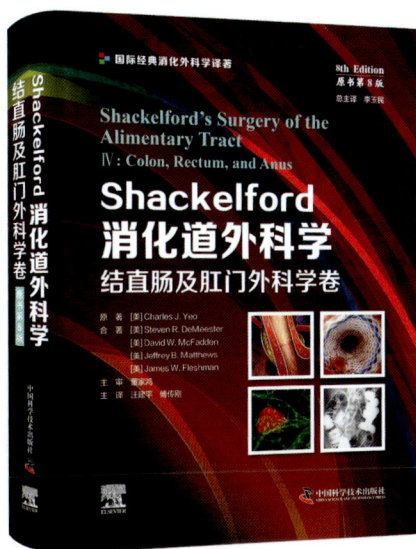

原者 [美] Charles J. Yeo

主译 汪建平 傅传刚

定价 398.00 元

本书引进自 Elsevier 出版社，是一部经典的消化道外科学著作，由国际知名教授 Charles J. Yeo 领衔主编，联合 Steven R. DeMeester、David W. McFadden、Jeffffrey B. Matthews、James W. Fleshman 等众多消化道外科领域的权威专家共同打造。本书为全新第 8 版，分四卷 181 章，全面介绍了消化道脏器解剖学、生理学，以及各种消化道外科疾病的诊断治疗和新进展，同时系统阐述了消化道外科疾病相关的基因组学、蛋白质组学、腹腔镜技术和机器人手术等前沿技术，具体展示了消化道外科领域较为先进的临床实践、手术技巧、微创治疗的新理念和新方法。

本分册为结直肠及肛门科学卷，由贝勒大学医学中心外科主任 James W. Fleshman 教授领衔设计和修订，分五篇 39 章，系统介绍了结直肠肛门疾病的解剖、生理与诊断，详细阐述了 13 种结直肠及肛门良性疾病、4 种炎症性疾病和 6 种肿瘤性疾病的现代创新诊疗技术，最后用近 8 万字的图表、文字，交流国际权威专家关于吻合口漏的预防、诊断、治疗，造口手术及患者个性化管理，降低择期、急诊手术患者感染风险策略，以及盆腔二次手术技巧等。

与同类书相比，本书行文简练，图表丰富，可读性强，尤其在对外科新技术的介绍上独具特色，在展示原著者对技术发展敏感触觉的同时，还提供了非常中肯的循证医学评价，是消化道外科医师难得的教材。

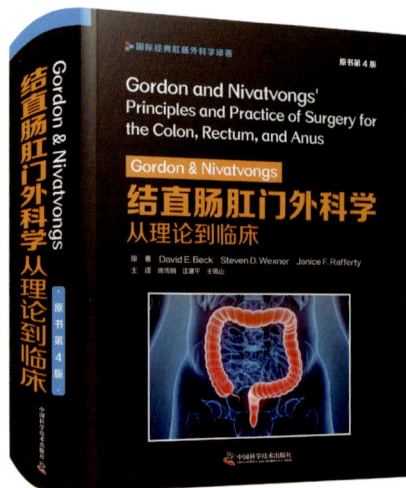

原著　[美] David E. Beck 等

主译　傅传刚　汪建平　王锡山

定价　598.00 元

本书引进自世界知名的 Thieme 出版社，是一部新颖、独特、全面的结直肠肛门外科学经典教科书。本书为全新第 4 版，著者结合大量文献研究及个人临床经验，从最基础的结直肠肛门生理、外科解剖，到临床诊断、手术指征及手术方法等，对结直肠肛门各种临床常见和少见良性及恶性疾病进行了系统、详细的阐述。本书内容系统、图文并茂，对结直肠肛门外科有很强指导作用，适合广大结直肠肛门外科医生阅读参考。

出版社
官方微信二维码